全国中医药行业高等职业教育"十二五"规划教材

生 理 学

（供中医学、临床医学、针灸推拿、中医骨伤、护理等专业用）

主　编　王玉勤（辽宁医药职业学院）

副主编　唐云安（四川中医药高等专科学校）

　　　　陈　嵘（云南中医学院）

　　　　王爱梅（南阳医学高等专科学校）

　　　　李玉芳（沈阳医学院）

编　委　（以姓氏笔画为序）

　　　　于晓婷（辽宁医药职业学院）

　　　　付海荣（重庆三峡医药高等专科学校）

　　　　刘国良（黑龙江中医药大学佳木斯学院）

　　　　何荣建（昆明卫生职业学院）

　　　　宋丽莉（邢台医学高等专科学校）

　　　　张晓丽（北京卫生职业学院）

　　　　张翠翠（山东中医药高等专科学校）

　　　　蔡　翔（安阳职业技术学院）

U0307664

中国中医药出版社

·北 京·

图书在版编目（CIP）数据

生理学/王玉勤主编.—北京：中国中医药出版社，2015.8（2019.8重印）
全国中医药行业高等职业教育"十二五"规划教材
ISBN 978 - 7 - 5132 - 2566 - 3

Ⅰ.①生…　Ⅱ.①王…　Ⅲ.①人体生理学 – 高等职业教育 – 教材
Ⅳ.①R33

中国版本图书馆 CIP 数据核字（2015）第 119983 号

中 国 中 医 药 出 版 社 出 版
北京经济技术开发区科创十三街31号院二区8号楼
邮政编码　100176
传真　010 64405750
赵县文教彩印厂印刷
各地新华书店经销

*

开本 787×1092　1/16　印张 18.25　字数 404 千字
2015年8月第1版　2019年8月第4次印刷
书　号　ISBN 978 – 7 – 5132 – 2566 – 3

*

定价　37.00元
网址　www.cptcm.com

全国中医药职业教育教学指导委员会

张美林（成都中医药大学附属医院针灸学校党委书记、副校长）

张登山（邢台医学高等专科学校教授）

张震云（山西药科职业学院副院长）

陈　燕（湖南中医药大学护理学院院长）

陈玉奇（沈阳市中医药学校校长）

陈令轩（国家中医药管理局人事教育司综合协调处副主任科员）

周忠民（渭南职业技术学院党委副书记）

胡志方（江西中医药高等专科学校校长）

徐家正（海口市中医药学校校长）

凌　娅（江苏康缘药业股份有限公司副董事长）

郭争鸣（湖南中医药高等专科学校校长）

郭桂明（北京中医医院药学部主任）

唐家奇（湛江中医学校校长、党委书记）

曹世奎（长春中医药大学职业技术学院院长）

龚晋文（山西职工医学院/山西省中医学校党委副书记）

董维春（北京卫生职业学院党委书记、副院长）

谭　工（重庆三峡医药高等专科学校副校长）

潘年松（遵义医药高等专科学校副校长）

秘　书　长　周景玉（国家中医药管理局人事教育司综合协调处副处长）

前　言

中医药职业教育是我国现代职业教育体系的重要组成部分，肩负着培养中医药多样化人才、传承中医药技术技能、促进中医药就业创业的重要职责。教育要发展，教材是根本，在人才培养上具有举足轻重的作用。为贯彻落实习近平总书记关于加快发展现代职业教育的重要指示精神和《国家中长期教育改革和发展规划纲要（2010—2020年)》，国家中医药管理局教材办公室、全国中医药职业教育教学指导委员会紧密结合中医药职业教育特点，充分发挥中医药高等职业教育的引领作用，满足中医药事业发展对于高素质技术技能中医药人才的需求，突出中医药高等职业教育的特色，组织完成了"全国中医药行业高等职业教育'十二五'规划教材"建设工作。

作为全国唯一的中医药行业高等职业教育规划教材，本版教材按照"政府指导、学会主办、院校联办、出版社协办"的运作机制，于2013年启动了教材建设工作。通过广泛调研、全国范围遴选主编，又先后经过主编会议、编委会议、定稿会议等研究论证，在千余位编者的共同努力下，历时一年半时间，完成了84种规划教材的编写工作。

"全国中医药行业高等职业教育'十二五'规划教材"，由70余所开展中医药高等职业教育的院校及相关医院、医药企业等单位联合编写，中国中医药出版社出版，供高等职业教育院校中医学、针灸推拿、中医骨伤、临床医学、护理、药学、中药学、药品质量与安全、药品生产技术、中草药栽培与加工、中药生产与加工、药品经营与管理、药品服务与管理、中医康复技术、中医养生保健、康复治疗技术、医学美容技术等17个专业使用。

本套教材具有以下特点：

1. 坚持以学生为中心，强调以就业为导向、以能力为本位、以岗位需求为标准的原则，按照高素质技术技能人才的培养目标进行编写，体现"工学结合""知行合一"的人才培养模式。

2. 注重体现中医药高等职业教育的特点，以教育部新的教学指导意见为纲领，注重针对性、适用性及实用性，贴近学生、贴近岗位、贴近社会，符合中医药高等职业教育教学实际。

3. 注重强化质量意识、精品意识，从教材内容结构、知识点、规范化、标准化、编写技巧、语言文字等方面加以改革，具备"精品教材"特质。

4. 注重教材内容与教学大纲的统一，教材内容涵盖资格考试全部内容及所有考试要求的知识点，满足学生获得"双证书"及相关工作岗位需求，有利于促进学生就业。

5. 注重创新教材呈现形式，版式设计新颖、活泼，图文并茂，配有网络教学大纲指导教与学（相关内容可在中国中医药出版社网站 www.cptcm.com 下载），符合职业院校学生认知规律及特点，以利于增强学生的学习兴趣。

在"全国中医药行业高等职业教育'十二五'规划教材"的组织编写过程中，得到了国家中医药管理局的精心指导，全国高等中医药职业教育院校的大力支持，相关专家和各门教材主编、副主编及参编人员的辛勤努力，保证了教材质量，在此表示诚挚的谢意！

我们衷心希望本套规划教材能在相关课程的教学中发挥积极的作用，通过教学实践的检验不断改进和完善。敬请各教学单位、教学人员及广大学生多提宝贵意见，以便再版时予以修正，提升教材质量。

国家中医药管理局教材办公室

全国中医药职业教育教学指导委员会

中国中医药出版社

2015 年 5 月

编写说明

《生理学》是"全国中医药行业高等职业教育'十二五'规划教材"之一。本套教材是依据习近平总书记关于加快发展现代职业教育的重要指示和《国家中长期教育改革和发展规划纲要（2010—2020 年)》精神，为充分发挥中医药高等职业教育的引领作用，满足中医药事业发展对于高端技能型、应用型中医药人才的需求，由全国中医药职业教育教学指导委员会、国家中医药管理局教材办公室统一规划、宏观指导，中国中医药出版社具体组织，全国中医药高等职业教育院校联合编写，供中医药高等职业教育教学使用的教材。

生理学是一门重要的医学基础课，是中医药高职高专学生的必修课程。通过本课程的学习，学生可以掌握从事中医药相关行业工作所必需的生理学基础知识和基本技能，为学习专业知识、掌握职业技能、形成职业能力奠定基础。本教材适用于中医学、临床医学、针灸推拿、中医骨伤、护理等专业。

本教材共 12 章，全面阐述了人体各系统、器官及细胞的基本功能，论述中力争做到层次分明、重点突出，同时加强了理论与临床实践和生活实际的有机结合。教材在各章前设置了重点导读，目的是增强学生学习的目的性和主动性；章末设置思考题，便于学生及时检查学习效果；并将相关的实训项目设置在每章之后，做到理论联系实践，同时提高学生的动手操作能力。

本教材的编写分工具体如下：第一章由李玉芳编写，第二章由宋丽莉、王爱梅编写，第三章由于晓婷、张翠翠编写，第四章由王玉勤编写，第五章由陈嵘编写，第六章由蔡翔编写，第七章由刘国良编写，第八章由唐云安编写，第九章由付海荣编写，第十章由王爱梅编写，第十一章由张晓丽编写，第十二章由何荣建编写。此次编写得到了参编学校领导、教研室的大力支持，谨此一并致谢。

由于编写时间紧，编者水平有限，教材无论从形式到内容都难免有不足之处，恳请广大师生提出宝贵意见，以便再版时修改。

《生理学》编委会

2015 年 5 月

目　录

第一章　绪　　论

 重点导读

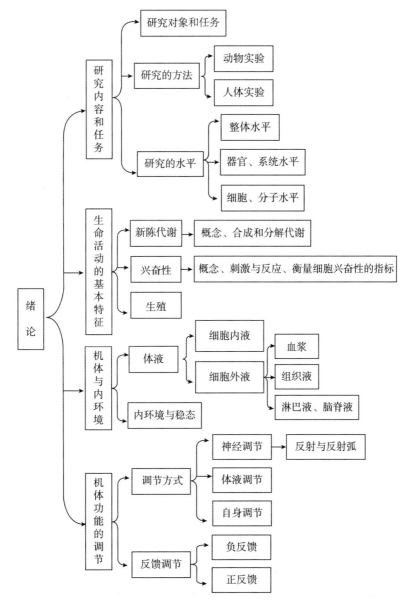

第一节　生理学的研究内容和任务

一、生理学的研究对象与任务

生理学（physiology）是生物科学的一个分支，是研究生物体正常功能活动规律的科学。生物体是自然界中一切有生命的物体的总称，简称机体。按照不同的研究对象，生理学可分为动物生理学、植物生理学、人体生理学等，本书介绍的内容为人体生理学。

人体是一个结构和功能都极为复杂的有机整体，由各种系统、器官、组织或细胞组成。在长期生物进化的过程中，人体各个系统和器官已具备一定的功能并形成一定的活动规律，而且通过神经和内分泌系统的调节，能够为适应内外环境的变化而发生一定的改变。因此，人体生理学的任务就是研究构成人体各个组成部分的正常活动现象、规律及其产生机制，并阐明作为一个整体，人体各部分的功能活动是如何互相协调、互相制约并做出调节，以适应内外环境的变化，维持正常的生命活动过程的。

人体生理学的形成和发展与医学有着密切的联系，是人类在长期与疾病做斗争的过程中逐渐观察、总结并积累起来的有关人体各项正常功能活动的知识，因此人体生理学是重要的医学基础课程之一。医学生只有先了解正常人体各个组成部分的功能，才能为进一步学习其他基础和临床课程奠定良好的基础，才能为将来的临床医疗、护理实践以及预防医学工作提供正确的基本理论和科学的研究方法。

二、生理学研究的方法与三个水平

（一）生理学的研究方法

生理学是一门实验性科学。生理学的知识来源于临床实践与实验研究，而现代生理学知识的获得主要来源于实验研究。根据实验对象的不同，生理学实验分为动物实验和人体实验。

1. 动物实验　可分为急性实验和慢性实验两大类。

（1）**急性实验**　可分为离体实验和在体实验两种方法。①离体实验方法，指的是从活的或是刚被处死的动物体内摘取出所要研究的细胞、组织或器官，放置于人工控制的实验环境中，使它能在一定的时间内维持固有的生理功能，以供实验研究。例如，兔离体肠平滑肌实验、离体蛙心灌注实验等。②在体实验方法，指的是动物在麻醉状态下，手术暴露或破坏所要研究的组织或器官，观察、记录、分析某些生理功能在人为干预条件下的变化。例如，在麻醉条件下对家兔进行血压、尿生成实验，在去大脑动物身上进行各种实验研究等。

由于离体实验和在体实验难以长期持久地进行，且实验后动物无法存活，一般均需及时予以处死，所以这一类实验研究称为急性实验。

（2）**慢性实验**　以完整、清醒的动物为研究对象，并尽可能保持内、外环境相对稳定，以便能在较长时间内反复多次观察和记录某些生理功能及其变化。例如，应用外科无菌手术制备各种器官的瘘管（胃瘘、肠瘘等）以及摘除或破坏某些器官，待动物康复后进行观察。

由于这类实验后的动物可以较长时间地存活下去，并可多次对其进行预定的实验研究，因而称为慢性实验。

2. 人体实验　以动物为实验对象探讨人体生理功能的变化有其局限性，也不能全面、客观地反映人体功能活动的变化规律。因此，生理学研究仍需以人体作为研究对象。但是由于人体实验受到伦理的限制，目前为止人体生理学实验主要以实验室观察和调查研究为主。近年来，随着现代科学技术的发展，为直接进行人体研究提供了新的无创性途径和手段，如放射性核素示踪、磁共振扫描技术，使生理学的研究日益深入和提高。

（二）生理学研究的三个水平

人体由器官和系统组成，而各器官和系统又由不同的组织和细胞组成，因此要了解正常人体的生理功能，须从三个不同水平进行研究。

1. 整体水平　整体水平的研究是以整个机体为研究对象，探讨整体功能活动的过程，整体内各器官、系统功能之间的相互关系，以及环境、社会因素对人体功能活动的影响和机体做出的各种规律性反应等，都属于整体水平的研究范畴，如研究人在劳动、运动时，或在某些特殊环境中，如太空、高原、深海等，机体生理功能的变化等。

2. 器官、系统水平　器官、系统水平的研究是生理学研究中最早的一种类型，主要针对某个器官或某个功能系统进行观察，分析研究一个器官或一个功能系统的活动规律和原理，以及它们在整体活动中的地位与作用。如观察研究食物在口腔、胃肠内的消化与吸收过程，以及神经、体液因素对其活动的影响等。

3. 细胞、分子水平　细胞是组成人体最基本的结构与功能单位。人体的各种功能活动最终都是在细胞内进行物理与化学反应，如腺细胞的分泌、神经细胞的生物电活动、肌细胞的收缩等。细胞水平的研究成果对揭示生命活动的本质是十分必要的。随着分子生物学的发展，人类对生命活动本质的认识已经进入到细胞、分子水平，生理学的研究领域也已深入到构成细胞的各种分子，特别是生物大分子（核酸与蛋白质）的理化特性及功能的研究，如肌细胞的收缩是由特殊蛋白质分子排列方式的改变形成的，心肌细胞的电生理特性决定了其生理特性及心动周期的活动规律等。

必须指出，以上三个水平的研究是人为区分的，它们是人类认识生命的组成部分。要知道整体功能活动绝不是各组成部分功能活动机械、简单的总和，而是在整体条件下协调统一的结果；同样，细胞、器官的功能活动也不是各自独立进行，而是相互联系、补充和协调统一的。所以，对于每一项研究资料都必须进行客观的评价，将不同水平的研究结果加以综合考虑，最终才能得出符合客观实际的结论。

第二节 生命活动的基本特征

每个生物体都进行着各自具有不同特点的多种生命活动，但基本的生命活动包括新陈代谢、兴奋性与生殖。

一、新陈代谢

机体不断地与环境进行物质和能量交换，以实现自我更新的过程称为新陈代谢（metabolism）。新陈代谢包括合成代谢和分解代谢两个基本过程。

合成代谢是指机体不断地从环境中摄取营养物质，合成机体自身的物质以建造和修复自我结构，并贮存能量的过程，又称同化作用。分解代谢是指机体不断地分解自身物质，并把代谢终产物排出体外，同时释放能量以供机体各项生理功能需要的过程，又称异化作用。因此，新陈代谢过程中，既有物质代谢又有能量代谢，两者相互联系，同时进行。机体的一切生命活动都是建立在新陈代谢的基础上，新陈代谢一旦停止，生命活动也随之终止，所以新陈代谢是生命活动最基本的特征。

二、兴奋性

机体或组织细胞接受刺激、产生反应的能力或特性称为兴奋性（excitability）。

（一）刺激与反应

能够引起机体发生反应的环境因素的变化统称为刺激。刺激按性质可分为：①物理性刺激，如声、光、电、机械、温度、放射线等；②化学性刺激，如酸、碱、盐、药物等；③生物性刺激，如细菌、病毒、寄生虫等；④社会心理性刺激，如语言、文字、情绪、公共事件等。

由刺激引起机体内部代谢过程及外部活动的改变称为反应。反应有两种表现形式：一种是由相对静止变为活动状态，或活动状态由弱变强，称为兴奋。兴奋在机体内的表现形式多种多样，如腺细胞的分泌、肌细胞的收缩、神经细胞产生神经冲动等；另一种反应与兴奋相反，表现为活动状态的减弱或静止，称为抑制。实验表明，能够引起机体产生反应的刺激必须具备三个条件：刺激强度、刺激持续时间和刺激强度－时间变化率，并且三个条件都要达到最低极限。将刺激持续时间和刺激强度－时间变化率固定不变，刺激必须要达到一定强度，才能引起机体或组织细胞的反应。能引起机体或组织细胞产生反应的最小刺激强度称为阈强度，又称为该机体或组织细胞的阈值。强度等于阈值的刺激称为阈刺激，强度大于阈值的刺激称为阈上刺激，强度小于阈值的刺激称为阈下刺激。在生理状态下，每种组织或细胞都具有自己特有的阈值，如果其功能状态发生变化，阈值也会随之改变。因此，刺激能否引起机体或组织细胞产生反应还取决于其功能状态和特性。

（二）衡量组织细胞兴奋性的指标

阈强度是衡量组织细胞兴奋性高低的指标，它与兴奋性呈反变关系，即阈强度越大，说明组织细胞的兴奋性越低；阈强度越小，说明组织细胞的兴奋性越高。

兴奋性的本质表现是受到刺激的组织细胞产生动作电位（见第二章）。受刺激后能产生动作电位的细胞称为可兴奋细胞。一般认为，神经细胞、肌细胞、腺细胞都属于可兴奋细胞。

三、生殖

生物体生长发育到一定阶段后，能够产生与自己相近似的子代个体的功能称为生殖（reproduction）。人类及高等动物在进化过程中已经分化为雄性与雌性两种个体，它们分别产生雄性和雌性生殖细胞，两性生殖细胞结合才能产生子代个体。通过生殖功能实现了生物的种族延续，即生命活动的延续。

第三节　机体与内环境

一、体液

体液（body fluid）是机体内液体的总称。正常成年人的体液量约占体重的60%，其中约2/3分布在细胞内，称为细胞内液；另外约1/3分布于细胞外，称为细胞外液。细胞外液中分布在细胞间隙内的组织液约占体重的15%，还有在血管中循环流动的血浆约占5%，此外还有少量的淋巴液和脑脊液也属于细胞外液（图1-1）。

人体体液的不同组成部分既彼此隔开又相互沟通。首先，细胞内液与组织液就是既以细胞膜为屏障相互隔开，又通过细胞膜进行物质交换；而组织液与血液中的血浆则以毛细血管壁相互隔开又相互沟通。细胞膜与毛细血管壁均是具有一定通透性的半透膜。细胞内液是细胞进行生命活动理化反应的场所。细胞在新陈

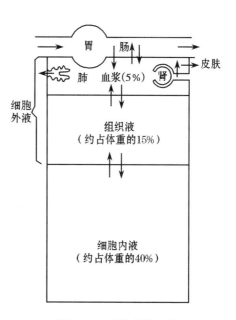

图1-1　机体体液分布

代谢过程中所需要的各种营养物质及氧气，直接从细胞外液中摄取，而细胞内生成的多种产物及代谢废物也要排放到细胞外液中去。因此，细胞外液是机体内所有细胞得到物质供应与排放代谢废物的公共场所。细胞外液中的血浆不停地循环流动，是沟通各部分体液并与外环境进行物质交换的重要媒介，因此是生命活动进行中最为活跃的体液，所

以，血浆成分及理化性质的改变能直接反映组织代谢的情况。目前，各项血液指标已成为临床诊治疾病的重要依据。

二、内环境与稳态

人体的绝大多数细胞并不能直接与外界环境接触并进行物质交换，而是浸浴在细胞外液当中，因此细胞外液是细胞直接接触的生存环境，故将细胞外液称为机体的内环境（internal environment），以区别于机体生存的外部自然环境。

在生命活动的过程中，组织细胞与内环境之间不停地进行着多种物质的交换，因而内环境的组成成分及理化特性等会不断地改变；而外界环境的某些因素，如低氧、高压、高温、严寒等也会最终影响到内环境。相对稳定的内环境是细胞进行正常生命活动的必要条件，因此，机体必须不断地通过多种调节途径使多变的内环境在组成成分、相互比例、酸碱度、温度、渗透压等方面保持相对稳定，即保持内环境稳态。

内环境稳态（homeostasis）是指内环境的组成成分和理化性质处于一种相对的、动态的稳定状态。内环境的组成成分和理化性质要相对稳定，各项指标都必须在一个正常的生理范围内波动（生理正常值），这是维持人体生命活动的必要条件。内环境稳态是在多种功能系统相互配合下实现的一种动态平衡。如由于组织细胞大量消耗 O_2，排出 CO_2，导致内环境中 O_2 及 CO_2 的分压不断改变，而肺的呼吸活动可以使之保持相对稳定；消化系统对食物的消化、吸收功能与肾脏、汗腺排泄功能的平衡，可以实现内环境中水及营养物、废物的相对稳定。内环境稳态的破坏或失衡将会引起机体功能的紊乱而引起疾病。从某种意义上讲，临床治疗就是通过物理、化学等手段将失衡的内环境调整至正常水平，重新实现内环境稳态，如酸中毒时用碱性药物去中和，缺氧时输氧，脱水时补液等。

第四节　机体功能的调节

一、机体功能的调节方式

机体处于不同的生理状态或外界环境发生改变时，体内的组织细胞、器官和系统的功能活动会发生相应的改变，最后使机体能适应各种不同的生理情况和外界环境的变化，也可使紊乱的内环境重新得到恢复，这种过程称为生理功能的调节。人体具有非常完整而又复杂的调节机制，可使各器官、系统的功能活动在空间和时间上严密地组织起来，相互配合、相互制约，从而达到整体功能活动的协调、统一。机体对各种功能活动进行调节的方式主要有三种，即神经调节、体液调节和自身调节。

（一）神经调节

神经调节（neuroregulation）是指神经系统通过反射对机体功能进行的调节，是机体最主要的调节方式。所谓反射（reflex）是指在中枢神经系统的参与下，机体对内、外环境变化所做出的规律性反应，是神经调节的基本方式。反射活动的结构基础称为反射弧。反射弧由五个基本成分组成，即感受器、传入神经纤维、神经中枢、传出神经纤维和效应器（图 1-2）。感受器是指机体感受某种刺激的特殊装置；效应器是指反射弧中产生效应的器官；神经中枢是指在脑和脊髓中参与调节某一特定功能的神经元群；传入神经是指感受器到神经中枢的神经通路；传出神经是指神经中枢到效应器之间的神经通路。在反射过程中，机体有各种各样的感受器，每一种感受器都能够感受体内或外界环境的某种特定的变化，并将这种变化转变成一定的神经信号，通过传入神经纤维传至相应的神经中枢，中枢对传入信号进行分析，并发出传出指令，通过传出神经纤维改变相应效应器官的活动。反射必须在反射弧完整的前提下才能正常进行，反射弧中任一环节受损，反射都将不能完成。人体的反射可以很简单，如腱反射为单突触反射，也可以很复杂，如需经过多级神经中枢的整合调节才能完成的心血管反射、呼吸反射等。

　　神经调节的特点是反应迅速、精确，作用局限而短暂。

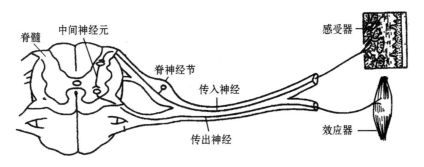

图 1-2　反射弧示意图

（二）体液调节

　　体液调节（humoral regulation）是指某些特殊的化学物质（激素、生物活性物质、代谢产物等）通过体液途径对机体的生理功能进行的调节。当环境发生变化时，即可引起机体某些内分泌腺或内分泌细胞的分泌活动，释放激素并通过组织液或血液循环来调节机体的新陈代谢、生长、发育、生殖及某些器官的功能活动。如肾上腺皮质分泌的糖皮质激素可经血液运输到全身各部，广泛调节机体的物质代谢以及多个系统、器官的生理活动。某些组织细胞产生特殊的化学物质（如细胞因子、组胺）或 CO_2、乳酸等代谢产物，也不断地向细胞外排放，这些物质在组织液中扩散，对邻近组织细胞的功能活动产生影响，使其发生相应的改变。由于人体的内分泌腺或内分泌细胞也直接或间接地受神经系统的支配，因此，机体在发动神经调节的同时，往往还通过传出神经动员相关的内分泌活动。这种神经调节与体液调节的联合调节方式，称为神经-体液调节，如交感神经兴奋时，肾上腺髓质分泌肾上腺素和去甲肾上腺素，入血后到达身体各处的靶器官，调节循环、呼吸、消化等多个器官、系统的功能。

　　体液调节的特点是反应缓慢，作用广泛而持久。

（三）自身调节

自身调节（autoregulation）是指某些组织、细胞不依赖神经或体液因素，自身对内外环境的变化做出适应性反应，是组织、细胞本身的生理特性。例如当肾动脉的灌注压力升高时，对血管壁的牵张刺激增强，血管平滑肌就发生收缩，血管阻力加大，因此当动脉血压在一定范围内变动时，肾血流量能保持相对稳定（详见第八章）。

自身调节虽然幅度和范围都比较有限且灵敏度低，但对于某些器官或组织细胞生理功能的调节仍具有一定的意义。

二、机体功能活动的反馈控制

机体生理功能的调节系统可以看作是一个自动控制系统，任何控制系统都由控制部分和受控部分组成。每个控制系统都是一个闭合回路，形成反馈控制系统。在人体，神经中枢和内分泌腺相当于控制部分，效应器和靶器官相当于受控部分，控制部分与受控部分之间存在着双向联系。由受控部分发出的反馈信息反过来影响控制部分活动的调节方式称为反馈调节（图1-3）。反馈分为负反馈和正反馈。

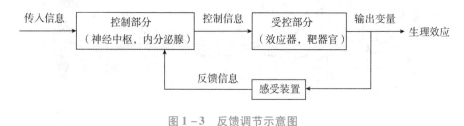

图1-3 反馈调节示意图

（一）负反馈

负反馈是指受控部分发出的反馈信息与控制信息的作用相反，导致受控部分的活动朝着与它原先活动相反的方向变化的调节方式。当某种生理活动过强时，可通过这种负反馈的调节方式使该项活动减弱，而当某种功能活动过弱时，又可反过来引起该项活动的增强。可见，负反馈的意义在于维持机体各种生理功能的相对稳定。机体的体温调节是典型的负反馈调节的例子。例如，在正常生理情况下，由于某种原因导致机体的体温高于正常水平，这时体内的温度感受器就会监测到这种变化，并将这种信息反馈到体温调节中枢，体温调节中枢发出指令，通过不同途径来调节效应器的活动，导致机体的产热减少，散热增加，使升高的体温降至正常水平。反之，如果体温低于正常水平，则可以通过这种负反馈调节机制使体温回到正常范围，从而维持体温的相对稳定。

（二）正反馈

正反馈是指受控部分发出的反馈信息加强控制部分的活动，导致受控部分的活动朝着与原先活动相同的方向变化的调节方式。在机体内正反馈远不如负反馈多见。正反馈的意义在于促进某些生理活动一旦发动就迅速加强，直至完成。例如排尿、排便、分娩与血液凝固等。例如，在排尿反射中，当膀胱中的尿液充盈到一定程度后即可发动排尿，尿液进入后尿道后刺激此处的感受器发出反馈信息传到排尿中枢，进一步加强排尿中枢的活动，使排尿反射进一步加强，直至尿液排完为止。

思 考 题

1. 生理学的研究可分哪几个水平？
2. 生命活动的基本特征有哪些？
3. 举例说明内环境稳态的生理意义。
4. 人体功能活动的调节方式有哪些？各有何特点？
5. 试说明神经调节的基本方式及结构基础。
6. 举一例说明机体内负反馈调节的方式。

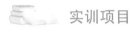 实训项目

反射弧的分析

【实验目的】
利用脊蛙分析反射弧的组成，探讨反射弧的完整性与反射活动的关系。

【实验对象和用品】
蛙或蟾蜍，电子刺激器，刺激电极，蛙类手术器械，万能支台，双凹夹，肌夹，金属探针，玻璃分针，棉球，纱布，烧杯，培养皿，1%硫酸溶液。

【实验步骤】
1. 制备脊蛙　取蛙一只，左手固定，右手持粗剪刀横向伸入口腔，从鼓膜后缘处剪去颅脑部分，保留下颌部分，以棉球压迫创口止血，然后用肌夹夹住下颌，悬挂在万能支台上。

2. 观察项目
（1）用培养皿盛1%硫酸溶液，将蛙左侧后肢的脚趾尖浸于硫酸溶液中，观察屈肌反射有无发生。然后将该脚趾浸入清水中浸洗，并用纱布擦干。

（2）在左踝关节处做一环状切口，将足部皮肤剥掉，重复步骤（1），并观察结果。

（3）按步骤（1）的方法以硫酸溶液刺激右侧脚趾尖，观察屈肌反射有无发生，刺激后用清水洗净。

（4）在右侧大腿背侧剪开皮肤，在股二头肌和半膜肌之间分离坐骨神经，在神经上做两个结扎，在两个结扎之间剪断神经，并重复实验步骤（3），观察右后肢的反应。

（5）以适当强度的连续电脉冲刺激右侧坐骨神经的中枢端，观察有何变化。

（6）以探针破坏蛙的脊髓，重复步骤（5），观察有何变化。

（7）以适当强度的连续电脉冲刺激右侧坐骨神经的外周端，观察右后肢的反应。

（8）直接电刺激右侧腓肠肌，观察腓肠肌的活动变化。

【实验提示】

1. 剪掉蟾蜍的颅脑时，应将蟾蜍的头部朝下，腹部朝上，以防止其向人喷射蟾酥。

2. 剪颅脑时部位应适当，太高则脑组织部分残留，可能会出现自主活动；太低则伤及高位脊髓，可能使上肢的反射消失。

3. 浸入硫酸中的部位应仅限于趾尖部位，每次浸入的范围、时间要相同，趾尖不能与培养皿接触。

4. 每次用硫酸刺激后，应立即用清水洗去皮肤残存的硫酸，再用纱布擦干，以保护皮肤并防止再次接受刺激时冲淡硫酸溶液。

第二章 细胞的基本功能

 重点导读

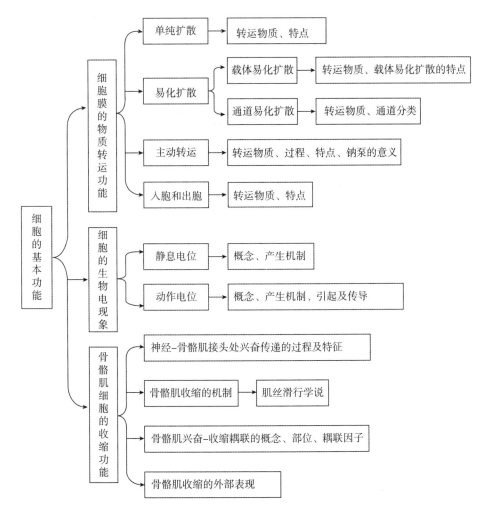

　　细胞是组成人体最基本的结构和功能单位。人体的各种生理活动都是在细胞功能的基础上完成的。要了解人体的生长、发育、衰老等生命现象和各种生命活动的发生机制，必须先认识细胞的基本功能。

第一节　细胞膜的物质转运和信号转导功能

细胞膜的物质转运与信号转导功能是细胞的重要功能，与细胞膜的组成和结构密切相关。细胞膜主要由脂类和蛋白质构成，此外还有极少量的糖类。细胞膜的基本结构可用目前公认的液态镶嵌模型（图 2 - 1）来描述，即细胞膜是以液态的脂质双分子层为基架，其间镶嵌着具有不同分子结构和生理功能的蛋白质。细胞膜所具有的各种功能，在很大程度上取决于膜所含的蛋白质。有的蛋白质与物质的跨膜转运有关，如载体蛋白、通道蛋白、离子泵等。有的与信息传递有关，如分布在膜外表面的受体蛋白，能将环境中的特异性化学物质或信号传递到细胞内，引起细胞功能相应的改变。

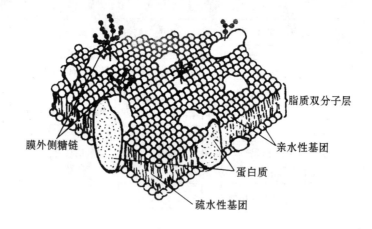

图 2 - 1　细胞膜的液态镶嵌模型

一、细胞膜的物质转运功能

细胞膜的物质转运功能是细胞维持正常代谢，进行各项生命活动的基本功能。细胞在进行新陈代谢时，不断有各种各样的物质进出细胞，其中主要包括离子和小分子物质、蛋白质以及团块性固态或液态的大分子物质等。由于细胞膜的基架是脂质双分子层，因此在理论上只允许脂溶性的物质通过细胞膜。而大多数非脂溶性物质的跨膜转运与细胞膜结构中某些具有特殊功能的蛋白质有关，一些大分子团块性固态或液态物质的跨膜转运（如神经末梢突触小体囊泡释放神经递质），其生物学过程更为复杂。细胞膜转运物质的形式是多种多样的，现将几种常见的转运形式分述如下。

（一）单纯扩散

单纯扩散（simple diffusion）是一种物理扩散过程，是指脂溶性小分子物质由细胞膜高浓度一侧向低浓度一侧移动的跨膜过程。由于细胞膜是以脂质双分子层为基架的，因而细胞内、外只有脂溶性的物质分子才能以此方式进行转运。机体内依靠单纯扩散通过细胞膜的物质较少，比较肯定的有 O_2、CO_2、乙醇、脂肪酸、N_2 和尿素等。单纯扩散的特点是：物质顺浓度差转运，不需要消耗能量。扩散的速率和扩散物质的多少，不仅取决于膜两侧该物质的浓度差，还取决于膜对该物质的通透性。

（二）易化扩散

易化扩散（facilitated diffusion）是指体内不溶于脂质或脂溶性低的物质借助细胞膜蛋白质，顺浓度梯度和（或）电位梯度进行跨膜转运的过程。易化扩散可根据参与转运的膜蛋白质的不同分为两种类型：载体易化扩散和通道易化扩散。

1. 载体易化扩散　指的是物质依靠细胞膜载体蛋白，顺浓度梯度所进行的跨膜转运。许多机体必需的、分子量稍大、脂溶性很低的物质，如葡萄糖、氨基酸、核苷酸等，在载体蛋白的帮助下，可以顺浓度梯度跨细胞膜转运。因为载体蛋白可贯穿膜的脂质双分子层，因此被转运的分子首先在膜的一侧与载体蛋白的特定部位选择性地结合，随即载体蛋白发生构象改变，将所结合的分子在膜的另一侧释放（图2-2）。同时，载体蛋白恢复构象，以便能继续进行转运。

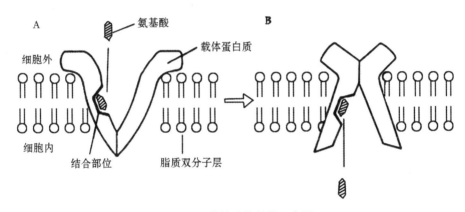

图2-2　载体易化扩散示意图

载体易化扩散的特点是：①高度的结构特异性，即每种载体蛋白只能特异性地转运能与其特定结构结合的一种或几种物质。如葡萄糖载体只能转运葡萄糖，氨基酸载体只能转运氨基酸。②饱和现象，即膜上的载体和载体结合位点的数量是有限的。当所有的载体都与被转运物质结合时，转运的速率和量将不再随浓度的增加而增加，即出现饱和现象。③竞争性抑制，即化学结构类似的两种物质都经同一载体转运时，增加一种物质的浓度将削弱另一种物质的转运，这是由于一定数量的结合位点被前者竞争性占据而导致的。

2. 通道易化扩散　指溶液中的 Na^+、K^+、Cl^-、Ca^{2+} 等带电离子借助细胞膜通道蛋白质的帮助，顺浓度梯度和（或）电位梯度进行的跨膜转运（图2-3）。离子通道多是由若干个多肽亚单位组成的贯穿细胞膜的亲水蛋白孔道，允许大小适当和带有适当电荷的离子通过。因此离子通道不仅具有离子跨膜转运功能，而且与细胞生物电现象的产生和信息转导密切相关。

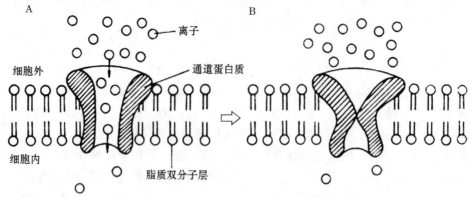

图 2-3 通道易化扩散示意图

通道也有特异性。通常每种通道只对一种或几种离子有较高的通透能力，因而可分为 K^+ 通道、Na^+ 通道、Ca^{2+} 通道等。通道具有闸门样结构，可控制通道的开放和关闭。根据其开放机制的不同，离子通道又可分为电压门控通道、化学门控通道和机械门控通道等。受细胞膜两侧电位变化调控其开闭的通道称为电压门控通道，如大多数细胞的 K^+ 通道、Na^+ 通道、Ca^{2+} 通道等；受化学物质调控其开闭的通道称为化学门控通道，如骨骼肌细胞终板膜上的 N_2 型乙酰胆碱受体阳离子通道；当膜的局部受牵拉变形时被激活的通道称为机械门控通道，如触觉的神经末梢、听觉的毛细胞等的细胞膜上存在这类通道。

水的跨膜转运是由渗透压差所驱动的。水分子由渗透压低的一侧向渗透压高的一侧移动，水的这种扩散称为渗透。由于细胞膜由脂质双分子层组成，脂质分子间的间隙很小，对水的通透性比较低，所以大部分细胞水的跨膜转运速率非常缓慢。在某些组织，水能快速跨膜转运与该细胞膜上存在被称为水通道（water channel）的特殊膜蛋白结构有关。

易化扩散和单纯扩散的动力均来自细胞膜两侧物质的浓度梯度和（或）电位梯度，无须消耗细胞代谢所产生的能量，因此两者都属于被动转运。

（三）主动转运

主动转运（active transport）是指细胞膜在膜蛋白质的参与下，通过本身的耗能过程，将某种分子或离子逆浓度梯度或电位梯度进行跨膜转运的过程，也称"泵"转运。根据能量来源的不同，主动转运可分为原发性主动转运和继发性主动转运。

1. 原发性主动转运（primary active transport） 指在膜的主动转运中，所需能量直接来自细胞内 ATP 的分解。在细胞膜上存在着称为离子泵的蛋白质，如 Na^+-K^+ 泵、Ca^{2+} 泵、H^+ 泵等。泵蛋白的本质是 ATP 酶，可将线粒体合成的 ATP 分解为 ADP，释放高能磷酸键中的能量，完成逆浓度梯度或电位梯度的跨膜转运。

在膜的主动转运过程中，研究得最充分的是对 Na^+、K^+ 进行主动转运的 Na^+-K^+ 泵，简称 Na^+ 泵（图 2-4），也称 Na^+-K^+ 依赖式 ATP 酶，是一个由跨膜的 α 亚单位和 β 亚单位组成的分子量较大的二聚体蛋白质。细胞内 Na^+ 浓度增多或细胞外 K^+ 浓度增多均可激活 Na^+ 泵，分解 ATP 释放能量，每分解 1 分子 ATP 可泵出 3 个 Na^+，同时泵入 2 个 K^+，使细胞内高钾和细胞外高钠的状态得以维持。

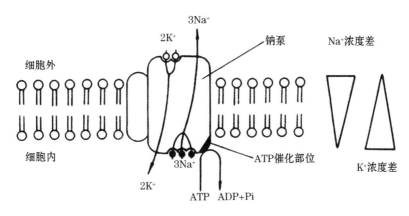

图 2 - 4　Na⁺泵主动转运示意图

　　哺乳动物 Na⁺泵活动消耗的能量通常占细胞代谢产能的 20% ~30% ，功能活跃的神经细胞甚至可达到 70% 。一般认为 Na⁺泵活动的生理意义有：①Na⁺泵活动造成的细胞内高钾，是细胞代谢的必要条件。②Na⁺泵活动可维持细胞内外 K⁺、Na⁺的浓度差，使细胞内 K⁺浓度约为细胞外的 30 倍，细胞外 Na⁺浓度约为细胞内的 12 倍，并以此建立离子势能贮备，一旦膜离子通道开放，K⁺和 Na⁺可顺浓度梯度或电位梯度通过各自的离子通道进行跨膜扩散，从而产生各种形式的生物电现象。③Na⁺泵活动可维持细胞内渗透压和细胞形态的相对稳定。Na⁺泵活动可将细胞内的 Na⁺和与之相伴随的水同时泵出细胞，可防止由于大量 Na⁺进入细胞内引发水分子同时进入而导致的细胞肿胀、死亡。

　　2. 继发性主动转运（secondary active transport）　指不直接利用 ATP 分解所产生的能量，而是利用来自 Na⁺泵活动所造成的细胞内、外 Na⁺的势能贮备完成的主动转运。例如当 Na⁺泵活动造成膜外 Na⁺浓度高于膜内的势能贮备时，Na⁺顺浓度差进入膜内，所释放的势能可用于葡萄糖分子在小肠的逆浓度差转运。由于葡萄糖的主动转运所消耗的能量实际是间接来自 Na⁺泵活动时 ATP 的分解，因此为继发性主动转运（图 2 - 5），其转运过程与存在于细胞膜中的转运体蛋白活动有关。

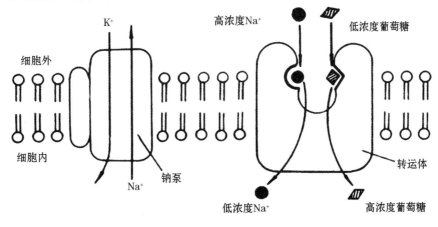

图 2 - 5　继发性主动转运示意图

（四）入胞和出胞

被动转运和主动转运主要是对小分子物质和离子进行的跨膜转运。一些大分子物质或物质团块不能直接通过细胞膜，它们是借助细胞膜本身更为复杂的吞吐活动实现跨膜转运的，这些过程需要消耗能量，也属于主动转运。

1. 入胞（endocytosis） 又称为胞吞，是指细胞外的物质或物质团块，如红细胞碎片、细菌、病毒、异物、大分子蛋白质等进入细胞的过程。这些物质被细胞识别接触后，接触部位的细胞膜向内凹陷或伸出伪足，形成包裹物质团块的囊泡进入细胞内。入胞包括吞噬和吞饮两种方式。吞噬指进入细胞的物质是固态的，例如巨噬细胞吞噬细菌的过程。吞饮指细胞外某些液态物质进入细胞的过程（图2-6，A）。

2. 出胞（exocytosis） 又称为胞吐，是指细胞把大分子内容物排出细胞的过程，在细胞的分泌活动中多见。大分子物质在细胞内形成后，由膜性组织包裹形成囊泡，当这些囊泡与细胞膜接触并融合后断裂，可将大分子物质排出细胞（图2-6，B）。

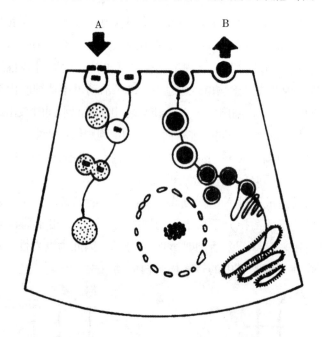

图2-6 入胞和出胞示意图

二、细胞的跨膜信号转导功能

通常所说的细胞信号转导（cell signal transduction）是指将细胞外的信号传导至靶细胞内，引发其相应生物学效应的过程，包括细胞出现电反应或其他的功能改变。细胞不断受到不同形式的刺激，但多数刺激信号并不直接进入细胞或直接影响细胞内活动。构成刺激的信号分子通常要与细胞的受体结合后才能发挥作用。受体（receptor）是指细胞中能识别各种信号分子并与之做特异性结合，从而发挥信号转导功能的蛋白质。按分布的部位可分为细胞膜受体和细胞内受体。细胞内受体又包括胞质受体和核受体。大多数细胞外信号是通过离子通道耦联受体、酶耦联受体和 G 蛋白耦联受体三种细胞膜受体完成跨膜信号传递的。

（一）离子通道耦联受体介导的信号转导

通道转运是物质跨膜转运的一种方式，其中有些细胞膜上的通道本身又有受体的功能。膜通道受到诸如电、化学、机械等不同形式的刺激引起闸门开或关，离子跨膜移动形成跨膜电流，导致膜电位发生改变，引起细胞一系列功能活动的改变，从而实现了信号的跨膜转导。例如神经兴奋引起肌肉收缩的兴奋传递过程，神经－肌肉接头处接头后膜上的乙酰胆碱受体（N_2 受体），既是受体蛋白又是离子通道。神经细胞兴奋，其纤维末梢释放神经递质乙酰胆碱和 N_2 受体结合，引起化学门控通道开放，产生终板电位。终板电位又可作为电刺激信号引起肌细胞膜的电压门控通道开放，最后引起整个肌细胞的兴奋和收缩。

（二）酶耦联受体介导的信号转导

酶耦联受体既有受体的作用，又有酶的催化作用，这种双重作用可共同完成信号的转导功能。如酪氨酸激酶受体的细胞外结构与各种生长因子结合后，可激活酪氨酸激酶受体的细胞内的结构，使蛋白质磷酸化，并产生一系列生物学效应，从而实现跨膜信号转导。

（三）G 蛋白耦联受体介导的信号转导

鸟苷酸结合蛋白简称 G 蛋白，通常由 α、β、γ 三个亚单位组成。细胞膜 G 蛋白耦联受体结合信号分子后，激活细胞膜上的 G 蛋白，进而影响 G 蛋白效应器，导致细胞质内 cAMP（第二信使）水平的改变，cAMP 可通过激活蛋白激酶 A（PKA），使底物蛋白磷酸化而发挥生物学效应，从而实现信号转导功能。由此可见，G 蛋白耦联受体介导的信号转导是通过膜受体、G 蛋白、G 蛋白效应器（包括催化生成第二信使的酶，如腺苷酸环化酶和离子通道）以及第二信使等一系列存在于细胞膜和细胞质中的信号分子的活动实现的。

第二节　细胞的生物电现象

细胞无论处于安静还是活动状态都有电的变化。这种在细胞生命活动过程中自始至终伴随的电现象，称为生物电（bioelectricity）。细胞的生物电与细胞的兴奋、抑制以及兴奋的传导密切相关。临床作为辅助性诊断的心电图、脑电图、肌电图和视网膜电图等就是用引导电极放置在体表的一定部位，记录体内器官或多细胞结构所表现的生物电现象。

细胞的生物电现象表现为细胞膜两侧存在电位差，称为跨膜电位，简称膜电位（membrane potential），包括细胞安静时出现的静息电位和可兴奋细胞受到刺激兴奋时产生的动作电位，本章以单个神经细胞为例加以叙述。

一、静息电位

(一) 静息电位的概念

静息电位 (resting potential, RP), 指细胞处于静息状态时, 细胞膜两侧存在的内负外正的电位差。静息电位是一切生物电产生或变化的基础, 也是动作电位产生的基础。

静息电位通常用细胞内记录方法观察 (图 2-7)。当两个微电极均在膜外侧时, 通过放大器, 示波器记录不到任何电位差。当一个微电极在膜外, 另一个刺入细胞膜内的瞬间, 示波器立刻显示出一个电位差, 表现为膜内电位较膜外为负, 即为静息电位。

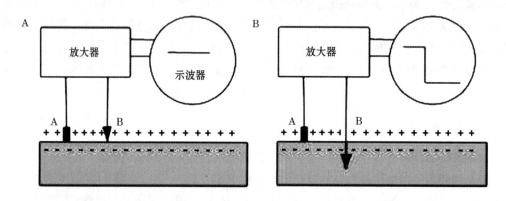

图 2-7　测定静息电位的示意图

在研究过的动物和大多数植物细胞中, 静息电位都表现为膜内较膜外为负。据测定, 当细胞外液固定于零电位时, 大多数细胞在安静状态下的膜内电位均为 $-10 \sim -100\text{mV}$。例如, 枪乌贼巨大神经轴突的静息电位为 $-50 \sim -70\text{mV}$, 绝大多数哺乳动物神经细胞的静息电位为 $-70 \sim -90\text{mV}$, 骨骼肌细胞的静息电位约为 -90mV, 人红细胞的静息电位为 $-6 \sim -10\text{mV}$。静息电位是一种稳定的直流电, 虽然各种组织细胞在安静时所表现的电位大小不尽相同, 但只要细胞的新陈代谢能正常进行且没有外来刺激, 静息电位就能维持相对稳定。

因为静息电位的负值是指膜内电位低于膜外电位的数值, 所以其大小通常以负值的绝对值来表述。如果静息电位减小, 则表明膜内外电位差变小, 如膜电位从 -90mV 变化到 -70mV。反之, 如果膜电位从 -70mV 变化到 -90mV, 则表明膜内外电位差增大, 称静息电位增大。细胞在安静时, 细胞膜两侧电位所保持的内负外正的状态称为极化状态 (polarization)。静息电位数值增大称为超极化 (hyperpolarization); 静息电位数值向减小的方向变化的过程称为去极化 (depolarization); 细胞膜去极化后再向静息电位方向恢复的过程, 称为复极化 (repolarization); 膜两侧电位发生倒转, 膜外为负, 膜内为正称为反极化 (reverse polarization)。

(二) 静息电位的产生机制

离子流学说可解释生物电产生的机制。该学说认为: ①细胞内外的离子分布不均匀，细胞内 K⁺ 浓度较高，约为细胞外的 30 倍；而细胞外的 Na⁺ 浓度较细胞内的高，约为 12 倍。细胞外还存在以 Cl⁻ 为主的负离子，细胞内的负离子则以蛋白质（A⁻）为主。②在不同状态下，细胞膜对各种离子的通透性不同。如果细胞膜允许所有的离子自由通过，那么 K⁺ 和 A⁻ 会顺浓度差向外流，而 Na⁺ 和 Cl⁻ 会顺浓度差向内流。然而，细胞膜处于静息状态时，膜对 K⁺ 的通透性最大，对 Na⁺ 很小，对细胞内大分子 A⁻ 几乎没有通透性。由此可知，细胞处于安静状态时，K⁺ 顺浓度梯度向细胞外流动，必然导致正电荷向外转移，膜内正电荷减少。同时，由于异种电荷的相互吸引，使得膜内的 A⁻ 伴随 K⁺ 一起外流，当 K⁺ 跨过细胞膜到达膜外侧时，因细胞膜对 A⁻ 的不通透而使其留在了细胞膜的内侧。结果就造成了膜外为正膜内为负的电位状态。所以，K⁺ 外流是静息电位形成的基础。同时，K⁺ 顺浓度差外流形成的内负外正的电场力构成了其外流的阻力，且阻力随 K⁺ 外流逐渐增大。当促使 K⁺ 外流的浓度差形成的动力与阻止其外流的电场力达到平衡时，K⁺ 的净移动就会等于零，此时，细胞膜两侧相对稳定的电位差称为 K⁺ 平衡电位。所以静息电位接近于 K⁺ 平衡电位。

静息电位的实测值之所以接近 K⁺ 平衡电位，是因为 K⁺ 平衡电位的大小由细胞内外 K⁺ 的浓度差决定。已知细胞内外 K⁺ 的浓度，可应用物理化学的 Nernst 公式计算 K⁺ 平衡电位。计算获得的 K⁺ 平衡电位值较静息电位的实测值略高。例如，枪乌贼巨大神经纤维 K⁺ 平衡电位的计算值为 −87mV，而它的静息电位实测值只有 −77mV，之所以造成这一结果，是因为细胞膜在静息状态时对 Na⁺ 有很小的通透性，可引起少量的 Na⁺ 顺浓度梯度发生内流，抵消了一部分 K⁺ 外流所造成的膜内负电位。

静息电位的大小主要受细胞内外 K⁺ 浓度的影响。如果细胞内外浓度差减小，则 K⁺ 向细胞外扩散的动力减弱，K⁺ 外流减少，膜内外电位差变小，即静息电位减小。反之则引起膜内外电位差增大，即静息电位值增大。通常细胞内 K⁺ 的浓度变化幅度很小，细胞外 K⁺ 的浓度改变是造成细胞内外 K⁺ 浓度差变化的主要原因。此外，Na⁺ 泵活动所维持的细胞膜两侧 Na⁺ 和 K⁺ 的浓度差，为静息电位的形成奠定了基础。细胞缺血、缺氧、酸中毒导致的细胞代谢异常可影响 Na⁺ 泵功能，K⁺ 不能顺利泵回细胞内，细胞内外 K⁺ 的浓度差逐渐减少，静息电位值逐渐减小，甚至消失。

二、动作电位

（一）动作电位的概念

动作电位（action potential，AP）是指可兴奋细胞受到一个阈刺激或阈上刺激时，膜电位在静息电位的基础上发生快速、可传播的电位变化的过程。动作电位是细胞兴奋的标志。在生理学中，动作电位和兴奋是同义词。对可兴奋细胞来说，兴奋性就是细胞受到刺激后产生动作电位的能力。可兴奋细胞只有先产生动作电位，然后才能表现出各自特定的生理功能，如神经的传导、肌肉的收缩和腺体的分泌等。

不同的组织细胞受到刺激后所产生的动作电位形态不尽相同，用细胞内记录的方法，以神经纤维的动作电位为例观察其演变过程（图 2 −8）。

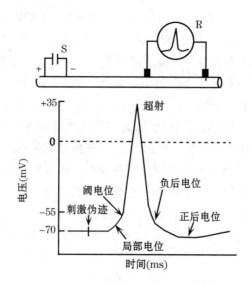

图 2−8　神经纤维动作电位示意图

R：记录仪器；S：电刺激器

神经纤维的静息电位为 −70mV，受到有效刺激后，经过短暂的潜伏期，立即爆发一次快速上升又快速下降的连续电位变化，即动作电位。动作电位由两部分组成：锋电位和后电位。锋电位是动作电位的主要部分，由上升支（去极化相）和下降支（复极化相）组成，一般仅持续 0.5~2.0ms。上升支是细胞膜在静息电位的基础上发生去极化，膜内电位迅速减少，由 −70mV 减小至 0mV，再进一步变成正值，膜内电位达 +35mV（超射）。此时细胞膜由原来的内负外正的电位变成膜内为正膜外为负的反极化状态。锋电位的上升支达到顶点（+35mV）后迅速下降，膜内电位由正又回到负，直至接近静息电位水平，形成了动作电位下降支。后电位是指膜电位恢复到静息电位前，膜两侧出现的一个低幅、缓慢的电位波动，由负后电位和正后电位组成。后电位结束后，膜电位才恢复到稳定的静息电位水平。

动作电位的特点是：①全或无现象，即动作电位要么不产生，一旦产生就会立即达到最大值，其变化幅度不会因刺激强度的增加而增大；②不衰减传导，即动作电位在细胞膜上某一部位产生后，可沿细胞膜向周围传导，且电位变化的幅度不会因传播距离的增加而减小；③脉冲式发放，由于绝对不应期的存在，动作电位不能融合，因此动作电位之间总有一定的间隔，形成脉冲样图形。

（二）动作电位的产生机制

离子流学说也可用于解释动作电位的产生。根据前述可知，在不同状态下，细胞膜对不同离子具有不同的通透性，在离子浓度差的驱动下可促使离子跨膜扩散。在静息电位的基础上，细胞膜接受有效刺激后，膜上 Na^+ 通道开放，但是 K^+ 通道的开放具有相对的延迟效应，膜对 Na^+ 通透性增大，Na^+ 顺浓度差发生内流，而且静息时内负外正的电场力也要吸引 Na^+ 向膜内移动，导致膜电位值减小，引起膜去极化。当这种去极化达到某一个临界电位（阈电位）值时，膜电位去极化与 Na$^+$ 通道开放之间形成正反馈，从而促发大量 Na$^+$ 通道爆发性开放，细胞膜对 Na$^+$ 通透性进一步增大，Na$^+$ 大量、快速内流，形成动作电位陡峭的上升支。Na$^+$ 内流抵消了安静状态时膜内的负电位，于是膜内为正膜外为负的反极化构建了与 Na$^+$ 内流方向相反的电场力，构成了其内流的阻力。当 Na$^+$ 内流的动力与阻力达到平衡时，膜上 Na$^+$ 的净通量为零，这时膜两侧的电位差达到一个新的平衡点，即 Na$^+$ 的平衡电位。此时，Na$^+$ 通道因其所具有的电压依赖性而迅速失活、关闭，Na$^+$ 内流停止，但同时大多数延迟性的 K$^+$ 通道开放，膜内 K$^+$ 由于浓度差和电位差（膜内带正电）的推动向膜外扩散，导致 K$^+$ 快速外流而使膜内电位由正转负，形成动作电位的下降支，直至恢复静息电位水平。细胞膜电位虽然基本恢复到静息电位，但因为去极化进入细胞内的 Na$^+$ 和复极化流出细胞的 K$^+$ 还未恢复原位，于是，Na$^+$ 泵活动，逆浓度差将细胞内多余的 Na$^+$ 泵出和细胞外多余的 K$^+$ 泵回，从而恢复静息状态下的离子分布，为下一次兴奋做准备。Na$^+$ 泵活动可能是形成后电位的原因之一。

（三）动作电位的引起和传导

1. 阈电位　刺激作用于可兴奋细胞，可产生动作电位，但并不是任何刺激都能触发动作电位。如上所述，只有当神经细胞受到一次有效刺激后，细胞膜首先出现的轻微去极化达到某一临界电位值时，细胞膜的大量 Na$^+$ 通道才能快速开放，因此这个能触发可兴奋细胞形成动作电位的膜电位临界值称为阈电位（threshold potential，TP）。膜电位去极化达到阈电位是产生动作电位的必要条件。一般说来，细胞兴奋性的高低与细胞的静息电位和阈电位的差值呈反变关系，即静息电位与阈电位的差值越大，细胞的兴奋性越低；差值越小，细胞的兴奋性越高。所以，细胞膜发生超极化变化时，由于膜静息电位值增大，与阈电位之间的差值增大（图 2-9，a），受刺激时不易达到阈电位，所以超极化使细胞的兴奋性降低。

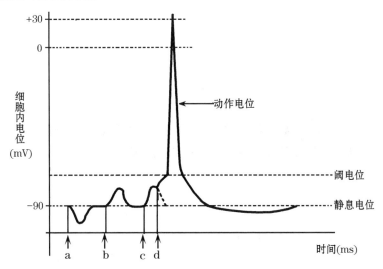

图 2-9　刺激引起膜超极化、局部反应及局部反应在时间上的总和效应
a：超极化；b：局部反应；c、d：局部反应在时间上的总和

2. 局部反应　阈下刺激不能触发可兴奋细胞产生动作电位，但可使受刺激细胞膜局部的少量 Na^+ 通道开放，少量 Na^+ 内流，但未达到阈电位水平，其去极化迅速被增强的 K^+ 外流抵消而出现复极化，电位变化只能局限于受刺激的局部。这种产生于膜的局部的、较小的去极化反应称为局部反应或局部兴奋（图 2-9，b）。根据细胞兴奋性的高低与细胞的静息电位和阈电位的差值呈反变关系这一条件，细胞在发生局部反应时，膜电位与阈电位之间的差值减小，其兴奋性升高。

局部反应的特点是：①不是"全或无"式的，局部反应可随阈下刺激的增强而增大；②电位幅度小且呈衰减性传导，传播到很小的距离就会消失；③可以总和。一次阈下刺激引起的一个局部反应虽然不能引发动作电位，但多个阈下刺激连续或同时引起的多个局部反应可发生空间和时间上的叠加，结果使电位变化幅度增大，就可能使膜的去极化达到阈电位，从而爆发动作电位（图 2-9，c、d）。

因此，动作电位可以由两条途径引起：由一次阈刺激或阈上刺激引起，也可由多个阈下刺激的总和引发。

3. 动作电位的传导　有效刺激作用于细胞膜的某一部位产生动作电位，且一旦触发，动作电位就会沿膜迅速向四周连续传播，直至使整个细胞膜都发生一次动作电位，即兴奋沿整个细胞膜传导。

细胞膜发生动作电位的部位是膜内带正电，膜外带负电，而邻旁的安静部位则是膜内带负电，膜外带正电。这样，在膜的兴奋部位与邻旁的静息部位之间存在着电位差，由于电位差的驱动使膜外的正电荷由静息部位向兴奋部位移动，膜内的正电荷由兴奋部位向静息部位移动，形成局部电流（local current）。静息部位在局部电流的刺激下，膜发生去极化，使静息膜电位绝对值减小，当减小到阈电位时，该静息部位即可爆发动作电位，于是兴奋由兴奋部位传导到邻旁部位。这样的过程在膜上连续进行下去，使整个细胞膜都依次发生兴奋，完成兴奋在整个细胞上的传导（图 2-10，a）。

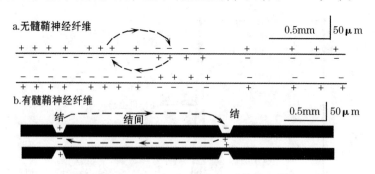

图 2-10　神经冲动传导机制的模式

a：无髓鞘神经纤维的传导；b：有髓鞘神经纤维的"跳跃式"传导

这就是可兴奋细胞如骨骼肌、心肌和神经细胞兴奋传导的共同原理。在神经纤维上传导的动作电位称为神经冲动。但神经细胞具有较长的轴突，神经轴突髓鞘的有无使兴奋的传导又有不同的特点。如有髓鞘神经纤维的轴突外包有高电阻的髓鞘，电流不易通过，只有朗飞结处的轴突无髓鞘，与细胞外液直接接触，允许离子做跨膜移动。因此，有髓鞘神经纤维发生兴奋时，只有朗飞结处的轴突膜出现膜内外的离子移动，兴奋只能通过朗飞结处相继发生去极化而传导，这种传导方式称跳跃式传导（saltatory conduction）（图2－10，b）。所以，有髓鞘神经纤维的兴奋传导速度要比无髓鞘神经纤维快，这对于高等动物缩短对外界刺激做出反应的时间具有重要意义。

第三节 肌细胞的收缩功能

人体的各种运动形式主要靠肌肉的收缩活动完成，如心脏的射血活动由心肌收缩完成，躯体运动、呼吸运动等由骨骼肌收缩完成，胃肠运动由消化道平滑肌收缩完成等。不同肌肉组织在结构和功能上各有特点，但其收缩的机制基本相似。本节以骨骼肌为例说明肌细胞的收缩功能。

一、神经－骨骼肌接头处的兴奋传递

（一）神经－肌肉接头的结构

骨骼肌受躯体运动神经的支配，运动神经末梢发出许多分支，在到达肌细胞前逐渐失去髓鞘，以裸露的轴突末梢分布于骨骼肌细胞表面。这种运动神经末梢与骨骼肌细胞相接触的部位称为神经－肌肉接头（neuromuscular junction），又称运动终板（图2－11）。轴突末梢膜称为接头前膜，与接头前膜相对的肌细胞膜称为接头后膜，也称终板膜。接头前膜与终板膜并无直接接触，而是形成一个间隙，其间充满细胞外液，称为接头间隙。运动神经末梢中含有大量囊泡，称为突触小泡，每个小泡内含有约1万个乙酰胆碱（ACh）分子。接头后膜上分布有与ACh相结合的受体（N_2型乙酰胆碱受体阳离子通道）和能分解ACh的胆碱酯酶。

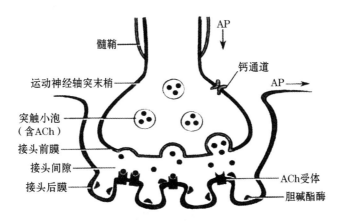

图2－11 神经－肌肉接头示意图

（二）神经－肌肉接头处兴奋传递的过程

当运动神经纤维有动作电位传来时，接头前膜发生去极化，激活前膜上的电压门控

式 Ca^{2+} 通道。Ca^{2+} 顺浓度差进入轴突末梢，促使囊泡前移，与接头前膜融合、破裂，其中所含的 ACh 分子以出胞的方式释放至接头间隙。一次动作电位大约能使 200~300 个囊泡内的 ACh 分子全部释放，称为量子释放。ACh 分子扩散至接头后膜，与终板膜上的 ACh 受体结合后引起通道构型改变，使通道开放，从而引起 Na^+、K^+ 跨膜移动（以 Na^+ 跨膜内移为主的离子流），终板膜去极化，产生终板电位（endplate potential, EPP）。终板电位属于局部电位，以电紧张的形式向周围细胞膜扩布，使临近的肌细胞膜发生去极化，临近的肌膜去极化达到阈电位水平时，肌细胞产生动作电位，引起肌细胞兴奋，至此完成神经 - 肌肉接头兴奋的传递。正常情况下，一次神经冲动所释放的 ACh 引起的终板电位的大小，足以引起邻近肌膜去极化爆发动作电位。因此，在神经 - 肌肉接头处的兴奋传递通常是一对一的，即每次神经冲动到达末梢时，都能有效地使肌细胞兴奋和收缩一次。

Ach 发挥作用后被接头后膜上的胆碱酯酶水解，ACh 与受体解离，通道关闭，终板电位消失，肌细胞膜复极化。

（三）神经 - 肌肉接头处兴奋传递的特征

1. 单向传递　兴奋只能由神经末梢接头前膜传递给肌细胞接头后膜，不能反方向传递。由于 ACh 存在于运动神经轴突末梢的囊泡中，从接头前膜释放，与接头后膜的受体结合。

2. 时间延搁　兴奋由神经末梢传至肌细胞所需的时间较长。因为此过程比较复杂，包括 ACh 的释放、扩散以及与后膜上受体的结合等。

3. 易受药物及环境因素影响　细胞间隙与细胞外液直接相通，递质的释放与扩散及递质与终板膜上受体的结合都是在接头间隙内进行的，可以通过调控这一过程的任一环节来影响兴奋的传递。例如，有机磷农药中毒是因为有机磷能与胆碱酯酶结合而使其失活，造成 ACh 在接头处和其他部位大量堆积，导致肌细胞持续兴奋和收缩，出现肌肉痉挛等。药物解磷定能恢复胆碱酯酶的活性，因而可作为有机磷中毒的特效解毒剂。

二、骨骼肌的收缩

（一）骨骼肌细胞的微细结构

1. 肌原纤维和肌小节　骨骼肌由大量成束的肌纤维组成，每一条肌纤维就是一个肌细胞。每个骨骼肌细胞都含有上千条直径为 $1~2\mu m$ 的肌原纤维。它们沿肌细胞的长轴平行排列，贯穿细胞的全长。在电子显微镜下观察，每条肌原纤维的全长都呈规则的明暗交替，分别称为明带和暗带（图 2 - 12）。暗带的中央有一段相对较亮的区域，称为 H 带，H 带中央有一条横向的线，称为 M 线。明带中央也有一条线，称为 Z 线。两条相邻 Z 线之间的区域称为肌小节，即由中间暗带和两侧各 1/2 的明带组成。而肌原纤维是由许多端端相连的肌小节组成，肌小节是骨骼肌细胞收缩和舒张的基本结构单位。肌肉收缩实际上是每个肌小节的缩短。

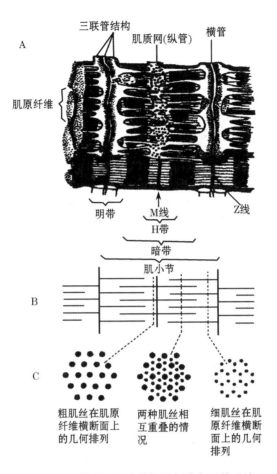

图 2 – 12　骨骼肌细胞的肌原纤维和肌管系统

　　电镜观察证明，肌原纤维主要由规则排列的粗肌丝和细肌丝组成。粗肌丝主要由肌球蛋白（肌凝蛋白）分子组成。每个肌球蛋白分子分为头部和杆状部。每个分子的杆状部都朝向 M 线平行排列，构成粗肌丝的主干；头部则由粗肌丝的主干向四周伸出，形成所谓的横桥（图 2 – 13）。横桥有两个重要的特性：一是在一定条件下，横桥可以和细肌丝呈可逆性结合，拖动细肌丝向暗带中央滑行，然后复位；二是横桥具有 ATP 酶活性，可分解 ATP，为横桥向 M 线扭动提供能量，但该活性只有在它和细肌丝结合后才能被激活。

　　细肌丝由肌动蛋白（肌纤蛋白）、原肌球蛋白（原肌凝蛋白）和肌钙蛋白三种蛋白分子组成。肌动蛋白构成细肌丝的主干（图 2 – 13）。原肌球蛋白在肌肉安静时，正好位于肌动蛋白和横桥之间，阻碍了二者的结合作用。肌钙蛋白呈球形，以一定间隔结合于原肌球蛋白上，当它与 Ca^{2+} 结合时，把信息传递给原肌球蛋白，使原肌球蛋白的构象发生改变，解除它对肌动蛋白与横桥结合的阻碍作用。

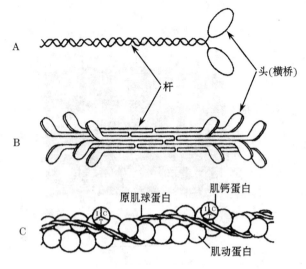

图 2 – 13　粗、细肌丝分子结构示意图

（A：单个肌球蛋白分子；B：多个肌球蛋白分子在粗肌丝中的排列；C：三种蛋白分子组成的细肌丝）

2. 肌管系统　是与肌原纤维的收缩功能密切相关的重要结构之一，它是由凹入肌细胞内的肌膜和肌质网组成的。一种为横管系统（T 管），是肌细胞膜向细胞内凹陷形成的，其走行方向与肌原纤维垂直，横管在 Z 线处深入肌细胞内，分支吻合环绕每条肌原纤维周围，管腔与细胞外液相通；另一种为纵管系统，也称肌质网（L 管），走行方向与肌原纤维平行，相互连通成网，在靠近横管处膨大，称为终池，内含大量 Ca^{2+}。一条横管和它两侧的终池组成三联管结构（图 2 – 12）。三联管结构是把肌细胞膜的电变化和细胞内的收缩过程衔接起来的关键部位。

（二）骨骼肌的收缩机制

研究发现，肌肉收缩时暗带的长度不变，只有明带的长度缩短，H 带也相应地缩短。于是有人提出了肌肉收缩的肌丝滑行学说。

肌丝滑行的基本过程为：当肌细胞膜上的动作电位引起肌浆中 Ca^{2+} 浓度升高时，Ca^{2+} 与细肌丝上的肌钙蛋白结合，引起肌钙蛋白分子构象的某些改变，这种改变又引发原肌球蛋白的构象发生变化，解除肌动蛋白上与横桥之间的阻碍，使横桥能够与肌动蛋白结合，横桥的ATP 酶被激活，分解 ATP，释放能量；引起横桥向 M 线摆动，牵拉细肌丝向粗肌丝内滑行，肌小节缩短，出现肌肉收缩。肌浆中 Ca^{2+} 浓度下降时，Ca^{2+} 与肌钙蛋白分离，肌钙蛋白恢复

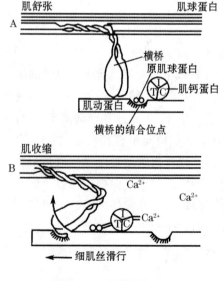

图 2 – 14　肌丝滑行原理

安静时的构象，原肌球蛋白复位，产生位阻效应，横桥与肌动蛋白脱离，细肌丝滑出，

肌小节恢复原长度，出现肌肉舒张（图 2-14）。从上述肌丝的滑行过程可知，触发和终止肌肉收缩的关键因素是 Ca^{2+}，而 Ca^{2+} 与肌钙蛋白是结合还是分离取决于肌浆中 Ca^{2+} 的浓度。

三、骨骼肌的兴奋－收缩耦联

将肌细胞的兴奋与肌肉收缩过程联系起来的中介过程称为兴奋－收缩耦联。目前认为，这一过程至少包括三个主要步骤：动作电位沿横管系统传向肌细胞的深处；三联管的信息传递；肌质网对 Ca^{2+} 的释放和回收。

当肌细胞兴奋时，动作电位沿横管系统传导到三联管，使终池膜上的 Ca^{2+} 通道开放，Ca^{2+} 就顺浓度差由终池向肌浆中扩散，导致肌浆中的 Ca^{2+} 浓度明显升高。进入肌浆中的 Ca^{2+} 与肌钙蛋白结合，引起肌丝滑行，肌小节缩短，肌肉收缩。肌肉舒张时，肌质网膜上的 Ca^{2+} 泵将肌浆中的 Ca^{2+} 在逆浓度差的情况下运回终池加以贮存，使肌浆中的 Ca^{2+} 浓度下降，同肌钙蛋白结合的 Ca^{2+} 则解离，于是肌肉舒张（图 2-15）。可见，在兴奋－收缩耦联过程中，起关键作用的部位是三联管，起关键作用的耦联因子是 Ca^{2+}。

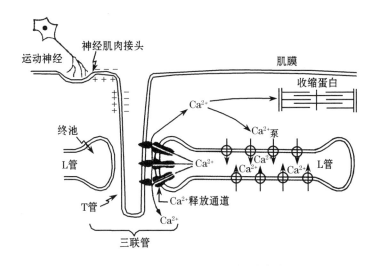

图 2-15 骨骼肌兴奋－收缩耦联的过程

四、骨骼肌收缩的外部表现

（一）骨骼肌的收缩形式

骨骼肌兴奋后所引起的收缩，可因不同情况表现出不同形式。

1. 等长收缩和等张收缩　当肌肉接受刺激发生收缩时，只有张力的增加没有长度的缩短称为等长收缩。等长收缩的主要作用是维持人体的姿势。如果肌肉收缩时只有长度的缩短没有张力的变化，称为等张收缩。等张收缩的主要作用是移动物体。人体内骨骼肌的收缩大多数情况下是混合式的。比如移动重物时，肌肉先进行等长收缩，当肌张力增加到能搬动物体时，肌长度开始缩短，但张力不再增加，即进行等张收缩。

2. 单收缩和强直收缩 整块肌肉或单个肌细胞接受一次短促的刺激后，产生一次动作电位，完成一次机械性收缩，称为单收缩。单收缩反映了肌肉收缩的最基本特征。

如果给予肌肉一连串的刺激，肌肉收缩形式会随刺激频率发生改变。如果每次刺激的时间间隔不短于单收缩所需要的时间，肌肉即出现一连串的单收缩。若增加刺激的频率，使每次刺激的间隔短于单收缩所持续的时间，肌肉的收缩将出现融合现象，即肌肉不能完全舒张（图2-16），称为强直收缩。强直收缩有两种形式，一种是刺激频率增加，肌肉未完全舒张就产生第二次收缩，肌肉收缩出现部分的融合，称为不完全强直收缩，收缩曲线呈锯齿状；另一种是继续增加刺激频率，使肌肉在前一次收缩后还未舒张就开始第二次收缩，肌肉收缩反应出现完全的融合，称为完全强直收缩，收缩曲线为一条平整光滑的曲线。据测定，完全强直收缩时，肌肉收缩产生的最大张力可达单收缩的3~4倍。人体进行各种运动时，肌肉收缩几乎都属于完全强直收缩，只不过强直收缩的持续时间可长可短，受神经传来的冲动所控制。

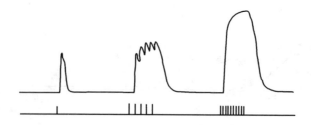

图2-16 骨骼肌单收缩、不完全强直收缩和完全强直收缩

（二）骨骼肌收缩的影响因素

1. 前负荷 指在肌肉开始收缩之前所遇到的负荷。前负荷使肌肉在收缩前就处于被拉长的状态，即具有一定的初长度。在一定范围内前负荷增加，肌肉的初长度增大，肌肉收缩产生的张力也相应增大。肌肉张力随初长度的变化而变化（图2-17）。肌肉产生最大张力时所承受的负荷，叫最适前负荷，此时肌肉的初长度被称为最适初长度。肌肉在这一长度进行收缩时，收缩的效果最好。

研究表明，当肌肉处于最适初长度时，肌小节的长度是 $2.0~2.2\mu m$。这样的长度正好使粗肌丝和细肌丝处于最理想的重叠状态，使收缩时能发挥作用的横桥数目最多，从而产生最有效的收缩（图2-17b、c）。肌小节的长度大于或小于 $2.0~2.2\mu m$ 时，都将使能够发挥作用的横桥数目减少，收缩张力减小（图2-17a、d）。骨骼肌在体内的自然长度，相当于它们的最适初长度。

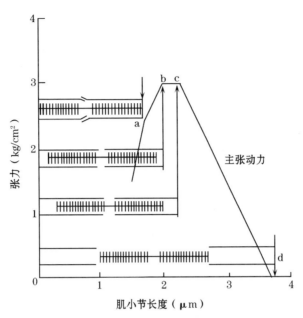

图 2 - 17 不同初长度时粗、细肌丝重合程度和产生张力的关系示意图

2. 后负荷 指肌肉开始收缩后遇到的负荷或阻力，即阻止收缩的力量。它是肌肉收缩的阻力或做功的对象。它不增加肌肉的初长度，但能阻碍肌肉的缩短。当肌肉处于最适初长度时，改变后负荷，测定在不同后负荷的情况下肌肉收缩产生的张力和缩短的速度，得到肌肉张力 - 速度曲线（图 2 - 18）。

实验证明，肌肉为克服后负荷总是先进行等长收缩，当肌肉张力的增加超过后负荷时，才能进行等张收缩。后负荷越大，肌肉收缩遇到的阻力越大，开始出现缩短的时间越迟。当后负荷超过某一限度后，肌肉收缩只表现为张力增加而不发生肌肉缩短，即不能做功。后负荷越小，肌肉收缩产生的张力越小，开始缩短的时间越早，缩短速度也越快。但后负荷过小时，虽然肌肉缩短的长度和速度增大，但产生的张力过小，也不利于做功。因此，肌肉在中等后负荷的情况下做功最多，效率最高。可见后负荷与肌肉收缩产生的张力呈正比，而与肌肉缩短的速度和长度呈反比。

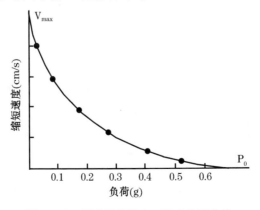

图 2 - 18 骨骼肌的张力 - 速度关系曲线

3. 肌肉收缩能力　指与前、后负荷都无关的肌肉本身的功能状态和内在的收缩特性。肌肉的内在特性取决于许多因素，包括终池膜上 Ca^{2+} 通道的活性、肌浆内 Ca^{2+} 浓度的变化、肌钙蛋白与 Ca^{2+} 的亲和力、横桥 ATP 酶的活性、肌质网上 Ca^{2+} 泵的类型和活性等。病理因素和一些药物等都可通过上述环节来调节和影响肌肉的收缩能力。此外，收缩能力的大小也受神经 – 体液因素的影响，如交感神经兴奋可提高肌肉收缩能力。

思 考 题

1. 试述细胞膜的物质转运功能。
2. 细胞膜的跨膜信号转导有哪三种方式？
3. 试述静息电位和动作电位的概念及其产生原理。
4. 何谓阈电位？其与细胞的兴奋性有何关系？
5. 神经 – 肌肉接头兴奋是如何传递的？
6. 何谓骨骼肌的兴奋 – 收缩耦联？其中的关键因子、结构基础是什么？
7. 实验条件下，给予骨骼肌一串刺激，可能会出现哪些收缩形式，条件分别是什么？

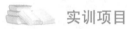

实训项目

刺激强度和频率对骨骼肌收缩的影响

【实验目的】

1. 掌握坐骨神经 – 腓肠肌标本的制备方法。

2. 学习神经 – 肌肉实验的电刺激方法和肌肉收缩的记录方法，观察刺激强度和频率对肌肉收缩的影响。

【实验对象和用品】

蟾蜍，生物信号采集处理系统，蛙类手术器械，张力换能器，刺激电极，肌槽，铁支架，双凹夹，平皿，滴管，锌铜弓，任氏液。

【实验步骤】

1. 坐骨神经 – 腓肠肌标本的制备

（1）捣毁脑和脊髓　取蟾蜍 1 只，用自来水冲洗干净。左手握住蟾蜍，并用食指压住其头部前端，拇指压住背部使头前俯，右手持金属探针由头前端沿中线向尾方触划，触及凹陷处，即枕骨大孔，将探针由此垂直刺入，然后向前倾斜刺入颅腔，左右搅动，以破坏脑组织，而后将探针抽出，再由枕骨大孔转向尾方，与脊髓平行刺入椎管，以破坏脊髓。此时如果蟾蜍的四肢先强直后松软，呼吸消失，表示脑和脊髓已被完全破坏，否则应按上法重复操作。

（2）剪除躯干上部及内脏　在骶髂关节位置用左手将蟾蜍提起，在骶髂关节水平以上 1cm 处用粗剪刀横断脊柱，然后左手握蟾蜍后肢，用拇指压住骶骨，使其头、上肢及内脏自然下垂，右手持粗剪刀，沿脊柱两侧剪除蟾蜍的一切内脏及头胸部。在腹侧脊柱两旁可见到坐骨神经。在整个剪除过程中注意勿损伤坐骨神经。

（3）剥皮　左手垫纸握住脊柱断端，右手捏住其上的皮肤边缘，用力向下剥掉全部后肢皮肤，将标本放在盛有任氏液的平皿中。将手及用过的手术器械洗净，然后进行下述步骤。

（4）分离两腿　用镊子从背位夹住脊柱将标本提起，剪去向上突出的骶骨，沿正中线用粗剪刀将脊柱分为两半，并从耻骨联合中央剪开两侧大腿，然后将分离的两条腿浸于盛有任氏液的平皿中备用（注意勿损伤坐骨神经）。

（5）游离坐骨神经　取一侧下肢放于蛙板上，用大头针固定，用玻璃分针沿脊柱侧游离坐骨神经的腹腔部分。然后将标本背侧向上放置，划开梨状肌群及其附近的结缔组织，循坐骨神经沟（股二头肌及半膜肌之间的裂缝处）找出坐骨神经的大腿部分，用玻璃分针小心剥离并将坐骨神经轻轻提起，以眼科剪剪断其所有分支，并将神经一直游离至腘窝为止，再用粗剪刀剪下一小段与坐骨神经相连的脊柱，并将游离干净的坐骨神经搭于腓肠肌上。

（6）完成坐骨神经－腓肠肌标本　在膝关节周围剪掉全部大腿肌肉并将股骨刮干净，然后在股骨中部剪断，保留下段股骨约 1cm。在跟腱处穿线结扎，并于结扎线远端剪断跟腱，游离腓肠肌至膝关节处。然后将膝关节下方小腿的其余部分全部剪掉，完成标本的制备（图 2 – 19）。

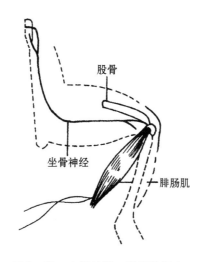

图 2 – 19　坐骨神经 – 腓肠肌标本

（7）检查标本的兴奋性　将锌铜弓在任氏液中沾湿后轻轻接触坐骨神经，如腓肠肌发生明显而迅速的收缩，则表示标本的兴奋性良好，即可将标本放在盛有任氏液的平皿中备用，以保持其兴奋性。

2. 仪器及标本的连接　将标本的股骨残端插入肌槽的小孔内并固定，将坐骨神经平搭在电极上，再把腓肠肌上的连线连接于张力换能器上，调整高度，使肌肉处于自然拉长的状态。刺激电极的接头与刺激输出端相连。打开生物信号采集系统，进入实验菜单。

3. 观察项目

（1）刺激强度对骨骼肌收缩的影响

选用波宽 0.5~1ms 的单个方波电刺激坐骨神经，刺激强度从零开始逐渐增大，记录肌肉收缩曲线。刚能引起腓肠肌收缩的刺激强度为阈强度（阈值）。强度达到阈值的刺激为阈刺激。此前未产生收缩波的刺激为阈下刺激。继续增大刺激强度，可记录到收缩曲线逐步升高的曲线图，直到最后收缩曲线的幅度不再随刺激强度的增加而升高，刚使收缩曲线达到最高的最小刺激强度的刺激，即为最大刺激，记下此时的刺激强度。

（2）刺激频率对骨骼肌收缩的影响

选用最大刺激强度，将刺激频率置于单刺激，描记肌肉单收缩曲线；选用最大刺激强度，逐渐增加刺激频率，观察收缩曲线的变化，分别记录肌肉的不完全性强直收缩和完全性强直收缩的曲线。

【实验提示】

1. 实验中每次肌肉收缩后必须间隔一定的时间（0.5~1 分钟）后再给予刺激，以防止肌肉疲劳。

2. 经常用任氏液湿润标本，以防止标本干燥。

第三章　血　液

 重点导读

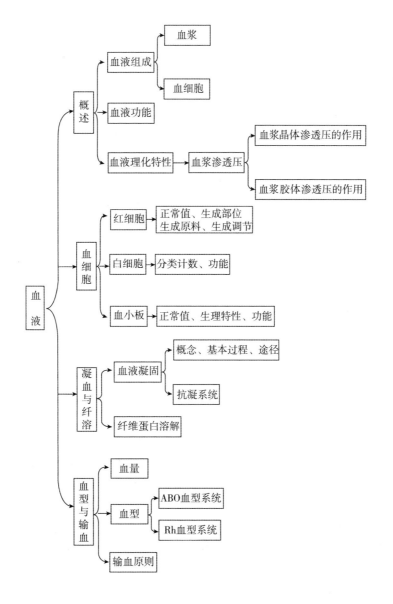

第一节 概 述

一、血液的组成与功能

(一) 血液的组成

血液（blood）是周而复始循环流动于心血管系统中的流体组织，由血浆和悬浮于其中的血细胞组成。

1. 血浆 （plasma）是一种含有多种溶质的溶液，其中水分占91%～92%，蛋白质占6%～8%，其余2%为小分子物质，包括多种电解质、非蛋白含氮化合物、不含氮的小分子有机化合物（如葡萄糖、脂类、酮体、乳酸、维生素等）以及气体（O_2和CO_2）等。

（1）**血浆蛋白** 用盐析法可将血浆蛋白分为白蛋白（albumin）、球蛋白（globulin）和纤维蛋白原（fibrinogen）三类。正常成人的血浆蛋白含量为60～85g/L，其中白蛋白为40～48g/L，球蛋白为15～30g/L，纤维蛋白原为2～4g/L，白蛋白与球蛋白的比值为1.5～2.5∶1。白蛋白和大多数球蛋白主要由肝脏产生，故肝脏病变致肝功能异常时比值下降或倒置。血浆蛋白的主要功能是：作为载体运输激素、离子、维生素、脂质、代谢产物等小分子物质；形成血浆胶体渗透压，调节血管内外水的分布；参与血液凝固、抗凝和纤维蛋白溶解；参与机体免疫；在特殊情况下发挥营养作用等。

（2）**电解质** 血浆中电解质含量约占血浆总量的0.9%，其中大部分以离子的状态存在。正离子以Na^+为主，还有K^+、Ca^{2+}、Mg^{2+}等；负离子以Cl^-为主，还有HCO_3^-、HPO_4^{2-}、SO_4^{2-}等。它们的主要功能是参与血浆晶体渗透压的形成，维持酸碱平衡和神经、肌肉的正常兴奋性。

（3）**非蛋白含氮化合物** 血浆中除蛋白质以外的其他含氮化合物总称为非蛋白含氮化合物（如尿素、尿酸、肌酸、肌酐、氨基酸、多肽、胆红素等）。它们多数是体内蛋白质的代谢产物，经肾排出体外。临床上把这些化合物中所含的氮称为非蛋白氮（NPN）。正常成人血液中NPN的含量为14～25mmol/L。临床上测定NPN的含量有助于了解蛋白质的代谢情况和肾的排泄功能。

2. 血细胞 （blood cells）包括红细胞、白细胞和血小板三类。通常将一定量的血液与抗凝剂混匀后，置于比容管中，3000r/min离心30分钟，可以观察到管内的血液分为三层，上层浅黄色的液体为血浆，下层红色的是红细胞，在血浆和红细胞之间有一层呈灰白色的是白细胞和血小板（图3－1）。血细胞在全血中所占的容积百分比，称为血细胞比容（hematocrit）。正常成年男性的血细胞比容为40%～50%，女性为37%～48%，新生儿约为55%。血细胞比容反映了血细胞（主要是红细胞）的相对值，贫血患者的血细胞比容降低，烧伤患者、红细胞增多症患者的血细胞比容增高。

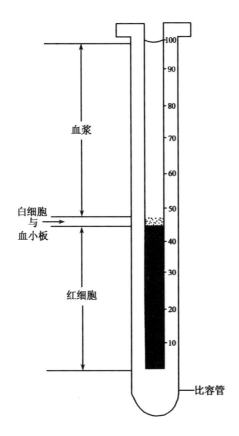

图 3 - 1 血细胞比容示意图

血液从血管中抽出后，如不加抗凝剂会自行凝固。在血液凝固后 1 ~ 2 小时，血凝块会发生收缩，并析出淡黄色的液体，此即血清（serum）。血清和血浆的主要区别是血清中没有纤维蛋白原。

（二）血液的功能

血液的功能主要有以下三个方面：

1. 运输功能 血液的组成成分具有多种运输功能，如红细胞具有运输 O_2 和 CO_2 的功能，血浆可以运输各种营养物质、代谢产物、激素、酶、维生素以及药物等。

2. 免疫和防御功能 血液具有处理侵入人体内的异物或病原体的功能，称为免疫功能。血液中的白细胞、抗体以及补体等可以通过特异性和非特异性免疫反应，对侵入的细菌等异物以及体内衰老、坏死的组织细胞进行吞噬、分解、清除。血小板和血浆中的凝血因子有止血和凝血功能，可以防止机体出血。

3. 维持内环境稳态 在血浆和红细胞中均存在缓冲对，可以缓冲血浆的酸碱变化，从而维持血液 pH 值的相对稳定。血浆中含有大量的水分，水的比热较大，能吸收体内产生的大量热量，而且通过血液的流动，将机体深部器官产生的热量带到体表散发，在维持体温的相对稳定中起重要作用。

二、血液的理化特性

（一）颜色

血液的颜色主要取决于红细胞内血红蛋白的颜色。动脉血中红细胞含氧合血红蛋白较多，呈鲜红色；静脉血中红细胞含去氧血红蛋白较多，呈暗红色。

（二）比重

正常人全血的比重为 1.050～1.060，其高低主要取决于红细胞的数量，红细胞越多，血液的比重越大。血浆的比重为 1.025～1.030，其高低主要取决于血浆蛋白的含量，血浆中蛋白质的含量越多，血浆的比重越大。

（三）黏滞性

血液的黏滞性是由血液中血细胞、血浆蛋白质等分子或颗粒之间的摩擦产生的。血液的黏滞性是水的 4～5 倍，主要取决于红细胞的数量；血浆的黏滞性是水的 1.6～2.4 倍，主要取决于血浆蛋白的含量。贫血患者的红细胞减少，血液的黏滞性下降；而大面积烧伤的病人，血中水分大量渗出血管，血液浓缩，黏滞性增高。血液的黏滞性是形成血流阻力的重要因素之一。

（四）酸碱度

正常人血浆的 pH 值为 7.35～7.45。血浆 pH 值的相对稳定，主要依靠血液中缓冲对的作用来维持。血浆中最重要的缓冲对是 $NaHCO_3/H_2CO_3$，两者比值为 20∶1。红细胞内最重要的缓冲对是 KHb/HHb。一般酸碱物质进入血液后，由于这些缓冲对的作用，可使酸碱物质对血浆 pH 值的影响大大减小。此外，肺和肾也不断地排出体内过多的酸和碱，从而使血浆的酸碱度保持相对稳定。

（五）渗透压

1. 渗透压的概念　渗透现象是指被半透膜隔开的两种不同浓度的溶液，水分子从低浓度溶液向高浓度溶液中扩散的现象。渗透现象发生的动力是渗透压。渗透压（osmotic pressure）是指溶液中溶质颗粒吸引水分子通过半透膜的能力。渗透压的大小主要取决于溶液中溶质颗粒（分子或离子）数目的多少，与溶质颗粒的大小和溶质的种类无关。不能通过半透膜的溶质颗粒数目越多，吸水能力越强，产生的渗透压就越大；反之，这种溶质颗粒的数目越少，其产生的渗透压就越小。因此，在半透膜两侧放置不同渗透压的溶液，则水分子从低渗透压一侧向高渗透压一侧扩散。医学上通常用渗透浓度来表示溶液的渗透压，单位是渗量/升（Osm/L），或毫渗量/升（mOsm/L）。

2. 血浆渗透压的组成及正常值　血浆渗透压约为 300mOsm/L（即 300mmol/L，约相当于 770kPa），由血浆晶体渗透压（crystal osmotic pressure）和血浆胶体渗透压（colloid osmotic pressure）两部分组成。血浆晶体渗透压由小分子晶体物质形成，其数值约为 298.5mOsm/L，占血浆渗透压的绝大部分。在小分子晶体物质中，Na^+ 和 Cl^- 的数量最多，它们所形成的渗透压占血浆晶体渗透压的 80% 以上，因此血浆晶体渗透压主要由血浆中的 Na^+ 和 Cl^- 形成。血浆胶体渗透压由血浆蛋白质形成，数值很小，一般为 1.5mOsm/L，不足血浆总渗透压的 1%。由于血浆蛋白质中白蛋白含量较多，分子量相对较小，颗粒数目多，因此血浆胶体渗透压主要是由白蛋白形成的。

3. 血浆渗透压的生理作用　晶体物质能自由通过毛细血管壁，血浆与组织液中晶体物质的浓度几乎相等，它们所形成的晶体渗透压基本相等；而毛细血管壁对蛋白质的通透性很小，组织液中蛋白质含量低于血浆，因此血浆胶体渗透压比组织液胶体渗透压高。细胞膜不允许蛋白质自由通过，大部分晶体物质也不能自由通过。由于毛细血管壁和细胞膜是具有不同通透性的半透膜，所以血浆胶体渗透压和血浆晶体渗透压表现出不同的生理作用。

（1）血浆晶体渗透压的生理作用　正常情况下，血浆渗透压与血细胞内的渗透压相等。由于血浆胶体渗透压的数值很小，它的改变对血浆渗透压的影响可忽略不计，所以血浆渗透压的大小主要受晶体渗透压的影响。如果细胞外液晶体渗透压升高，细胞内的水分在渗透压差的作用下就会渗出，使细胞皱缩，造成功能丧失；相反，如果细胞外液晶体渗透压降低，细胞外的水分就会渗入细胞内，使细胞肿胀，甚至破裂。其中红细胞最易受到晶体渗透压变化的影响。所以，血浆晶体渗透压的相对稳定，对于维持细胞内外的水平衡，保持红细胞的正常形态和功能具有重要作用。

（2）血浆胶体渗透压的生理作用　由于血浆胶体渗透压高于组织液胶体渗透压，在渗透压差的作用下，组织液中的水分不断被吸引到毛细血管内。如果血浆胶体渗透压降低，组织液中的水分返回血管的量将减少，可引起水肿。因此，血浆胶体渗透压在调节血管内外的水平衡和维持正常血容量中起重要的作用。

4. 等渗溶液与等张溶液　渗透压与血浆渗透压相等的溶液称为等渗溶液（isoosmotic solution）；渗透压高于或低于血浆渗透压的溶液称为高渗或低渗溶液。临床上常用的 0.9% NaCl 溶液和 5% 葡萄糖溶液都是等渗溶液。在等渗溶液中，红细胞能够维持正常的体积、形态和功能。但是，并非所有物质的等渗溶液都能使悬浮于其中的红细胞保持正常的形态和大小，如 1.9% 的尿素溶液虽然是等渗溶液，但红细胞置于其中后立即发生溶血。这是因为 NaCl 和葡萄糖都不易通过细胞膜，而尿素分子可以自由通过并顺浓度差进入红细胞，升高红细胞内的渗透压，进而吸引水进入细胞内，导致红细胞肿胀、破裂而溶血。溶血是指红细胞膜破裂，血红蛋白逸出的现象。通常把能使悬浮于其中的红细胞保持正常形态和大小的溶液称为等张溶液（isotonic solution）。0.9% NaCl 溶液和 5% 葡萄糖溶液既是等渗溶液又是等张溶液；1.9% 的尿素溶液虽然是等渗溶液，但不是等张溶液。

第二节 血 细 胞

一、红细胞

（一）红细胞的数量与功能

红细胞（erythrocyte）是血液中数量最多的血细胞。人类成熟的红细胞无核，呈双凹圆碟形，直径 $7 \sim 8\mu m$。我国成年男性红细胞正常值为 $(4.5 \sim 5.5) \times 10^{12}/L$，女性为 $(3.5 \sim 5.0) \times 10^{12}/L$。新生儿的红细胞数可达 $6.0 \times 10^{12}/L$ 以上。红细胞内的蛋白质主要是血红蛋白（hemoglobin，Hb）。我国成年男性血红蛋白为 $120 \sim 160g/L$，女性为 $110 \sim 150g/L$。生理情况下，红细胞数量和血红蛋白含量随年龄、性别、体质条件和生活环境的不同而有一定的差异。例如，儿童低于成年人（但新生儿高于成年人）；高原居民高于海平面居民；妊娠后期因血浆增多而致红细胞数量和血红蛋白浓度相对减少。若血液中红细胞数量、血红蛋白浓度低于正常，称为贫血。

红细胞的主要功能是运输 O_2 和 CO_2，并能缓冲血液的酸碱度。红细胞的这两项功能都是由红细胞内的血红蛋白完成的。血红蛋白只有存在于红细胞内才具有携带 O_2 和 CO_2 的功能。当红细胞破裂，血红蛋白逸出，其携带 O_2 和 CO_2 的功能就会丧失。

（二）红细胞的生理特性

1. 悬浮稳定性 正常情况下，红细胞的比重大于血浆，但是红细胞能够悬浮于血浆中，因此把红细胞能较稳定地悬浮于血浆中不易下沉的特性，称为红细胞的悬浮稳定性（suspension stability）。通常以红细胞在第 1 小时末下沉的距离来表示红细胞的沉降速率，称为红细胞沉降率（erythrocyte sedimentation rate，ESR），简称血沉。正常成年男性红细胞沉降率为 $0 \sim 15mm/h$，女性为 $0 \sim 20mm/h$。沉降愈快，表示红细胞的悬浮稳定性愈小。

红细胞能够稳定地悬浮于血浆中，是由于双凹圆碟形的红细胞表面积与体积之比较大，故而与血浆产生的摩擦力较大，阻碍红细胞下沉。某些疾病（如活动性肺结核、风湿热等）可导致血沉加快，主要是由于红细胞彼此之间能较快地以凹面相贴，形成红细胞叠连。叠连后的红细胞总表面积与总体积之比减小，摩擦力相对减小而容易下沉。影响红细胞发生叠连的因素不在红细胞本身，而在于血浆成分的变化。现已证实，血浆中纤维蛋白原、球蛋白及胆固醇含量增高时，可使红细胞叠连和沉降加快；血浆中白蛋白、卵磷脂的含量增多时则可抑制红细胞叠连的发生，使沉降减慢。

2. 渗透脆性 红细胞在低渗溶液中发生膨胀、破裂的特性称为红细胞的渗透脆性（osmotic fragility）。渗透脆性可用来表示红细胞对低渗溶液的抵抗力。红细胞渗透脆性大则对低渗溶液的抵抗力小；反之则对低渗溶液的抵抗力大。正常情况下，红细胞内的渗透压和血浆渗透压相等，因此，红细胞能维持正常的形态和大小。如果把红细胞置于一系列浓度递减的低渗 NaCl 溶液中，水分将渗入红细胞中，引起红细胞发生膨胀。当 NaCl 溶液的浓度降低至 0.42% 时，部分红细胞开始破裂而发生溶血；当 NaCl 溶液的浓度降低至

0.35%时，全部红细胞破裂溶血。生理情况下，衰老红细胞对低渗盐溶液的抵抗力降低，即脆性大；而初成熟的红细胞对低渗盐溶液的抵抗力高，即脆性小。某些疾病可影响红细胞的脆性，如遗传性球形红细胞增多症患者的红细胞脆性增大；巨幼红细胞性贫血患者，红细胞脆性显著减小。因此，测定红细胞的渗透脆性有助于一些疾病的临床诊断。

3. 可塑变形性 正常红细胞在外力（血流推力）的作用下可发生变形，通过比它直径小得多的毛细血管或血窦空隙，然后恢复其正常形态。因此把红细胞在外力作用下所具有的变形及之后恢复原状的特性称为可塑变形性（plastic deformation）。红细胞的表面积与体积的比值越大，则变形能力越大。球形红细胞表面积与体积的比值较小，因此其变形能力小于双凹圆碟形红细胞。衰老的红细胞变形能力降低。红细胞可塑变形能力的大小主要与红细胞的形态、膜特性及内容物的性质和量有关。

（三）红细胞的生成和调节

1. 红细胞的生成

（1）红细胞生成的部位 胚胎时期，肝、脾和骨髓均能造血。婴儿出生后，红骨髓是主要的造血场所。红细胞的发育和成熟是一个连续而又分阶段的过程，即由骨髓的造血干细胞分化为红系祖细胞，再经过原红细胞、早幼红细胞、中幼红细胞、晚幼红细胞及网织红细胞阶段，成为成熟的红细胞。当骨髓造血功能受到大剂量放射线、某些药物（如氯霉素、抗癌药）等理化因素的抑制时，可导致再生障碍性贫血。

（2）红细胞生成的原料 成熟的红细胞内充满了血红蛋白，血红蛋白的合成原料是蛋白质和铁。成年人每天虽然需要 20~30mg 铁用于红细胞生成，但是仅需从食物中吸收 1mg 以补充排泄的铁，其余 95% 来自体内铁的再利用。再利用的铁主要来自衰老的红细胞被破坏后血红蛋白分解所释放出的铁，而且绝大部分以铁蛋白的形式贮存于肝、骨髓和巨噬细胞系统，供造血时再利用。由于铁摄入不足或慢性失血，或儿童生长期、妇女月经期、妊娠和哺乳期等对铁的需求量增加而铁的供应不足，使血红蛋白的合成受到影响，可引起小细胞低色素性贫血，即缺铁性贫血。

（3）促进红细胞成熟的因子 红细胞在发育成熟的过程中，还需要叶酸和维生素 B_{12} 的参与。叶酸能促进 DNA 的合成，加速细胞的分裂和增殖，促进红细胞的发育成熟。维生素 B_{12} 能增加叶酸在体内的利用，如果维生素 B_{12} 缺乏，叶酸的利用率下降，可引起叶酸的相对不足。正常情况下，食物中的叶酸和维生素 B_{12} 的含量能满足红细胞生成的需要，但维生素 B_{12} 的吸收需要内因子参与。内因子由胃腺壁细胞产生，它与维生素 B_{12} 结合，形成内因子–维生素 B_{12} 复合物，能保护维生素 B_{12} 免受消化液的破坏，并促进维生素 B_{12} 在回肠的吸收。如果某种原因（如胃切除或萎缩性胃炎）引起内因子缺乏，可导致维生素 B_{12} 吸收障碍，DNA 的合成减少，幼红细胞分裂增殖减慢，红细胞体积增大，导致巨幼红细胞性贫血。

2. 红细胞生成的调节因素 正常情况下，体内红细胞的数量能保持相对稳定，这主要受促红细胞生成素和雄激素的调节。

（1）促红细胞生成素 （erythropoietin，EPO）是一种糖蛋白，主要由肾皮质肾小管周围间质细胞（如成纤维细胞、内皮细胞）产生，肝脏也能少量生成。促红细胞生成素的主要作用是促进骨髓红系祖细胞增殖、分化以及幼红细胞的成熟，加速网织红细胞的释放。低氧是刺激促红细胞生成素生成的主要因素，任何引起肾脏氧供应不足的因素，如贫血、缺氧或肾血流减少，均可促进促红细胞生成素的合成与分泌，使血浆促红细胞生成素含量增加。因此，双肾实质严重破坏的晚期肾脏病患者常因缺乏促红细胞生成素而发生肾性贫血。此外，肾外组织缺氧亦可促进肾分泌促红细胞生成素。正常人从平原进入高原低氧环境后，由于肾脏分泌促红细胞生成素增多，可使外周血液的红细胞数量、血红蛋白含量增多。红细胞生成的调节是一种负反馈调节，各种原因引起的缺氧均可使促红细胞生成素分泌增多，从而促进红细胞的生成；而红细胞的数量增多时，促红细胞生成素的分泌减少，以维持血液中红细胞数量的相对稳定。

（2）雄激素 主要作用于肾，促进促红细胞生成素的合成，使骨髓造血功能增强，血液中红细胞数量增多；雄激素还可直接作用于骨髓，使红细胞生成增多，这也可能是成年男性红细胞数多于女性的重要原因之一。

（四）红细胞的破坏

正常成人红细胞的平均寿命为 120 天。每天约有 0.8% 的衰老红细胞被破坏，其中 90% 是被巨噬细胞吞噬。由于衰老的红细胞脆性增高，变形能力减退，难以通过微小的孔隙，容易滞留在肝、脾和骨髓中而被巨噬细胞所吞噬（称为血管外破坏）。在脾功能亢进时红细胞破坏增加，可引起贫血。巨噬细胞吞噬红细胞后，将血红蛋白分解，释放出铁、氨基酸和胆红素，其中铁和氨基酸可被再利用，胆红素在肝脏转化后经粪和尿排出体外。其余 10% 的衰老红细胞在血管内被破坏。衰老红细胞在湍急的血流中，因机械碰撞而破损。在血管内破坏的红细胞释放出的血红蛋白，与血浆中的触珠蛋白结合，被肝脏摄取处理。若血管内的红细胞被大量破坏，血浆中血红蛋白浓度过高，超过触珠蛋白的结合能力时，未能与触珠蛋白结合的血红蛋白将经肾排出，出现血红蛋白尿。

二、白细胞

（一）白细胞的分类和数量

我国正常成年人血液中白细胞（leukocyte）的数量为 $(4.0 \sim 10.0) \times 10^9/L$。白细胞无色、有核，在血液中一般呈球形。根据白细胞胞质中有无嗜色颗粒，将白细胞分为粒细胞和无粒细胞两大类。粒细胞又根据特殊颗粒染色特点的不同，分为中性粒细胞、嗜酸性粒细胞、嗜碱性粒细胞。无粒细胞分为单核细胞和淋巴细胞。临床工作中，分别计数这 5 种白细胞的百分比，称为白细胞分类计数（表 3-1）。

正常人血液中白细胞的数量可因年龄和机体功能状态的不同而有变化：①新生儿白细胞数较高，一般在 $15 \times 10^9/L$ 左右，婴儿期维持在 $10 \times 10^9/L$ 左右，新生儿血液中白细胞主要为中性粒细胞，以后淋巴细胞逐渐增多，可占70%，3~4岁后淋巴细胞逐渐减少，至青春期时，与成人基本相同；②有昼夜波动，下午白细胞数较早晨高；③进食、疼痛、情绪激动及剧烈运动等可使白细胞数量显著增多；④女性在妊娠末期白细胞数波动于（12～17）×10⁹/L，分娩时可高达34×10⁹/L。

表3-1　我国健康成人血液白细胞分类计数正常值及其主要功能

名称	绝对值 （×10⁹/L）	分类计数 （％）	主要功能
中性粒细胞	2～7	50～70	吞噬细菌
嗜酸性粒细胞	0.02～0.05	0.5～5	抑制过敏反应，参与对蠕虫的免疫反应
嗜碱性粒细胞	0～1.0	0～1	释放组胺与慢反应物质，参与过敏反应
单核细胞	0.12～0.8	3～8	吞噬病原微生物，杀伤肿瘤细胞
淋巴细胞	0.8～4.0	20～40	参与细胞免疫、体液免疫

（二）白细胞的功能

白细胞在机体的防御反应中起重要作用。按其功能的不同，将白细胞大致分为吞噬细胞和免疫细胞两类。吞噬细胞主要是指中性粒细胞和单核细胞，免疫细胞主要是指淋巴细胞。

1. 中性粒细胞　是血液中主要的吞噬细胞，其变形运动和吞噬能力都很强。细菌入侵时，中性粒细胞在炎症区域产生的趋化性物质的作用下，自毛细血管渗出而被吸引到病变部位吞噬细菌。白细胞朝向某些化学物质运动的特性，称为趋化性。能吸引白细胞发生定向运动的化学物质，称为趋化因子。

中性粒细胞内含大量溶酶体酶，能将吞噬的细菌和组织碎片分解，使入侵的细菌被包围在局部并被消灭，防止病原微生物在体内扩散。当中性粒细胞吞噬数十个细菌后，其本身即解体，释放的溶酶体酶对周围的正常组织细胞产生溶解作用。死亡的中性粒细胞称为脓细胞，它们与溶解的组织碎片及细菌一起形成脓液。当体内发生细菌感染时，血液中的中性粒细胞数增多；当血液中的中性粒细胞数减少时，机体的抵抗力就会降低，容易发生感染。此外，中性粒细胞还可吞噬和清除衰老的红细胞及抗原-抗体复合物。

2. 单核细胞　具有较强的变形运动和吞噬能力。血液中的单核细胞是尚未成熟的细胞，它在血液中停留2～3天后迁入组织中，继续发育成为巨噬细胞，细胞的体积增大，细胞内溶酶体颗粒增多，具有比中性粒细胞更强的吞噬能力。巨噬细胞的主要功能有：①吞噬并杀灭入侵的病原微生物，如病毒、疟原虫、真菌、结核杆菌、麻风杆菌等；②清除变性的血浆蛋白、衰老和损伤的红细胞、血小板等；③加工和处理抗原，激活淋巴细胞的特异性免疫功能；④识别和杀伤肿瘤细胞；⑤分泌多种生物活性物质，如补体、干扰素、白细胞介素等，调节和参与免疫反应。

3. 嗜碱性粒细胞　和肥大细胞的功能类似，其胞质中存在许多较大的嗜碱性颗粒，颗粒内含肝素、组胺、嗜酸性粒细胞趋化因子A和过敏性慢反应物质等多种生物活性物质。组胺、过敏性慢反应物质可使毛细血管壁通透性增高、支气管平滑肌收缩，引起荨麻疹、支气管哮喘等过敏性疾病。肝素具有抗凝血作用。嗜酸性粒细胞趋化因子A的作用是吸引嗜酸性粒细胞，使之聚集于局部，以限制嗜碱性粒细胞在过敏反应中的作用。

嗜碱性粒细胞的主要作用是参与机体的过敏反应。

4. 嗜酸性粒细胞 因其缺乏蛋白水解酶，基本上无杀菌作用。嗜酸性粒细胞的主要作用是：①限制肥大细胞和嗜碱性粒细胞在过敏反应中的作用，其作用机制是抑制和吞噬肥大细胞、嗜碱性粒细胞合成和释放的生物活性物质，使其不能发挥作用；另外还能释放组胺酶等酶类，破坏肥大细胞、嗜碱性粒细胞所释放的组胺等生物活性物质。②参与对蠕虫的免疫反应。因此，在机体发生过敏反应和蠕虫感染时，常伴有嗜酸性粒细胞数增多。

5. 淋巴细胞 在免疫应答过程中起核心作用。根据细胞生长发育的过程、细胞表面标志和功能的不同，可将淋巴细胞分为 T 淋巴细胞和 B 淋巴细胞两大类。T 淋巴细胞由骨髓生成的淋巴干细胞在胸腺激素的作用下发育成熟，约占血液中淋巴细胞总数的 70% ~ 80% 。T 淋巴细胞的主要功能是参与细胞免疫，如破坏肿瘤细胞、移植的异体细胞等。B 淋巴细胞在骨髓或肠道淋巴组织中发育成熟，在抗原的刺激下，B 淋巴细胞转化为浆细胞，后者产生抗体，主要参与体液免疫，如破坏抗原、中和毒素等。

三、血小板

（一）血小板的数量

血小板（platelet）是由骨髓中巨核细胞脱落的胞质形成的，体积小，无细胞核，呈双面微凸的圆盘状。我国的健康成年人，血液中血小板的数量为（100 ~ 300）× 10^9/L。正常人血小板计数可有 6% ~ 8% 的变动范围，通常午后较清晨高，冬季较春季高，剧烈运动后及妊娠中、晚期升高，静脉中血小板数量较毛细血管中要高。

（二）血小板的生理特性

1. 黏附 是血小板与非血小板表面黏着的过程。但血小板并不能黏附于正常的内皮细胞表面。血管受损后，内膜下胶原暴露，血小板就黏附在胶原纤维上。

2. 聚集 血小板相互聚集在一起称血小板聚集。血小板聚集分两个时相。第一时相发生迅速，但聚集后可解聚，主要是由损伤组织释放的外源性二磷酸腺苷（ADP）所引起；第二时相发生缓慢，为不可逆聚集，主要由血小板本身释放的内源性 ADP 所致。阿司匹林等药物具有抗血小板聚集的作用。

3. 释放 当血小板受到刺激后，在发生黏附和聚集的同时，可将颗粒内的生物活性物质，如儿茶酚胺、5 - 羟色胺、ADP、纤维蛋白原、血小板因子等释放出来。儿茶酚胺、5 - 羟色胺可使小动脉收缩，有助于止血；ADP 可使血小板聚集，形成血小板血栓，堵塞于血管破损处，发挥止血作用。

4. 吸附 血小板表面可吸附血浆中多种凝血因子（如凝血因子 I、V、XI 等）。如果血管内皮破损，血小板将黏附和聚集于血管破损的局部，使局部凝血因子的浓度升高，有利于血液凝固和生理止血。

5. 收缩 血小板含有收缩蛋白。血凝块形成后，在血小板收缩蛋白的作用下，使血凝块收缩，形成坚实的止血栓，堵塞血管创口。

（三）血小板的功能

1. 参与生理性止血　生理性止血是指当小血管受到损伤，血液从血管内流出，数分钟后出血自行停止的现象。

生理性止血过程主要包括血管收缩、血小板止血栓的形成和血液凝固三个时相。

（1）血管收缩　当血管受到损伤时，损伤性刺激反射性地使血管收缩；另外胶原纤维暴露引发血小板发生黏附、聚集并释放出缩血管物质，如儿茶酚胺、5-羟色胺等，使受损伤的血管收缩。血管收缩使血管口径变小，血流速度减慢，有助于止血。如损伤不大，可使血管破口封闭。

（2）血小板止血栓的形成　损伤的血管暴露内膜下的胶原组织，使血小板迅速被激活，激活后的血小板黏附、聚集于血管破损处，形成血小板血栓，堵塞伤口，起到暂时止血的作用。

（3）血液凝固　血浆中的凝血系统被激活，迅速出现血液凝固。激活后的血小板通过提供磷脂表面、吸附凝血因子，参与和加速血液凝固过程。

2. 促进凝血　血小板含有许多与凝血过程有关的因子，如纤维蛋白原、血小板磷脂表面（PF_3）等；血小板表面吸附多种凝血因子，提高局部凝血因子的浓度，从而促进和加快血液的凝固过程。

3. 维持血管内皮细胞的完整性　血小板对毛细血管内皮细胞有支持和营养的作用。血小板可以融入血管内皮细胞，随时附着于血管壁，以填补内皮细胞脱落留下的空隙，从而维持毛细血管壁的正常通透性（图3-2）。临床实践发现，当血小板数减少到 $50 \times 10^9/L$ 以下时，毛细血管的脆性增大，会出现皮下淤点或紫癜，称为血小板减少性紫癜。

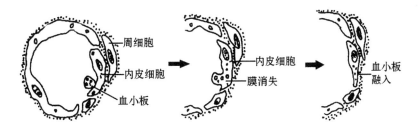

图 3-2　血小板融入毛细血管内皮细胞示意图

第三节　血液凝固与纤维蛋白溶解

一、血液凝固

血液由流动的液体状态转变为不流动的凝胶状态的过程称为血液凝固（blood coagulation），简称凝血。血液凝固是一系列凝血因子参与并相继被激活的酶促反应，最终的反应结果是使血浆中可溶性的纤维蛋白原转变为不溶性的纤维蛋白，纤维蛋白交织成网，将许多血细胞网罗其间，形成血凝块。

（一）凝血因子

血浆与组织中直接参与血液凝固的物质称为凝血因子（blood coagulation factor）。目前已知的凝血因子中按国际命名法用罗马数字编号的有 12 种，即凝血因子 I ～ X Ⅲ （其中凝血因子Ⅵ是血清中活化的 V，不作为独立的凝血因子）（表 3 - 2）。此外，前激肽释放酶（PK）、高分子激肽原（HK）以及血小板的磷脂等也参与血液凝固。

凝血因子具有以下特征：①除因子Ⅳ 是 Ca^{2+} 外，其余都是蛋白质。②大部分凝血因子都以无活性的酶原形式存在，必须被激活才具有活性。通常被激活的因子在该因子的右下角加一字母 "a" 来表示，如活化的因子 I 表示为Ia。③除因子Ⅲ由损伤组织释放外，其他因子均存在于血浆中，而且多数在肝脏中合成，其中因子Ⅱ、Ⅶ、Ⅸ、Ⅹ的合成需要维生素 K 参与。临床上，肝功能损害或缺乏维生素 K 将导致凝血过程障碍而发生出血。

表 3 - 2 按国际命名法编号的凝血因子

编号	同义名	编号	同义名
因子 I	纤维蛋白原	因子Ⅷ	抗血友病因子
因子Ⅱ	凝血酶原	因子Ⅸ	血浆凝血激酶
因子Ⅲ	组织因子	因子Ⅹ	Stuart - Prower 因子
因子Ⅳ	钙离子	因子Ⅺ	血浆凝血激酶前质
因子Ⅴ	前加速素	因子Ⅻ	接触因子
因子Ⅶ	前转变素	因子ⅩⅢ	纤维蛋白稳定因子

（二）血液凝固的过程

血液凝固的基本过程可分成三个阶段：①凝血酶原激活物的形成；②凝血酶原被激活生成凝血酶；③纤维蛋白原转变为纤维蛋白（图 3 - 3）。

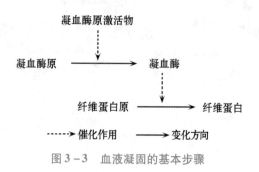

图 3 - 3 血液凝固的基本步骤

1. 凝血酶原激活物的形成 根据凝血酶原激活物形成途径的不同，将血液凝固的过程分为内源性凝血和外源性凝血两条途径（图 3 - 4）。

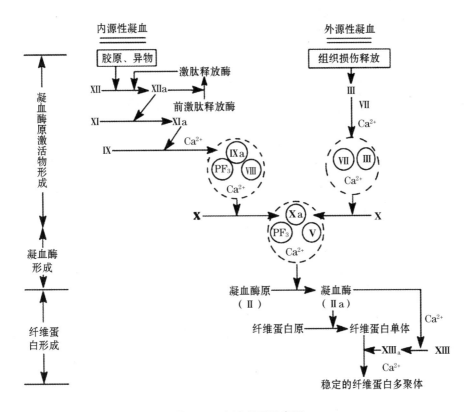

图 3 - 4　血液凝固示意图

（1）内源性凝血途径　内源性凝血是指参与凝血的凝血因子全部来自于血浆，由因子Ⅻ被激活而启动的凝血过程。血浆中的因子Ⅻ（接触因子）与血管内皮受损后暴露出的胶原组织接触后，被激活为因子Ⅻa。另外，其他带负电荷的异物表面（如玻璃、陶土、硫酸酯等）也可激活因子Ⅻ为因子Ⅻa。因子Ⅻa进一步激活因子Ⅺ成为因子Ⅺa，此外，因子Ⅻa还可激活前激肽释放酶为激肽释放酶，后者进一步促进因子Ⅻa的形成，形成正反馈效应。因子Ⅺa形成后在 Ca^{2+} 的参与下，使因子Ⅸ激活形成因子Ⅸa。因子Ⅸa与因子Ⅷ、PF_3 和 Ca^{2+} 结合成复合物，此复合物可进一步激活因子Ⅹ生成因子Ⅹa。临床实践发现，缺乏因子Ⅷ、因子Ⅸ和因子Ⅺ的病人，分别称为甲型、乙型和丙型血友病，表现为凝血过程缓慢，轻微的外伤就可引起出血不止。

（2）外源性凝血途径　外源性凝血是指损伤组织释放的因子Ⅲ（组织因子）启动的凝血过程。组织因子存在于大多数组织细胞中。在组织损伤、血管破裂的情况下，组织因子释放，与血浆中的因子Ⅶ及 Ca^{2+} 结合成复合物，该复合物激活因子Ⅹ生成因子Ⅹa。在生理情况下，血管内皮细胞和血细胞并不释放组织因子，但在病理情况下，细菌内毒素、免疫复合物、肿瘤坏死因子等均可刺激血管内皮细胞和单核细胞释放组织因子，从而启动凝血过程，引起弥漫性血管内凝血。

由内源性凝血途径和外源性凝血途径所生成的因子Ⅹa，在 PF_3 提供的磷脂膜上与因子Ⅴ、Ca^{2+} 结合组成的复合物 $Xa-PF_3-V-Ca^{2+}$，称为凝血酶原激活物。

2. 凝血酶的形成　在凝血酶原激活物的作用下，凝血酶原（Ⅱ）激活成凝血酶（Ⅱa）。凝血酶是一种多功能的凝血因子，其主要作用是使纤维蛋白原转变为纤维蛋白。

3. 纤维蛋白的形成　凝血酶形成后，可催化血浆中的纤维蛋白原转变为纤维蛋白单体。同时，凝血酶可激活因子ⅩⅢ为因子ⅩⅢa。因子ⅩⅢa在Ca^{2+}的作用下，使纤维蛋白单体形成不溶性的纤维蛋白多聚体，并网罗血细胞形成凝胶状的血凝块。

（三）抗凝

正常情况下，血液在血管内总是保持流体状态，不会发生凝血。即使出血，血液凝固反应也只是在血管的破损处。其原因在于：①血管内皮细胞表面光滑，因子Ⅻ不能被激活，因而不会触发凝血过程。②正常情况下，血流速度很快，即使血浆中有少量凝血因子被激活，也会被血流稀释和运走，被肝、脾的巨噬细胞吞噬清除。③在血液中还存在着抗凝物质，主要的抗凝物质有抗凝血酶Ⅲ和肝素。抗凝血酶Ⅲ是肝细胞和血管内皮细胞分泌的一种球蛋白，它能与凝血酶结合使其失活。另外，抗凝血酶Ⅲ还能使因子Ⅻa、Ⅺa、Ⅸa、Ⅹa失活而实现抗凝作用。肝素是由肥大细胞和嗜碱性粒细胞产生的一种酸性黏多糖，在心、肝、肺、肌肉等组织中含量尤其丰富，与血浆中的抗凝血酶Ⅲ结合，使抗凝血酶和凝血因子的亲和力增强，从而使凝血因子迅速失活。临床上肝素被作为抗凝药广泛使用。

（四）影响血液凝固的因素

临床工作中常需要采取各种措施保持血液不凝固或加速血液凝固。

1. 促凝　血液凝固是一系列酶促反应的过程，适当加温可提高酶的活性，从而促进酶促反应，加速凝血。如手术时常用温热的盐水纱布压迫创面，加速凝血，以减少手术创面出血。

2. 抗凝　常用的抗凝措施有：①降低温度，临床医疗工作中将血液置于低温环境中，延缓血液凝固；②增加异物表面的光滑度，如玻璃器皿表面涂硅胶或石蜡，可延缓血液凝固；③除去血浆中的Ca^{2+}。临床医疗工作中常用抗凝剂与血浆中游离的Ca^{2+}结合成可溶性的络合物，以降低血浆中游离的Ca^{2+}浓度，在血液凝固的三个阶段中，Ca^{2+}担负着重要作用，若去除血浆中的Ca^{2+}，则血液凝固不能进行。

二、纤维蛋白溶解

纤维蛋白溶解（fibrinolysis）是指纤维蛋白或纤维蛋白原被纤溶酶溶解的过程，简称纤溶。纤维蛋白溶解可分为两个基本过程，即纤溶酶原的激活和纤维蛋白的降解。纤维蛋白溶解系统由纤维蛋白溶解酶原（纤溶酶原）、纤维蛋白溶解酶（纤溶酶）、纤溶酶原激活物和纤溶抑制物四种成分组成（图3-5）。在生理止血的过程中，小血管内的血凝块常可成为血栓，填塞这段血管。出血停止、血管损伤愈合后，在血浆纤维蛋白溶解系统的作用下，构成血栓的血纤维又可逐渐溶解，使血管恢复通畅。

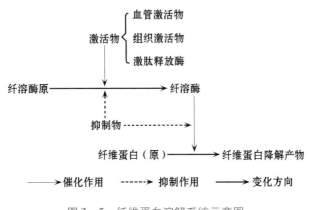

图 3 – 5 纤维蛋白溶解系统示意图

（一）纤维蛋白溶解过程

1. 纤溶酶原的激活 纤溶酶原是一种球蛋白，主要在肝合成。纤溶酶原激活物可分为三类：①血管激活物。由小血管内皮细胞合成和释放，即当血管内出现血凝块时，可刺激血管内皮细胞释放激活物。②组织激活物。广泛存在于各种组织，尤以甲状腺、肺、子宫、前列腺等组织中含量为高，因此这些器官在手术时容易发生渗血；月经血也因为组织激活物含量较多而不易发生凝固；肾脏产生的尿激酶活性很强，有助于防止肾小管中纤维蛋白的沉积。③依赖因子ⅩⅡ的激活物。如前激肽释放酶被因子ⅩⅡa激活后生成的激肽释放酶，就可激活纤溶酶原，这类激活物的作用可能是使血凝与纤溶互相配合并保持平衡。

2. 纤维蛋白的降解 纤溶酶是一种活性很强的蛋白水解酶，可使纤维蛋白和纤维蛋白原分解为许多可溶性的小肽，即纤维蛋白降解产物，从而使血凝块逐渐溶解消失，被堵塞的血管重新开放。

（二）纤溶抑制物

体内有多种物质可抑制纤维蛋白溶解系统的活性，大体上可分为两类：一类为激活物的抑制物，主要有纤溶酶原激活物的抑制剂，它主要由血管内皮细胞产生，对组织激活物有抑制作用；另一类是抗纤溶酶，主要是 α_2 – 抗纤溶酶，它主要由肝脏产生，结合纤溶酶后可抑制纤溶酶的活性。

第四节 血量、血型与输血原则

一、血量

血量（blood volume）是指人体内血液的总量。正常成人的血量相当于体重的7% ~ 8%。全身血液的大部分在心血管系统中快速循环流动，称为循环血量；小部分血液滞留在肝、脾、肺、腹腔静脉及皮下静脉丛内，流动很慢，称为贮备血量。在剧烈运动、情绪激动或大量失血等情况下，贮备血量可释放出来，补充循环血量，以满足机体代谢的需要。

血量的相对恒定是维持机体生命活动的必要条件。大量补液、输血等导致血量过多，可加重心脏负荷。如果血量不足，将导致血压下降，组织、器官的血液供应量减少，引起代谢障碍。一般认为，少量失血（不超过总血量的10%），可通过神经、体液因素的调节，使心脏活动增强、血管收缩和贮备血量释放等，血管充盈度不会发生显著变化，可无明显的临床症状出现，而且血量和血液的主要成分也可较快恢复。水和电解质可因组织液加速回流，在 1~2 小时内得到恢复；血浆蛋白质可由肝脏加速合成，在 24 小时左右得到恢复；由于失血后引起 EPO 增多，骨髓造血功能加强，红细胞数可在 1 个月内恢复正常。故一次献血 200~300mL 一般不会影响健康。中等失血（不超过总血量的20%）超过机体的调节代偿能力，会出现血压下降、脉搏加快、四肢冰冷、眩晕、恶心、乏力等一系列临床症状。严重失血（超过总血量的30%）如不及时抢救，就可危及生命。临床上急性大出血的患者必须紧急输血、输液抢救。

二、血型

血型（blood group）通常是指血细胞膜上特异性抗原的类型。在人类的血细胞上，许多血型抗原不但存在于红细胞上，也存在于白细胞、血小板和一般组织细胞上。这种血型抗原物质还以可溶性形式存在于唾液、精液、乳汁、尿液和汗液中。因此，广义上的血型包括红细胞血型、白细胞血型和血小板血型。其中，与临床关系最为密切的是红细胞血型系统中的 ABO 血型系统和 Rh 血型系统。

（一）ABO 血型系统

兰茨坦纳（Karl Landsteiner）在 1901 年发现了人类的第一个血型系统，即 ABO 血型系统，从此揭开了血型的奥秘，使输血成为临床上一种安全有效的治疗手段。

1. ABO 血型系统的抗原和抗体　人类 ABO 血型系统的抗原存在于红细胞膜的外表面，又称凝集原（agglutinogen），有 A 凝集原和 B 凝集原两种。ABO 血型系统的抗体存在于血清中，又称凝集素（agglutinin），有抗 A 和抗 B 两种。当凝集原和相应的凝集素相遇时，就会发生凝集反应。如 A 凝集原和抗 A 凝集素相遇时，红细胞彼此就会聚集成一簇簇不规则的细胞团，这种现象称为红细胞凝集反应，严重者可危及生命。

2. ABO 血型的分型　ABO 血型是根据红细胞膜上存在的凝集原 A 与凝集原 B 的情况而将血液分为四型（表 3-3）。凡红细胞膜上只含 A 凝集原者称 A 型血；只含 B 凝集原者称为 B 型血；同时含有 A 与 B 两种凝集原者称为 AB 型血；无 A、B 两种凝集原者称为 O 型血。

正常情况下，同一个体的血液中，不会同时并存相对抗的凝集原和凝集素。A 型人的血清中只含有抗 B 凝集素；B 型人的血清中只含有抗 A 凝集素；AB 型人的血清中没有抗 A 和抗 B 凝集素；O 型人的血清中则含有抗 A 和抗 B 凝集素。

ABO 血型系统还有亚型，其中最重要的亚型是 A 型中的 A_1 型和 A_2 型。A_1 型红细胞膜上含有 A 凝集原和 A_1 凝集原，A_2 型红细胞膜上只含有 A 凝集原；A_1 型血清中只含有抗 B 凝集素，而 A_2 型血的血清中含有抗 B 凝集素和抗 A_1 凝集素。同样，AB 型血型中也有 A_1B 和 A_2B 两种亚型。我国汉族人口中，A_2 型和 A_2B 型只占 A 型和 AB 型人群的 1% 以下。

表 3 – 3　ABO 血型系统的凝集原和凝集素

血型	红细胞膜上的凝集原	血清中的凝集素
A	A	抗 B
B	B	抗 A
AB	A 和 B	无
O	无	抗 A 和抗 B

（二）Rh 血型系统

1. Rh 血型的分型　Rh 血型的抗原物质最初发现于恒河猴（Rhesus monkey）的红细胞上，取其学名的前两个字母，命名为 Rh 抗原。后来发现大多数人的红细胞上亦存在 Rh 抗原，并将此种血型命名为 Rh 血型。Rh 抗原中与临床关系密切的是 D、E、C、c、e 五种。在这五种抗原中，D 抗原的抗原性最强。医学上通常将红细胞上含有 D 抗原者称为 Rh 阳性；而红细胞上缺乏 D 抗原者称为 Rh 阴性。在我国各族人群中，汉族和其他大部分民族的人 Rh 阳性者约占 99%，阴性者只占 1% 左右。

2. Rh 血型的特点及临床意义　人的血清中不存在 Rh 抗原的天然抗体，只有当 Rh 阴性者接受 Rh 阳性者的血液后，通过体液免疫才会产生抗 Rh 抗体。临床上，Rh 阴性者第一次接受 Rh 阳性者的血液输血后，由于人的血清中不存在天然的抗 Rh 抗体，一般不会产生明显的输血反应，但在再次输入 Rh 阳性的血液时，就会发生抗原抗体的凝集反应，输入的 Rh 阳性红细胞将被破坏而出现溶血。另外，Rh 阴性的母亲第一次怀有 Rh 阳性的胎儿，分娩时胎盘剥离可使胎儿的红细胞进入母体的血液循环中，刺激母体产生抗 Rh 抗体。当再次怀有 Rh 阳性的胎儿时，因抗 Rh 抗体的分子量较小，母体的抗 Rh 抗体可透过胎盘进入胎儿的血液循环，使胎儿的红细胞发生凝集而溶血，可造成新生儿溶血性贫血或致胎儿死亡。

三、输血原则

临床上，输血已经成为治疗某些疾病、抢救伤员生命、保证大手术顺利进行的重要手段。为了保证输血的安全，避免输血反应，必须遵守输血原则。

（一）同型输血

输血前，首先要鉴定 ABO 血型系统血型，以保证供血者的血型和受血者的血型相合。对于生育年龄的妇女或反复输血的病人，还必须注意 Rh 血型相合。同型输血安全可靠，而且不受输血量的限制。在患者需要紧急输血而又缺乏同型血的情况下，可以输入 O 型血，但是输血量要少，不能超过 300mL，并且输血速度要慢。这是因为 O 型血的红细胞上没有凝集原，不会被其他血型的血清凝集；O 型血血清中的凝集素进入受血者的血液以后，由于输血量少，输血速度又慢，可被受血者的血液稀释，不足以和受血者的红细胞发生凝集反应。同理，AB 型血型的人其血清中无凝集素，不会使供血者的红细胞凝集，也可以少量接受其他三种血型的血。

（二）交叉配血试验

临床上输血前，必须进行交叉配血试验。交叉配血试验（cross‑match test）是将供血者的红细胞和血清分别与受血者的血清和红细胞混合，观察有无凝集的试验。交叉配血试验中供血者的红细胞和受血者的血清相混合称为交叉配血主侧；受血者的红细胞和供血者的血清相混合称为交叉配血次侧（图 3‑6）。

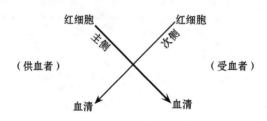

图 3‑6　交叉配血试验示意图

交叉配血试验的两侧都没有发生凝集反应，即为配血相合，可以大量输血；如果主侧和次侧均发生凝集反应，即为配血不合，不能进行输血；如果主侧没有发生凝集反应，而次侧发生凝集反应，则为配血基本相合，一般不宜输血，在紧急情况下必须输血时，应按输入 O 型血的原则慎重处理，少量、缓慢地进行输血，并注意密切观察病人输血过程中的表现，如发现输血反应，应立即停止输血。

随着医学和科学技术的进步，血液成分分离机的广泛应用以及分离技术和成分血质量的不断提高，输血疗法已经从原来的输全血发展到成分输血。成分输血就是把人血中的各种成分，如红细胞、血小板、粒细胞和血浆分别制备成高纯度和高浓度的制品，输给有不同需要的患者。如血小板减少的患者可以输注浓缩的血小板悬液；严重贫血的患者可以输注浓缩的红细胞悬液。成分输血具有针对性，可以提高疗效，减少不良反应，并节约血源。

思 考 题

1. 简述血液的组成及其主要生理功能。
2. 试述血浆蛋白的分类及其生理功能。
3. 血浆胶体渗透压和血浆晶体渗透压的形成、生理意义有什么不同？
4. 简述红细胞生成的部位、原料、影响成熟的因素及其生成的调节因素。
5. 各类白细胞的生理作用有哪些？
6. 简述血小板的生理功能。
7. 简述血液凝固的基本过程。
8. 何谓血型？ABO 血型的分型依据是什么？临床上输血时有哪些注意事项？

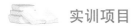　实训项目

ABO 血型的测定；影响血液凝固的因素

一、ABO 血型的测定

【实验目的】

掌握 ABO 血型的鉴定（玻片法）原理和方法，根据结果确定血型。

【实验对象和用品】

人，有 2 个凹槽的玻片，一次性采血针，牙签，消毒棉球，记号笔，培养皿，50mL 小烧杯，75% 酒精，生理盐水，标准 A、B 型血清。

【实验步骤】

1. 取干净的玻片一块，用记号笔在两端分别标记 A、B 字样。

2. 在 A、B 端，分别将标准 A 型与 B 型血清各 1 滴，滴在玻片的 2 个凹槽中。

3. 用 75% 酒精棉球消毒左手无名指指端，用一次性采血针刺破皮肤。用消毒牙签的一端取一滴血与标准 A 型血清充分混合，用另一端取一滴血与标准 B 型血清充分混合（注意严防两种血清接触）。

4. 15 分钟后肉眼观察有无凝集现象，判定受检者的血型。

【实验提示】

1. 采血应使用一次性采血针，并严格消毒左手无名指指端，避免交叉感染。

2. 实验器材应严格消毒，用过的物品应弃入污物桶，以免污染其他物品。

3. 牙签搅动样品后，切勿再用于采血，以免污染伤口。

二、影响血液凝固的因素

【实验目的】

了解血液凝固的基本过程及影响因素。

【实验对象和用品】

家兔，哺乳动物手术器械，兔手术台，恒温水浴箱，温度计，小试管，滴管，1mL 吸管，100mL 烧杯，冰块，竹签，棉花，20% 氨基甲酸乙酯，3% 氯化钙溶液，草酸钾，肝素，生理盐水。

【实验步骤】

1. 麻醉与固定　取家兔，称重，在耳缘静脉缓慢注入 20% 氨基甲酸乙酯（5mL/kg），待其麻醉后，背位固定于手术台上。

2. 颈总动脉插管　剪去颈部的毛，沿正中线切开颈部皮肤约 5~7cm，钝性分离皮下组织和肌肉，暴露气管，在气管两侧的深部找到颈动脉鞘，内有颈总动脉、迷走神经、减压神经和交感神经。分离出一侧颈总动脉，在其下穿过两条线，一线于远心端结扎，另一线备用（供固定动脉插管用）。在颈总动脉近心端用动脉夹夹闭动脉，然后在

远心端结扎点的下方剪一斜口，向心脏方向插入动脉插管，用丝线将插管与动脉扎紧，防止滑脱。需要放血时开启动脉夹即可。

3. 观察项目

（1）观察纤维蛋白原在凝血过程中的作用　取100mL烧杯1只，自兔颈总动脉放血10mL，边放血边用竹签按同一方向搅拌，使凝血过程中产生的纤维蛋白缠绕在竹签上，直到血液中的纤维蛋白全部除去。用水轻轻冲洗竹签上的血，观察缠绕在竹签上纤维蛋白的形状和颜色。经过这样处理的血液是否会凝固？

（2）影响血液凝固的因素及观察内源性、外源性凝血过程　取干净的小试管8支并编号1、2、3、4、5、6、7、8。按表3-4准备各种不同的实验条件。由颈总动脉放血，各管加血2mL，每30秒钟倾斜试管一次，直到血液凝固不再流动为止。记录血液凝固的时间（表3-4）。如果加入肝素或草酸钾的管不出现凝血，两管再各加入3%氯化钙溶液2~3滴，观察血液是否凝固。

表3-4　影响血液凝固的因素及观察内源性、外源性凝血的过程

试管号	实验条件		凝血时间	原因
1	对照管			
2	粗糙面	放棉花少许		
3		用石蜡油润滑内表面		
4	温度	置于37℃水浴槽中		
5		置于盛有碎冰块的烧杯中		
6	加肝素8U（加血后摇匀）			
7	加草酸钾1~2mg（加血后摇匀）			
8	加肺组织浸液（加血后摇匀）			

【实验提示】

1. 准确记录凝血时间。

2. 判断血凝标准应一致，应每隔30秒钟将试管倾斜，一般以倾斜45°试管内血液不再流动为已凝固的标准。

3. 每管滴加试剂的量要一致。

【附注】

肺组织浸液制备：取新鲜兔肺脏，洗净血液，剪成小碎块置于烧杯中。在烧杯中加入3~4倍的生理盐水混匀，放进温度为4℃的冰箱中过夜，过滤后即得肺组织浸液，置于温度为4℃的冰箱中保存备用。

第四章 血液循环

 重点导读

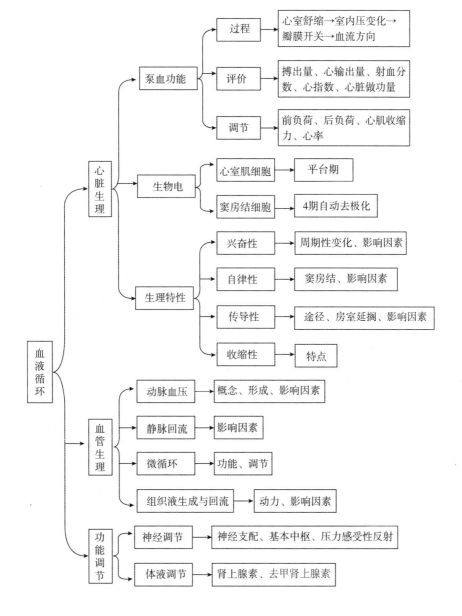

血液在心脏和血管组成的心血管系统内，按照一定方向，周而复始地循环流动，称为血液循环（blood circulation）。心脏是血液循环的动力器官。动脉是运输、分配血液的管道，毛细血管是实现物质交换的场所，静脉是收集血液回到心脏的结构。血液从左心室射出，经主动脉到达全身各器官组织的毛细血管，与组织进行物质交换，然后经腔静脉回流到右心房，这一循环途径称为体循环。血液由右心室射入肺动脉，通过肺毛细血管与肺泡进行气体交换，经肺静脉回到左心房，这一循环途径称为肺循环。血液循环的主要功能是物质运输，即运输 O_2 和 CO_2、营养物质和代谢产物、内分泌激素和其他体液因子；实现血液防御功能，维持内环境的稳态和新陈代谢的正常进行。此外，心脏和血管还具有内分泌的功能。

第一节　心脏生理

在人的生命过程中，心脏始终不停地、有节律地做收缩与舒张的交替运动。在心脏瓣膜的配合下，心脏收缩时，把血液射入到动脉，为血液的流动提供能量；心脏舒张时，接受静脉回流的血液，充盈心脏，为下一次射血做好准备。心脏在血液循环中起着"泵"的作用，而心脏的泵血活动是在心肌生理特性的基础上产生的，心肌的各种生理特性又与心肌细胞的电生理特性密切相关。

一、心脏的泵血功能

（一）心动周期和心率

心脏活动呈周期性。心房或心室每收缩和舒张一次，构成的一个机械活动周期，称为心动周期（cardiac cycle）。在一个心动周期中，心房和心室各自具有收缩期（systole）和舒张期（diastole）。每分钟心脏搏动的次数称为心率（heart rate）。

正常成人静息时的心率为 60~100 次/分，平均 75 次/分，每个心动周期历时 0.8 秒。在一个心动周期中，两侧心房首先收缩，持续 0.1 秒，然后心房舒张，舒张期占 0.7 秒。心房进入舒张期时，两心室开始收缩，收缩期持续 0.3 秒，随后进入舒张期，持续 0.5 秒。从心室舒张开始到下一个心动周期心房开始收缩之间的 0.4 秒，心房心室都处于舒张状态，称为全心舒张期（图 4-1）。无论是心房还是心室，其舒张期均明显长于收缩期。这样使心脏有足够时间接纳由静脉回流的血液，既保证心室有充分的血液充盈，又能让心肌得到充分休息。心动周期的时程与心率呈反变关系，当心率过快时，心动周期缩短，由于舒张期较收缩期长，随着心动周期缩短而明显缩短的是舒张期，这样不利于心室血液的充盈和心肌的充分休息，进而不利于心脏持久地工作。

在泵血过程中心室起主要作用，故习惯上将心室收缩和舒张作为心动周期活动的标志，分别称为心缩期和心舒期。

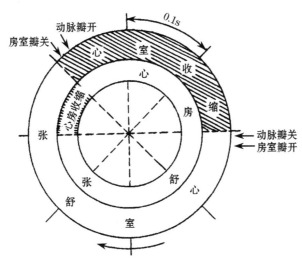

图 4 - 1　心动周期图解

（二）心脏的泵血过程

左右心室的射血几乎同时进行，而且相似。右心室收缩力量较弱，心室内压只有左心室的 1/4 ~ 1/6，但因肺循环途径短，血流阻力较体循环小，肺动脉压也较低，使得两心室射血量几乎相等。每一心动周期都是以心房收缩为开始，但心室所起的作用比心房重要，因此，泵血功能以心室活动为标志。以下以左心室的射血和充盈过程为例，说明心脏泵血的过程和机制。

1. 心室收缩与泵血　这一过程包含等容收缩期、快速射血期和减慢射血期三个时期。

（1）等容收缩期　心室在心房收缩结束后开始收缩，此时，心室内压迅速上升，很快超过心房内压，推动房室瓣关闭，阻止了血液返流入心房。此时心室内压仍低于主动脉压，主动脉瓣尚未开放，心室处于密闭状态，由于心室肌的强烈收缩，血液又具有不可压缩性，所以心室内的压力急剧升高，此期心室的容积不变，故称为等容收缩期（isovolumic contraction phase）。此期约持续 0.05 秒。

（2）快速射血期　等容收缩期末，心室内压力高于主动脉压，血液冲开主动脉瓣射入主动脉，此时，心室内压力上升达峰值。心室肌急剧缩短，射血速度很快，心室容积迅速缩小，称为快速射血期（rapid ejection phase），历时约 0.1 秒。快速射血期射血量约占心室总射血量的 2/3。

（3）减慢射血期　在快速射血期后，因大量血液进入动脉，动脉内压力上升，同时，由于心室内血液减少，心室收缩强度减弱，导致射血速度变慢，称为减慢射血期（reduced ejection phase），历时约 0.15 秒。在减慢射血期内，室内压已略低于主动脉压，但由于心室肌的收缩，心室内血液具有较高的动能，在惯性作用下，继续流入动脉。减慢射血期末，心室容积最小。

2. 心室舒张与充盈 这一过程包括等容舒张期、快速充盈期、减慢充盈期和心房收缩期四个时期。

（1）等容舒张期 减慢射血期结束，心室开始舒张，室内压下降，当心室内压低于主动脉压时，主动脉内血液顺压力差向心室反流，推动主动脉瓣关闭，阻止血液回流入心室。此时，室内压仍大于房内压，房室瓣仍处于关闭状态，心室又成为封闭的腔，从主动脉瓣关闭到房室瓣开启为止，称为等容舒张期（isovolumetric relaxation phase），历时约 0.07 秒。

（2）快速充盈期 随着心室舒张，室内压进一步下降，当室内压低于房内压时，血液顺压力差冲开房室瓣，快速流入心室，心室容积迅速增大，称为快速充盈期（rapid filling phase），历时约 0.11 秒。此期是心室充盈的主要阶段，进入心室的血液量约占心室总充盈量的 2/3。此时心房也处于舒张状态，心房内的血液向心室内快速流动，主要是由于心室舒张时，室内压下降形成的"抽吸"作用使大静脉内的血液也经心房流入心室。因此，心室的收缩和舒张，不仅有利于射血，还有利于静脉血液向心房回流和心室的充盈。

（3）减慢充盈期 快速充盈期之后，随着心室内血量的增多，心室与心房和大静脉间的压力梯度逐渐减小，血液流向心室的速度减慢，称减慢充盈期（reduced filling phase）。此期全心处于舒张状态，房室瓣仍处于开放状态。大静脉内的血液经心房缓缓流入心室，历时约 0.22 秒。

（4）心房收缩期 至心室舒张期的最后 0.1 秒，心房开始收缩，也称房缩期。心房收缩，房内压上升，血液顺压力差进入心室，使心室进一步充盈，心室充盈量再增加总量的 10% ~ 30%。心室充盈过程到此完成，并立即开始下一次心室收缩与射血的过程，周而复始。

如上所述，心室肌的收缩和舒张引起室内压的升降，造成心房和心室之间、心室和主动脉之间压力差的形成，而压力差是决定瓣膜启闭和血液流动的动力，瓣膜的启闭又决定了血液只能是单向流动，即从心房流向心室，再从心室流向动脉。可见，心动周期中心室的收缩与舒张是主要变化，它引起压力、瓣膜、血流和容积的改变，决定了心脏

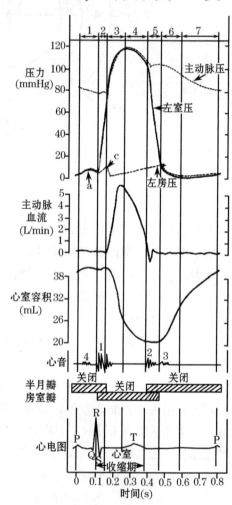

图 4 - 2 心动周期中左心腔内压力、容积、
瓣膜、心音与心电图的变化

1. 房缩期；2. 等容收缩期；
3. 快速射血期；4. 减慢射血期；
5. 等容舒张期；6. 快速充盈期；7. 减慢充盈期

的充盈和射血的交替进行（图4-2）。

（三）心脏泵血功能的评价

心脏的主要功能是不断地泵出血液以适应机体新陈代谢的需要。因此，在临床医疗实践中，往往需要对心脏的泵血功能进行客观的评价，常用的心脏泵血功能评价指标主要有以下几种。

1. 每搏输出量和每分输出量　每搏输出量是指一侧心室一次收缩时射入动脉的血量，简称搏出量（stroke volume），相当于心室舒张期末容量与收缩期末容量之差。一侧心室每分钟射入动脉的血量称为每分输出量，简称心输出量（cardiac output），它等于搏出量与心率的乘积。

正常成人安静状态下，搏出量为60～80mL，按心率平均每分钟75次计算，心输出量为4.5～6.0L/min，平均5.0L/min左右。成年女性比同体重男性心输出量约低10%，老年人的心输出量比青年人的略低。同一个体在不同的生理状况下，心输出量也可发生巨大的变化，如重体力劳动或剧烈运动时，心输出量可高达25～35L/min，情绪激动时心输出量可增加50%～100%。

2. 射血分数　每一次心跳，心室内的血液并没有全部射入动脉。正常成人在静息状态下，心室舒张期末的容积左心室约为145mL，右心室约为137mL，搏出量为60～80mL，因此射血完毕时心室内尚有一定量的余血。把搏出量占心室舒张期末容积的百分比称为射血分数（ejection fraction，EF），健康成年人的射血分数为55%～65%。在正常情况下，搏出量与心室舒张末期容积是相适应的，即当心室舒张末期容积增加时，搏出量也相应地增加，故射血分数改变很少。在心室功能减退、心室异常扩大的情况下，虽然搏出量与正常人相比可能没有明显区别，但射血分数明显下降，所以用射血分数来评定心脏泵血功能比搏出量更为全面。

3. 心指数　心输出量因人而异，身材不同的个体，维持正常新陈代谢所需的心输出量不同。所以用心输出量的绝对值来衡量不同个体的心功能显然是不全面的。资料显示，人体静息时的心输出量并不与体重成正比，而与体表面积（m^2）成正比。以每平方米体表面积计算的心输出量称为心指数（cardiac index）。我国成年人中等身材的体表面积约为1.6～1.7m^2，安静和空腹情况下心输出量约为4.5～6.0L/min，因此心指数约为3.0～3.5L/（min·m^2），称为静息心指数。

心指数可因代谢、年龄的不同而有差异。一般静息心指数在10岁左右时最大，可达4L/（min·m^2）以上。以后随年龄增长逐渐降低，到80岁时，静息心指数降到接近于2L/（min·m^2）。运动、妊娠、情绪激动、进食等情况下，心指数均增大。

4. 心脏做功量　心脏收缩一次，称为每搏功（stroke work），简称搏功。每搏功=搏出量×（平均主动脉压-平均左心房压）。每搏功乘以心率即为每分功（minute work）。如某人搏出量为70mL，平均动脉压为92mmHg，平均左心房压为6mmHg，按上式计算，此人静息时左心室的每搏功约为0.803J，每分功约为60.2J。由于肺循环的阻力低，所以右心室的做功量仅为左心室的1/6左右。作为评定心泵血功能的指标，心脏做功量要比单纯的心输出量更为全面，因为心室射血入动脉，要克服动脉压所形成的阻力才能完成。在不同动脉压的条件下，心室射出相同血量所消耗的能或做功量是不同的。当动脉压升高时，心室射出与原来相同的血量，必须加强收缩，做更大的功，否则射出的血量将减少。反之，当动脉压降低时，心室做同样的功，可射出更多的血量。因此，心脏做功也是评价心功能的重要指标。

（四）心脏泵血功能的调节

在正常生理条件下，机体可根据代谢的需要，在一个较大范围内改变心输出量。心输出量等于搏出量和心率的乘积，因此凡能影响搏出量和心率的因素都能影响心输出量。

1. 搏出量的调节 搏出量取决于心室肌收缩的强度和速度。心肌和骨骼肌类似，其收缩强度与速度也受前负荷、后负荷和肌肉收缩能力的影响。

（1）前负荷 在完整的心脏，心室肌的前负荷就是其舒张末期的充盈量，舒张末期充盈量的多少决定了心室肌收缩前的初长度，而初长度可影响心肌的收缩功能。在动物实验中，维持动脉压于一个稳定水平，逐渐改变左心室舒张末期的充盈压，同时测算左心室射血的搏出功，以前者为横坐标，后者为纵坐标绘成的坐标图，称为心室功能曲线或 Starling 曲线（图4-3）。心室功能曲线反映了左心室舒张末期容积或充盈压与心室搏出功的关系。在一定范围内，心室每搏做功随心室舒张末期压力的增加而增加。当心室舒张末期的充盈压增高到 1.6～2.0kPa（12～15mmHg）时，心室的前负荷是最适前负荷，这时心室肌细胞的长度为最适初长度。心肌收缩强度因初长度的变化而发生相应变化的现象称为心肌细胞的异长自身调节（heterometric autoregulation），其机制在于粗、细肌丝之间相互重叠程度的变化。

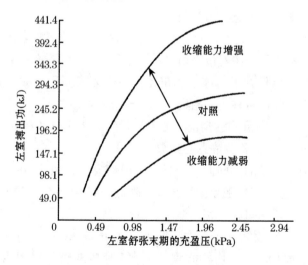

图4-3 左心室功能曲线

在充盈压超过最适前负荷后，心室功能曲线逐渐平坦，但不出现明显的下降支。这是因为心肌细胞外的间质内含有大量的胶原纤维，形成胶原纤维网架，使心肌伸展性较小，对抗被拉长的力量较大。另外，心室壁由多层肌纤维组成，肌纤维有多种趋势和排列方向，因此，心室肌不能被任意拉长。所以当心室肌长度达到最适初长度后，心肌长度便不再随充盈压的增加而增加，心室的收缩强度（搏出功）也就不会随之明显减小。只有发生严重病理变化的心室，功能曲线才会出现降支。

前负荷是调节搏出量的一个重要因素。在生理情况下，通过异长自身调节，心脏可将增加的回心血量及时泵出，不致使过多的血液滞留于心腔中，从而维持静脉回心血量和搏出量之间的动态平衡。临床上控制输液、输血的速度和量的目的，就是考虑到心肌前负荷对心脏泵血功能的影响。

（2）后负荷　指心室收缩后所遇到的负荷，即大动脉内的血压。心室收缩时，必须克服动脉压的阻力，推开动脉瓣，将血液射入动脉。在其他条件不变的情况下，动脉压升高即后负荷增加，导致等容收缩期延长，射血期缩短，射血速度减慢，搏出量减少。但是在此情况下，搏出量减少使心室内的剩余血量增加，如静脉回心血量不变，心室舒张末期容积就增大，心肌的初长度就增长，通过异长自身调节，以提高搏出量并可使搏出量恢复到正常水平。高血压患者早期血压升高，后负荷增加，心室为克服后负荷的增加而加强做功，久之造成心肌代偿性的增厚，故在临床上高血压患者多见左心室肥大。临床上高血压病人长期服用降压药的目的，就是为了降低血压、减轻心脏的后负荷。

（3）心肌收缩能力　是指心肌细胞不依赖于前、后负荷而改变其收缩强度和速度的一种内在特性，是由心肌细胞兴奋 - 收缩耦联过程中横桥活化的数量和 ATP 酶的活性等决定的。在一定初长度的条件下，粗、细肌丝的重叠提供一定数量可连接的横桥，活化的横桥增多，心肌细胞的收缩能力增强，搏出量即增大；反之则减少。神经、体液、药物等因素都可通过改变心肌收缩能力来调节心搏出量。如肾上腺素能使心肌收缩能力增强，乙酰胆碱则使心肌收缩能力减弱。由于心肌的初长度没有发生变化，心肌细胞本身力学活动的强度和速度发生变化，使心输出量和搏出功发生改变，称为等长自身调节。

2. 心率　搏出量不变，心率在一定范围内增加时，心输出量相应增加。但是，心率过快超过 180 次/分，心输出量反而减少，这是由于心率过快导致心舒期明显缩短而影响心室的充盈，使搏出量减少。反之，心率过慢，低于 40 次/分，心输出量也会减少，这是因为心舒期足够长时，心室充盈已接近极限，再延长心舒期时间也不能相应地增加搏出量。

（五）心力储备

心输出量随人体代谢需要而增加的能力称为心力储备（cardiac reserve）。健康成年人安静时，心率约 75 次/分，搏出量约 70mL，心输出量约 5L。剧烈运动或强体力劳动时，由于交感神经兴奋和儿茶酚胺的分泌，心率可达 180 ~ 200 次/分，搏出量可增至 150mL，心输出量可达 25 ~ 30L/min。可见健康人有相当大的心力储备。

心力储备来源于心率和搏出量两方面的储备，而搏出量的储备又来源于收缩期储备和舒张期储备。收缩期储备是通过增强心脏收缩能力，提高射血分数，来增加搏出量的；而舒张期储备则是通过增加舒张末期容积（而不是提高射血分数）来增加搏出量的。比较起来，收缩期储备比舒张期储备要大得多。不言而喻，心力储备的意义在于当机体活动增强时，心输出量能够相应地增加，以满足代谢活动的需要。坚持体育锻炼能够增加心力储备，可能是通过增强心肌收缩能力、改善心肌血液供应、提高心肌对急性缺氧的耐受力等途径而实现的。

（六）心音

在一个心动周期中，心肌的舒缩、瓣膜的启闭、血液流速的改变和血流冲击心血管壁的作用及形成的涡流等因素引起的机械振动，通过心脏周围组织传递到胸壁，借助听诊器在胸壁上听到与心动周期同步的声音称为心音（heart sound）。在一个心动周期中有 4 个心音，分别称为第一、第二、第三和第四心音。临床上使用听诊器一般只能听到第一心音和第二心音。

第一心音：发生在心缩期，是心室收缩开始的标志。特点是音调较低、持续时间较长，为 0.12 ~ 0.14 秒，其产生主要与心室肌收缩、房室瓣关闭以及心室射出的血液冲击动脉壁引起振动有关。

第二心音：发生在心舒期，是心室舒张开始的标志，特点是音调较高、持续时间较短，为 0.08 ~ 0.10 秒，是心室收缩停止并开始舒张时，由于动脉瓣关闭、血液返回冲击动脉根部引起振动而形成的声音，它主要与动脉瓣关闭有关。

第三心音：发生在快速充盈期末，可能是由于心室从快速充盈转入减慢充盈时，血流速度突然减慢，使心室壁和瓣膜产生振动而形成的。

第四心音：发生在房缩期，是心房收缩时血液注入心室引起振动而形成的，故又称为心房音。

二、心肌细胞的生物电现象

与神经纤维和骨骼肌细胞相比，心肌细胞的生物电现象较为复杂，各类心肌细胞的跨膜电位及形成机制也不尽相同。根据其电生理特性，把心肌细胞分为两大类：①非自律细胞：包括心房肌和心室肌细胞，这类细胞具有稳定的静息电位，主要执行心肌的收缩功能，故又称为工作细胞。②自律细胞：是一些特殊分化的心肌细胞，在没有外来刺激的条件下，这类细胞会自动产生节律性兴奋，主要包括窦房结 P 细胞、房室交界细胞、房室束、左右束支和浦肯野纤维等，它们共同构成心脏的特殊传导系统。

（一）工作细胞的跨膜电位及形成机制

工作细胞包括心房肌细胞和心室肌细胞，两者的静息电位和动作电位及形成机制基本相同，以下着重介绍心室肌细胞的跨膜电位及形成机制。

人和哺乳动物的心室肌细胞和骨骼肌细胞一样，静息电位约为 $-90mV$，主要是由 K^+ 外流形成的。心室肌细胞膜内 K^+ 浓度比膜外浓度高，且安静状态下心肌细胞膜对

K⁺有较高的通透性，因此，心室肌细胞静息电位的产生是K⁺顺浓度梯度由膜内向膜外扩散而形成的K⁺平衡电位。

与神经纤维、骨骼肌细胞动作电位相比，心室肌细胞动作电位的复极化比较复杂，持续时间长，波形上升支与下降支不对称。心室肌细胞的动作电位可分为0、1、2、3、4五个时期（图4-4）。

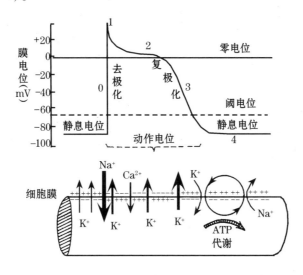

图4-4 心室肌细胞动作电位和主要离子流示意图

0期：是动作电位的去极化过程，又称去极化期。在适宜刺激的作用下，膜内电位由静息时的-90mV迅速上升到+30mV左右，即膜两侧由原来的极化状态迅速转换成反极化状态，构成了动作电位的上升支。此期仅持续1~2毫秒。0期的产生机制和神经纤维、骨骼肌细胞基本相同。刺激引起细胞膜上部分Na⁺通道开放，少量Na⁺内流，使膜局部去极化；当去极化达到阈电位水平（-70mV）时，大量Na⁺通道开放，Na⁺快速内流，膜内电位迅速上升到+30mV，达到Na⁺的平衡电位。决定0期去极化的Na⁺通道是一种快通道，它激活和失活的速度均很快，开放时间为1毫秒左右。

1期：又称快速复极化初期。0期去极化后，出现快速而短暂的复极化，膜内电位迅速由+30mV下降到0mV左右，历时10毫秒。0期和1期构成锋电位。1期形成的原因主要是K⁺外流。

2期：又称平台期。1期复极结束，膜内电位降到0mV左右时，复极化过程变得非常缓慢，膜电位基本停滞于0mV水平，历时100~150毫秒，在下降支上形成坡度很小的平台，这是整个动作电位持续时间长的主要原因，是心室肌细胞动作电位的主要特征。平台期的形成主要是一种慢Ca²⁺通道持续开放，Ca²⁺缓慢内流，与一种K⁺通道开放，K⁺外流，两种离子流一进一出，处于相对平衡状态，使电位稳定在0mV左右。

3期：又称快速复极化末期。此期Ca²⁺通道失活，Ca²⁺内向离子流完全停止，而膜对K⁺通透性增大，K⁺外流进行性增加，心肌细胞复极化速度加快，膜内电位由平台期的0mV左右迅速恢复到-90mV，形成快速复极化末期，历时100~150毫秒。

4期：又称静息期。3期之后，膜内电位虽然恢复并稳定在–90mV，但是膜内外离子的分布尚未恢复。此时，细胞膜的离子主动转运作用增强，通过Na^+泵活动，将动作电位期间进入细胞内的Na^+泵出，将流到细胞外的K^+泵入，同时通过$Na^+ – Ca^{2+}$交换活动，Ca^{2+}逆浓度梯度运出细胞，使细胞内外离子分布恢复至原先的水平，为心肌细胞的再度兴奋做好准备。

（二）自律细胞的跨膜电位及形成机制

与工作细胞相比，自律细胞跨膜电位的最大特点是，4期膜电位不稳定，具有自动去极化的现象。自律细胞在动作电位复极化达到最大值，即最大复极电位时，膜电位开始自动去极化，达到阈电位就产生一次新的动作电位，如此周而复始，于是动作电位就不断产生。因此，4期自动去极化是自律细胞产生自动节律性兴奋的基础。不同类型的自律细胞，其动作电位的特征和产生机制不完全相同。

1. 窦房结P细胞 其动作电位的形态与心室肌细胞动作电位明显不同，主要特征如下：①无明显的1期和2期，仅表现为0、3、4三个时期；②动作电位0期去极化速度慢、幅度小（约65mV）；③3期最大复极电位（–70mV）和阈电位（–40mV）的绝对值较小；④4期自动去极化。

P细胞动作电位的形成机制是：当膜电位由最大复极电位自动去极化达到阈电位水平时，膜上Ca^{2+}通道被激活，Ca^{2+}内流到细胞内，导致0期去极化。随后，Ca^{2+}通道逐渐失活，Ca^{2+}内流减少，同时有K^+通道被激活，K^+外流增加，形成了3期复极化。4期自动去极化的机制较复杂，有多种机制参与：由Na^+负载的起搏电流（I_f）、短时开放的Ca^{2+}电流（I_{Ca-T}）以及K^+外流（I_k）逐渐减少（主要的去极化起搏电流之一），其中K^+外流进行性衰减可能是其主要原因。（图4–5）。

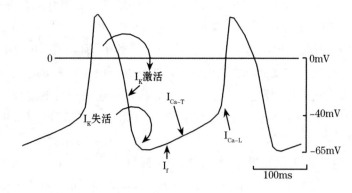

图4–5 窦房结细胞动作电位和主要离子流示意图

2. 浦肯野细胞 其动作电位的形态与心室肌细胞相似，产生的离子基础也基本相同，但4期膜电位不稳定。浦肯野细胞4期自动去极化主要是Na^+内流形成的，也有K^+外流的进行性衰减参与，造成4期净内向离子电流，导致自动去极化。

三、心肌的生理特性

工作细胞具有兴奋性、传导性和收缩性，但无自律性；自律细胞具有兴奋性、自律性和传导性，但无收缩性；结区细胞有兴奋性和传导性，但无自律性和收缩性。总的来说，心肌细胞具有兴奋性、自律性、传导性和收缩性四种特性。

（一）兴奋性

心肌细胞和神经、骨骼肌细胞一样，具有对刺激发生反应的能力，即具有兴奋性。心肌细胞的兴奋性不是一成不变的，在一次兴奋的时程内兴奋性会发生周期性的变化。

1. 心肌细胞兴奋性的周期性变化　心肌细胞在一次兴奋的时程中，不同时期内对刺激表现出不同的反应能力或特性，这对心肌兴奋的产生和传导，以及收缩反应都将产生重要影响。现以心室肌细胞为例，说明在一次兴奋过程中兴奋性的周期性变化。

（1）有效不应期（effective refractory period，ERP）　从心肌细胞动作电位去极化开始到 3 期复极化至 –55mV 的这一时期内，如果受到第二个刺激，无论刺激多强，心肌细胞都不会产生任何去极化，即兴奋性等于零，这一时期称为绝对不应期。从复极化 –55mV 到 –60mV 这段时间内，若给予强刺激可引起局部去极化，但不能引起可传播的动作电位，其兴奋性极低，称为局部反应期。将绝对不应期和局部反应期的这段时期（从去极化开始到 3 期复极化至 –60mV），称为有效不应期。在此期，膜电位绝对值太低，通道完全失活，或刚刚复活，但远未恢复到可以被激活的备用状态。在有效不应期内心肌细胞是不可能发生兴奋和收缩的。

（2）相对不应期（relative refractory period，RRP）　从复极化 –60mV 至 –80mV 的时间内，须给予阈上刺激才可以使心肌细胞产生可传导的动作电位，这一段时间称为相对不应期。其发生原因是此时 Na^+ 通道尚未完全复活，其开放能力未达到正常状态，细胞的兴奋性仍低于正常，只有给予阈上刺激才能引起细胞兴奋，并且产生的动作电位去极化的速度和幅度均小于正常，兴奋的传导速度也比较慢。

（3）超常期（supernormal period，SNP）　从复极化 –80mV 到 –90mV 的时间内，用低于阈强度的刺激即能引起心肌细胞的动作电位，表明心肌细胞的兴奋性高于正常，这一段时间称为超常期。此期是由于 Na^+ 通道已基本恢复到备用状态，膜电位与阈电位之间的距离小于正常，容易产生兴奋，因而细胞的兴奋性高于正常。但此期产生的动作电位去极化的速度和幅度也都小于正常，兴奋传导的速度也较慢。

复极化完毕，膜电位恢复至静息水平，细胞的兴奋性也恢复到正常状态。

心肌细胞兴奋性周期性变化的特点为有效不应期特别长，相当于整个收缩期和舒张早期（图 4–6）。因而心肌不会发生强直收缩，始终保持收缩与舒张交替的节律活动。

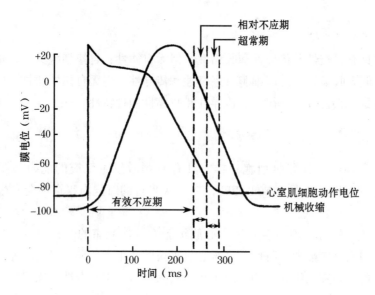

图 4 – 6　心室肌细胞动作电位、机械收缩曲线与兴奋性变化的关系

2. 影响心肌兴奋性的因素

（1）静息电位和阈电位之间的差距　在一定范围内，静息电位水平上移或阈电位水平降低，两者之间的差距减小，兴奋性增高。反之，静息电位水平下移或阈电位水平上移，使二者之间的差距增大时，兴奋性降低。

（2）与0期去极化有关的通道性状　以心室肌细胞为例，0 期去极化的引起是以膜 Na^+ 通道能被激活为前提，而 Na^+ 通道的激活与通道当时所处的状态有关。Na^+ 通道是电压依从性通道，所以 Na^+ 通道处于哪一种状态，取决于当时的膜电位水平。在静息电位 $-90mV$ 时，膜上的 Na^+ 通道处于备用状态，细胞兴奋性正常。如给予刺激，膜去极化到 $-70mV$ 时，Na^+ 通道被激活，Na^+ 快速内流，很快 Na^+ 通道失活而关闭，进入失活状态，细胞的兴奋性暂时丧失。只有等到膜电位复极化回到静息电位水平时，Na^+ 通道才又完全复活到备用状态，细胞兴奋性也恢复正常。

3. 期前收缩和代偿性间歇　正常情况下，心房肌和心室肌接受由窦房结发放的兴奋而进行节律性的收缩和舒张。如果在心房肌和心室肌的有效不应期之后，在下一次窦房结传来的兴奋到达之前，有一人工的刺激或异位节律点发放的冲动作用于心房肌或心室肌，则心房肌或心室肌可被刺激（称为额外刺激）而提前产生一次兴奋和收缩，分别称为期前兴奋和期前收缩（premature systole）。期前兴奋也有自己的有效不应期。当紧接在期前兴奋后的一次窦房结的兴奋传至心室时，常恰好落在期前兴奋的有效不应期内，因而不能引起心室兴奋，要等窦房结的再次兴奋传来时才能发生兴奋和收缩。故在一次期前收缩之后，常伴有一段较长的心室舒张期，称为代偿间歇（compensatory pause）（图 4 –7）。但在窦性心律较慢的情况下，当期前兴奋的有效不应期结束，随后的窦性兴奋传到心室仍可引起一次收缩，而不出现代偿间歇。

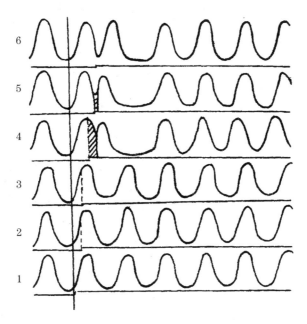

图 4 – 7　期前收缩和代偿间歇

心搏曲线下的电磁标记指示电刺激时间。曲线 1 ~ 3 为刺激落在有效不应期内，
无反应；曲线 4 ~ 6 为刺激落在相对不应期或超常期内，产生期前收缩与代偿间歇

（二）自动节律性

自动节律性是指组织或细胞在没有外来刺激的作用下，自动产生节律性兴奋的特性，简称自律性（autorhythmicity）。具有自律性的组织或细胞称为自律组织或自律细胞。自律性的高低用单位时间内自动兴奋的频率的快慢来衡量。窦房结 P 细胞的自律性最高，自动兴奋的频率约为 100 次/分，房室交界区次之，约为 50 次/分，浦肯野纤维自律性最低，约为 25 次/分。

1. 心脏的起搏点　在正常情况下，因窦房结自律性最高，由窦房结发出的兴奋按一定的顺序传播，心脏各部分按顺序接受由窦房结传来的冲动而发生兴奋和收缩，故把窦房结称为心脏的正常起搏点（normal pacemaker）。由窦房结控制的心跳节律，称为窦性心律（sinus rhythm）。其他部位自律细胞的自律性较窦房结低，通常处于窦房结的控制之下，它们的自律性不表现出来，只起到传导兴奋的作用，故称为潜在起搏点（latent pacemaker）。在某些异常情况下，潜在起搏点的自律性也会表现出来，引发心房或心室的兴奋和收缩，这些起搏部位称为异位起搏点（ectopic pacemaker）。由异位起搏点引起的心脏活动的节律，称为异位心律。

2. 影响心肌自律性的因素

（1）4 期自动去极化的速度　如果其他条件不变，4 期自动去极化的速度加快，膜内电位上升到阈电位所需的时间缩短，则单位时间内爆发兴奋的次数就多，即自律性增高；反之自律性降低（图 4 – 8）。

（2）最大复极电位水平　如果其他条件不变，最大复极电位减小，接近阈电位，4期自动去极化由最大复极电位到阈电位所需的时间就短，自律性增高，反之，自律性降低（图4-8）。

（3）阈电位水平　如4期自动去极化的速度和最大复极电位不变，阈电位下移，最大复极电位与阈电位之间的差距减小，去极化达到阈电位所需的时间缩短，自律性增高；反之，自律性降低（图4-8）。

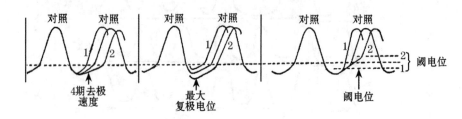

图 4 - 8　影响自律性的因素

图中1比对照时的自律性升高；2比对照时的自律性降低

（三）传导性

心肌细胞具有传导兴奋的能力，称为传导性。心脏内由自律细胞构成的特殊传导系统将窦房结产生的兴奋按一定的途径传遍整个心脏。

1. 心脏内兴奋传播的途径和特点　正常情况下，窦房结发出的兴奋可以通过心房肌传播到右、左心房。心房内有传导速度较快的优势传导通路，可以将兴奋传到房室交界区，这是兴奋从心房传到心室的唯一通道，再经房室束、左右束支、浦肯野纤维网传到心室心内膜下心肌，再靠心室肌本身的传导，将兴奋经室壁中层传到心外膜下心肌，引起左右心室的兴奋和收缩（图4-9）。

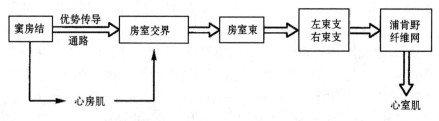

图 4 - 9　心脏内兴奋传播的途径

兴奋在心脏各个部分的传导速度是不同的，心房的传导速度约为 0.4m/s，优势传导通路为 1.0～1.2m/s，房室交界区的结区传导速度最慢，仅为 0.02m/s，心室肌为 1m/s，而浦肯野纤维的传导速度可达 4m/s。

房室交界区的结区传导速度最慢，致使兴奋传导在房室交界处所需时间较长，称为房室延搁，其生理意义是心室在心房收缩完毕之后才开始收缩，避免心室和心房同时收缩，对于保证心室有充分的血液充盈以利于心室射血具有十分重要的意义。

2. 影响心肌传导性的因素　不同心肌细胞的直径不同，其传导速度也不同，直径大，细胞内电阻低，传导速度快。反之则慢。除此以外，还与以下生理因素有关，其中以动作电位 0 期去极化的速度和幅度最为主要。

（1）动作电位 0 期去极化的速度和幅度　0 期去极化的速度愈快，局部电流的形成愈快，导致邻旁未兴奋部位膜电位去极化达阈电位的速度愈快，因而兴奋传导愈快；0 期去极化的幅度愈大，兴奋与未兴奋部位之间的电位差愈大，形成的局部电流愈强，局部电流扩布的距离也愈远，结果使距兴奋部位更远的下游部位受到局部电流的刺激而兴奋，因而兴奋传导愈快。

（2）邻近部位膜的兴奋性　兴奋在心肌细胞上的传导，就是心肌细胞膜依次逐步兴奋的过程。只有邻近未兴奋部位心肌的兴奋性是正常的，兴奋才可以传过去。邻近部位膜的兴奋性取决于静息电位和阈电位的差距，还取决于 0 期去极化 Na^+ 通道的状态。如果因某种原因造成邻近部位静息电位与阈电位之间的差距增大、兴奋性降低时，产生动作电位所需的时间延长，则传导速度减慢。邻近部位的细胞膜正处在有效不应期内，则兴奋不能通过。

（四）收缩性

心肌细胞的收缩原理与骨骼肌细胞基本相同，即先出现动作电位，然后通过兴奋 - 收缩耦联，引起肌丝滑行，从而使整个肌细胞收缩，但心肌细胞的收缩还具有自身的特点。

1. 同步收缩　心肌细胞间相接触的闰盘部分电阻低，心房和心室内特殊传导组织的传导速度快，整个心房肌或整个心室肌可以看作是一个功能上的合胞体，因此，兴奋几乎同时到达心房肌或心室肌，引起心房肌或心室肌同时收缩，称同步收缩。这种收缩的效果好、力量大，有利于心脏射血。这种现象也称为"全或无"式的收缩。

2. 不发生强直收缩　心肌细胞产生一次兴奋后，其有效不应期特别长，相当于整个收缩期和舒张早期。因此，心肌不像骨骼肌那样发生多个收缩过程的融合。心肌只有在收缩完毕并开始舒张后，才可能接受新的刺激而产生第二次兴奋和收缩，所以不会形成强直收缩。这就使心肌始终保持收缩与舒张交替进行的节律性活动，从而保证心脏有序地充盈与射血。

3. 对细胞外液中 Ca^{2+} 的依赖性　Ca^{2+} 是兴奋 - 收缩耦联的耦联因子。心肌的肌质网不发达，容积小，Ca^{2+} 的贮存少，兴奋 - 收缩耦联过程所需的一部分 Ca^{2+} 要从细胞外液转运进来。因此，心肌细胞的收缩对细胞外液的 Ca^{2+} 浓度有明显的依赖性。

四、心电图

正常人体由窦房结发出的一次兴奋，按一定的途径和进程，依次传向心房和心室，引起整个心脏的兴奋，心脏内兴奋产生和传播时所发生的电变化，可通过组织和体液传至体表。将心电图机的测量电极放置在体表的一定位置，即可记录到这些电变化的波形，称为心电图（electrocardiogram，ECG）（图 4 - 10）。心电图反映心脏内兴奋产生、传导和恢复过程中的生物电变化，与心脏的泵血功能无直接关系。心电图有多种引导方法，即导联。临床做心电图检查时，一般需同时记录 12 个导联，包括标准导联中的Ⅰ、Ⅱ、Ⅲ导联，加压单极肢导联中的 aVL、aVR、aVF 导联，以及单极胸导联中的 V_1、V_2、V_3、V_4、V_5、V_6 导联。由于导联的不同，心电图的波形可不完全相同。但不管何种导联，每一个周期的波形基本上都包含有 P 波、QRS 波群、T 波以及各波之间代表时间的线段。

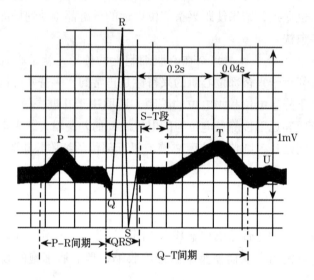

图 4 - 10　正常人体心电图

1. P 波　由左、右心房的去极化产生，反映兴奋在心房传导过程中的电位变化。P 波小而圆钝，历时 0.08 ~ 0.11 秒。波幅不超过 0.25mV。P 波的起点标志心房兴奋的开始，终点标志左、右心房已全部兴奋。

2. P - R 间期　指从 P 波起点至 QRS 波起点之间的时间，历时 0.12 ~ 0.20 秒。反映从心房开始兴奋到心室开始兴奋所需要的时间。

3. QRS 波群　简称 QRS 波，代表左、右两心室去极化过程的电位变化。QRS 波的起点标志心室兴奋的开始，终点表示左、右心室已全部兴奋。QRS 波历时 0.06 ~ 0.10 秒，代表兴奋在左、右心室肌传播所需要的时间。

4. S - T 段　指从 QRS 波终点至 T 波开始之间的线段，正常时该段曲线应与基线平齐，反映心室肌细胞全部兴奋，各部分之间没有电位差。在心肌缺血或损伤等情况下，可出现 S - T 段偏移基线的异常表现。

5. T 波　反映心室复极化过程的电位变化。T 波起点标志心室肌复极开始，终点表示左、右心室复极化完成。历时 0.05 ~ 0.25 秒，波幅一般为 0.1 ~ 0.8mV。在 R 波较高的导联中，T 波不应低于 R 波的 1/10，小于 1/10 称为 T 波低平，接近于零电位为 T 波平坦。

6. Q - T 间期　指从 QRS 波起点至 T 波终点的时间。反映从心室开始兴奋去极化到完全复极化至静息状态的时间。

临床上，参考心电图对心律失常、心肌病变的诊断有重要的意义。

第二节 血 管 生 理

血管起着运送血液和实现物质交换的作用。按形态学分类，血管分为动脉、毛细血管和静脉三大类。不论是体循环还是肺循环，由心室射出的血液都流经由动脉、毛细血管和静脉相互串联构成的血管系统，再返回心房。各类血管因其在整个血管系统中所处的部位不同，有其不同的结构和功能特点。

大动脉指的是主动脉、肺动脉及其较大的分支。其管壁坚韧且含有丰富的弹性纤维，有较大的弹性和可扩张性。心室收缩射血，一方面推动血液向前流动，另一方面使大动脉扩张，暂时贮存部分血液，在心室舒张时被扩张的大动脉发生弹性回缩，再把其中的部分血液推向外周，故将大动脉称为弹性贮器血管。中动脉主要指从大动脉之后到小动脉之前的血管，它不断发出分支将血液输送到各器官和组织，称为分配血管。小动脉和微动脉的管径小，管壁平滑肌丰富，对血流的阻力大（约占总外周阻力的47%），称为毛细血管前阻力血管，又称阻力血管。毛细血管连接动脉和静脉，分布广泛，互相连通形成毛细血管网。毛细血管管壁由单层内皮细胞和基膜构成，有良好的通透性，成为血液与组织液之间进行物质交换的场所，故称为交换血管。静脉血管的管径大、管壁薄、容量大、易扩张。安静时60%～70%的循环血量容纳在静脉内，称为容量血管。短路血管指存在于一些血管床，如手指、足趾、耳郭等处皮肤中的动-静脉吻合支，小动脉内的血液可通过此短路而不经过毛细血管直接流入小静脉，短路血管与体温调节有关。

一、血流量、血流阻力和血压

血液在血管内流动的一系列物理力学称为血流动力学。血流动力学及一般流体力学的最基本内容是流量、阻力与压力及其相互的关系。由于血管有弹性，而不是刚性管道，血液是含有血细胞及胶体物质等多种成分的液体，而不是物理学中的理想液体，因此，血流动力学具有其自身的特点。

（一）血流量

血流量指单位时间内通过血管某一截面的血量，也称容积速度，通常以 mL/min 或 L/min 为单位。根据血流动力学，血流量（Q）与血管两端的压力差（$\triangle P$）成正比，与管道对液体的阻力（R）成反比，可以用 $Q \propto \triangle P/R$ 表示。

在体循环中，$\triangle P$ 为主动脉压（P）与右心房压之差。因右心房压为零，故 $\triangle P$ 接近于主动脉压（P），R 为体循环总阻力即总外周阻力，Q 是心输出量。因此上式可写成 $Q = P/R$。对某一器官来说，其血流量取决于该器官的动、静脉压差（$\triangle P$）和该器官内的血流阻力（R）。正常情况下，静脉血压很低，所以器官血流量主要是该器官的动脉血压和血流阻力起决定作用。

血液中的一个质点在血管内移动的线速度，称为血流速度。当血液在血管内流动时，血流速度与血流量成正比，与同类血管的总横截面积成反比。在完整体内，每一横截面的血流量是相同的，都等于心输出量。主动脉的总横截面积最小，而毛细血管数量极大，其总的横截面积最大。因此主动脉内的血流速度最快，为 180 ~ 220mm/s，毛细血管内的血流速度最慢，为 0.3 ~ 0.7mm/s。此外，动脉内的血流速度还受心脏活动的影响，心缩期的流速比心舒期快。

（二）血流阻力

血流阻力指血液在血管内流动所遇到的阻力，它是由血液内部各种成分之间的摩擦和血液与血管壁之间的摩擦形成的。血流阻力（R）的大小与血管半径（r）、血液黏滞度（η）和血管长度（L）有关，可用下式表示：$R = 8\eta L / \pi r^4$。由上式可知，血流阻力与血管长度和血液黏滞度成正比，与血管半径的 4 次方成反比。当血管长度相同时，血液黏滞度越大，血管半径越小，血流阻力越大。在同一血管床内，血管长度和血液黏滞度一般不会变化，因此血流阻力主要取决于血管半径。如某种因素使血管半径发生微小的变化，即可引起血流阻力非常显著的变化。把血流阻力的公式代入前面有关血流量的公式，则得下式：$Q = \pi \triangle P \, r^4 / 8\eta L$，这一公式称为泊肃叶定律，它表示血液流动时，血流量和血压、血管口径、血管长度及血液黏滞度之间的关系，可以看出，在体内，某一器官的血流量主要由血管半径决定。在体循环的总外周阻力中，大动脉约占 19%，小动脉、微动脉约占 47%，毛细血管约占 27%，静脉约占 7%，可见小动脉及微动脉是产生外周阻力的主要部位。小动脉及微动脉受交感神经纤维的支配，交感神经冲动增加时可使血管收缩，口径变小；交感神经冲动减少时可使血管舒张，口径变大。因而神经系统可以通过改变阻力血管的口径来调节血流阻力，从而调节动脉血压。

（三）血压

血压（blood pressure，BP）是指血管内流动的血液对于单位面积血管壁的侧压力，亦即压强。国际标准计量单位为帕（Pascal，Pa），帕的单位太小，故血压单位常用千帕（kPa）表示。由于临床常用水银检压计测量血压，因此长期以来人们已习惯于用水银柱的高低（即毫米汞柱，mmHg）来表示血压数值（1mmHg = 0.133kPa）。不同血管内的血压分别称为动脉血压、毛细血管血压和静脉血压。由于血液流动过程中要不断克服阻力，消耗能量，因此从主动脉到静脉，血压是逐渐降低的，血液从静脉到右心房时，血压已接近于零。各段血管中血压的下降是不均匀的，由于小动脉、微动脉阻力最大，故血液流经小动脉、微动脉时，血压降低的幅度也最大（图 4 – 11）。通常所指的血压系指动脉血压。

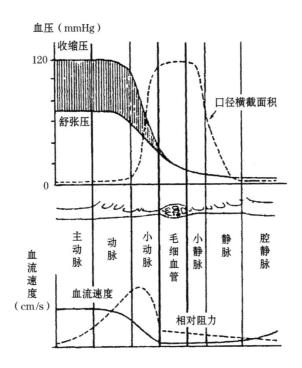

图 4 –11　血管系统各段血压、血管总横截面积及血流速度示意图

二、动脉血压与动脉脉搏

动脉血压是指动脉血管内的血液对单位面积血管壁的侧压力。动脉血压必须具有一定的高度，它与静脉血压之间要有足够的压力差，才能克服外周血管内的血流阻力而推动血液流动，从而保证各器官与组织得到足够的血液供应，以满足其正常代谢活动的需要。

（一）动脉血压的正常值

在一个心动周期中，动脉血压随心脏的舒缩活动发生规律性的变化。心缩期动脉血压急剧上升，在收缩期的中期达到最高值的血压，称为收缩压（systolic pressure）。心舒期时动脉血压下降，在舒张末期降到最低点的数值，称为舒张压（diastolic pressure）。收缩压与舒张压之差称为脉搏压，简称脉压（pulse pressure）。

一个心动周期中动脉血压的平均值称为平均动脉压。由于心动周期中心舒期长于心缩期，故平均动脉压更接近舒张压。平均动脉压 = 舒张压 + 1/3 脉压。

动脉血压一般是指主动脉血压。由于在大动脉中血压降落很小，为了便于临床测量，通常将上臂测得的肱动脉血压代表主动脉血压。我国健康成年人安静状态下的收缩压为 100 ~ 120mmHg，舒张压为 60 ~ 80mmHg，脉压为 30 ~ 40mmHg，平均动脉压为 100mmHg 左右。安静时的收缩压持续高于 140mmHg 或舒张压持续高于 90mmHg，可视为高血压。如果收缩压持续低于 90mmHg 或舒张压持续低于 50mmHg，则视为低血压。

（二）动脉血压的形成

动脉血压的形成是多种因素相互作用的结果。首先，在封闭的心血管系统内须有足够的血液充盈，这是动脉血压形成的前提。循环系统中血液充盈的程度可用循环系统平均充盈压来表示。在整个循环系统内约有5000mL血液，使血管中的压力比大气压高0.93kPa（7mmHg）。此压力代表循环系统内单纯由于血液充盈所产生的压力，称循环系统平均充盈压（mean circulatory filling pressure）。循环系统平均充盈压的高低取决于循环血量与血管容量是否相适应。心室收缩射血和血液流动所遇到的外周阻力，两者相互作用是形成动脉血压的根本因素。心脏收缩所释放的能量，其中一小部分赋予血液动能以推动血液流动，绝大部分转变为加于大动

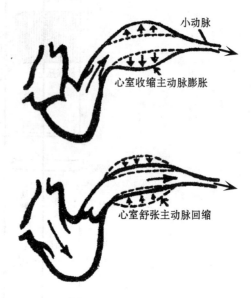

图 4 - 12　主动脉弹性对血流和血压的作用

脉血管壁上的压强能。由于外周阻力的存在，心脏一次射出的血量在心缩期仅有约1/3流向外周，其余约2/3暂时贮存于大动脉内，使血管壁扩张，血压升高形成收缩压。但由于大动脉管壁的弹性扩张可缓冲血压，故使收缩压不致过高。在心舒期，心室停止射血，此时扩张变形的大动脉管壁依其弹性回缩力回位，于是贮存于管壁上的压强能释放出来转变为动能，推动血液继续流向外周（图4-12）；同时，动脉血压下降缓慢，使舒张压仍能维持在较高的水平。

（三）影响动脉血压的因素

凡能影响血压形成的因素，都能影响动脉血压。

1. 每搏输出量　如果外周阻力和心率等其他因素不变，每搏输出量增加，则动脉血压升高。改变的主要表现为收缩压升高，舒张压升高不多，因此脉压增大。这是因为每搏输出量增加，心缩期射入主动脉的血量增多，弹性贮器血管壁所受压力增大，因此收缩压加大；但由此引起血流速度加快，促使弹性贮器血管内增加的血量加快流向外周，因而心舒期弹性贮器血管内存留的血量增加不多，于是舒张压升高的程度就不如收缩压明显。反之，当搏出量减少时，则主要使收缩压降低，舒张压降低不多，因而脉压减小。一般认为，收缩压的高低主要反映搏出量的多少。

2. 心率　在其他因素不变的条件下，心率加快，动脉血压也会升高，主要表现为舒张压升高，而收缩压升高不多，因而脉压减小。因为心率加快则心动周期缩短，主要是心舒期缩短，因此心舒期流向外周的血量减少，留在动脉内的血量增多，于是舒张压升高，舒张压的升高也可使血流速度加快，因此在心缩期内可有较多的血液流向外周，

使收缩压的升高不如舒张压的升高显著。相反，心率减慢时，则表现为收缩压和舒张压均降低，但舒张压的降低更为显著，于是脉压增加。

3. 外周阻力 其他因素不变，当外周阻力增大时，动脉血流向外周的速度减慢，心舒期留在动脉内的血量增多，舒张压明显升高。而心缩期由于血流速度加快，收缩压增高较少，故脉压减少。舒张压的高低主要反映外周阻力的大小。临床上常见的原发性高血压病多是由于小动脉、微动脉的弹性降低、管腔变窄，使外周阻力增大，故以舒张压的增高为主。

4. 大动脉管壁的弹性贮器作用 大动脉管壁的可扩张性和弹性具有缓冲动脉血压的作用。在心室收缩射血时，大动脉可扩张以容纳血液，使收缩压不致过高；在心室舒张时，由于大动脉弹性回缩，继续推动血液流动，使舒张压不致过低，即减少脉压。若大动脉管壁的弹性减退，则收缩压增高，舒张压下降，脉压明显增大。老年人的大动脉多有不同程度的硬化，因而收缩压增大。老年人在大动脉硬化的同时往往还伴有小动脉硬化，外周阻力增加，使舒张压也升高，但升高幅度不如收缩压明显，因此老年人的脉压较大。

5. 循环血量与血管容量的关系 循环血量与血管容量之间保持相适应的关系，是维持正常循环系统平均充盈压的基本条件。如血管容量不变，循环血量减少，或循环血量不变，血管容量增大，均会导致循环系统平均充盈压下降，使动脉血压降低。与此同时，循环系统平均充盈压还影响静脉的回心血量，后者通过改变搏出量影响动脉血压。

以上所述都是在其他因素不变的情况下，对单个影响因素所做的分析。而实际上往往是多种影响因素同时发生作用，因此在某种生理或病理情况下，动脉血压的高低取决于多种因素相互作用的综合效应。

（四）动脉脉搏

随着心脏的舒缩活动，动脉内的血压发生周期性的波动，这种周期性的压力变化可以引起动脉血管发生搏动，称为动脉脉搏（arterial blood pulse）。用手指可摸到身体浅表部位的动脉搏动，也可用仪器将浅表动脉脉搏的波形记录下来，这种记录图形称为脉搏图（图4-13A、B）。动脉脉搏的波形可因描记方法和部位的不同而有差异，但都由上升支和下降支组成。上升支的上升速率较快，下降支的下降速率较慢，下降支的中段常出现一个切迹和小波，分别称为降中峡和降中波。上升支的形成是由心室快速射血，动脉血压迅速上升，血管壁扩张所致。上升支的速度和幅度受射血速度、心输出量、外周阻力、大动脉的可扩张性等因素影响。下降支的前半段（降中峡之前），由心室射血后期，射血速度减慢，被扩张的动脉血管开始回缩，动脉血压逐渐降低而产生；降中峡是由于血液向主动脉瓣方向反流所引起；降中波则是血流受到已关闭的主动脉瓣阻挡而激起的一个折返波；随后心室舒张，动脉血压进一步降低，形成下降支的后部。下降支的波形可大致反映外周阻力的高低。如外周阻力增高，下降支的下降速率较慢，切迹的位置较高；外周阻力降低时，则切迹位置较低，切迹以后的下降支坡度较小。

中医通过切脉获得的脉象是中医辨证的一个重要依据，对诊断疾病、推测疾病的变化及预后、判断疗效都具有重要的临床意义。图4-13C为几种脉象的脉象图特征。

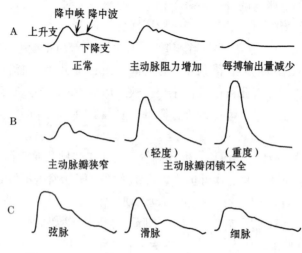

图 4 – 13　不同情况下桡动脉脉搏图与脉象图特征

三、静脉血压与静脉回心血量

静脉除作为血液回流入心脏的通路外，还具有调节循环血流量的功能。静脉系统容量大，且易扩张，因此能起血液贮存库的作用。静脉也能收缩，静脉的收缩和舒张可有效地调节回心血量，使血液的循环功能适合机体在各种生理状态时的需要。

（一）静脉血压

当血液经过动脉和毛细血管到达微静脉时，血压已降低至 15 ~ 20mmHg（2.0 ~ 2.7kPa），越接近心脏，静脉血压越低，至下腔静脉时血压为 3 ~ 4mmHg（0.4 ~ 0.5kPa），汇入右心房时，血压降至最低，接近于零。通常把右心房和胸腔内大静脉的血压称为中心静脉压（central venous pressure，CVP），中心静脉压较低，常以 cmH_2O 为计量单位，其正常值为 4 ~ 12cmH_2O（0.4 ~ 1.2kPa）。

中心静脉压的高低取决于心脏射血能力和静脉回心血量之间的相互关系。如心脏射血能力弱或静脉回心血量多，血液将堆积在右心房和腔静脉中，中心静脉压就会升高。心脏射血能力强或静脉回心血量少，中心静脉压就低。因此，中心静脉压的高低可以作为判断心血管功能的指标之一。临床上用作输血输液的参考指标，治疗危重病人时，除需观察动脉血压的变化，还要观察中心静脉压的变化。如中心静脉压偏低或有下降趋向，常提示输液量不足；中心静脉压偏高，超过 16cmH_2O，或有进行性升高趋向时，则提示输液过多或心功能减弱，输液需慎重或暂停。

各器官的静脉压称为外周静脉压（peripheral venous pressure）。当心功能减弱导致中心静脉压升高时，静脉血回流减慢，外周静脉内血液滞留，表现为外周静脉压增高。

（二）静脉回心血量及其影响因素

静脉回心血量是指单位时间内由静脉回流入心脏的血量，取决于外周静脉压与中心静脉压之差。凡能改变两者之间压力差的因素，均能影响静脉回心血量。

1. 循环系统平均充盈压 是反映血管系统充盈程度的重要指标，它是由循环血量和血管容量之间的相对关系决定的。当循环血量增加或血管容量减小时，循环系统平均充盈压升高，静脉回心血量增多；反之，当循环血量减少或血管容量增大时，循环系统平均充盈压降低，静脉回心血量则减少。

2. 心肌收缩力 其增强时，心输出量多，心室排空较完全，使心室舒张期内剩余血量减少，心室内压力降低，对心房和大静脉内血液的"抽吸"作用增强，使静脉回心血量增多。反之，心脏收缩力弱，如右心衰时，由于心脏射血无力，血液淤积于右心房与大静脉内，静脉回心血量将明显减少。患者可出现颈外静脉怒张、肝脏充血肿大、下肢浮肿等体征。左心衰竭时，左心房压和肺静脉压升高，造成肺淤血、肺水肿等肺循环的障碍。

3. 骨骼肌的挤压作用 肌肉收缩时，挤压肌肉内和肌肉间的静脉，使静脉血流加快，因为静脉瓣的作用，血液只能向心脏方向流动。肌肉舒张时，由于血液受静脉瓣的阻挡不能回流，静脉内压力下降，有利于毛细血管和微静脉的血液流入静脉，使静脉充盈。这样骨骼肌交替、节律性的舒缩和静脉瓣一起对静脉血的回流起着"泵"的作用，称为肌肉泵。久立不动的人，肌肉持续处在紧张性收缩状态，静脉持续受压，静脉回流反而减少。

4. 呼吸运动 吸气时胸廓扩大，胸膜腔内的负压值增加，胸腔内的大静脉和右心房被牵引而扩张，中心静脉压降低，外周静脉血回流加快，回心血量增加。呼气时胸内负压值减小，由腔静脉回流入右心房的血量也相应地减少。因此，呼吸运动对静脉回流也起着"泵"的作用。

5. 重力与体位 当人体由平卧位转为立位时，因重力作用，心脏以下的静脉血管扩张，容量增大，可多容纳400～600mL血液，引起静脉回心血量减少，心输出量随之减少。长期卧床或体弱多病的人，静脉管壁的紧张性较低，可扩张性较高，腹壁和下肢肌肉的收缩力量减弱，对静脉的挤压作用减小，由卧位突然改站位时，可因大量血液淤积在下肢使回心血量过少，继而心输出量减少，引起血压下降，导致脑供血不足而出现眩晕，眼前发黑，甚至晕厥等症状。在机体调节功能正常时，这种情况能迅速得到改善。

四、微循环

微循环（microcirculation）是指微动脉和微静脉之间的血液循环，是血液与组织液进行物质交换的场所。

（一）微循环的组成和血流通路

由于各组织器官的形态与功能不同，其微循环的组成和结构也不相同。典型的微循环是由微动脉、后微动脉、毛细血管前括约肌、真毛细血管、通血毛细血管、动－静脉吻合支和微静脉七部分组成（图4－14）。

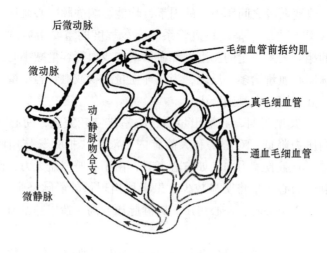

后微动脉
微动脉
毛细血管前括约肌
真毛细血管
动-静脉吻合支
通血毛细血管
微静脉

图 4-14 微循环模式图

血液从微动脉流向微静脉有三条通路：

1. 迂回通路 血液经微动脉→后微动脉→毛细血管前括约肌→真毛细血管→微静脉的通路。这一通路具有以下特点：①通透性好。这是因为真毛细血管管壁极薄，仅由单层内皮细胞和基膜组成，总的厚度仅约 0.5 μm，内皮细胞间尚有间隙存在。②血流缓慢。这是由于真毛细血管口径极小，行径迂回曲折所致。③与组织细胞接触面积大。这是因为真毛细血管数量极多，互相连通成网，并穿插于组织细胞之间，据估计，全身毛细血管（包括有交换功能的微静脉）总的有效交换面积将近 1000 m²。以上特点对于血液与组织细胞进行物质交换十分有利，故又称营养通路，是血液与组织细胞进行物质交换的主要场所。

2. 直捷通路 血液经微动脉→后微动脉→通血毛细血管→微静脉的通路。这一通路的特点是：途径较短，血流快并经常处于开放状态，物质交换功能较小。其意义在于使一部分血液迅速通过微循环，以满足体循环有足够的静脉回心血量。直捷通路在骨骼肌组织中较为多见。

3. 动-静脉短路 血液经微动脉→动-静脉吻合支→微静脉的通路。这一通路的特点是：途径最短，血流速度快，管壁较厚，有完整的平滑肌，能够进行舒缩活动，但经常处于关闭状态。它基本无物质交换作用，但具有体温调节作用。当环境温度升高时，动-静脉短路开放，皮肤血流量增加，促进散热；当环境温度降低时，动-静脉短路关闭，皮肤血流量减少，有利于保存体热。在人的皮肤，特别是手掌、足底、耳郭等处，动-静脉短路分布较多。

（二）微循环的调节

微动脉的舒缩程度决定进入微循环的血流量，所以微动脉是微循环的前阻力血管。后微动脉和毛细血管前括约肌控制微循环内血量的分配。微静脉是微循环的后阻力血管，微静脉收缩时，毛细血管后阻力增大，毛细血管内的血液不易流出。微动脉和微静脉均受交感缩血管神经的支配，但微动脉神经分布密度较大，故当交感神经活动时，微动脉收缩比微静脉明显，主要引起毛细血管前阻力增大，微循环灌流减少，毛细血管血压降低。

　　真毛细血管的开放和关闭受后微动脉和毛细血管前括约肌的控制。后微动脉和毛细血管前括约肌的舒缩主要受局部代谢产物的调节，如乳酸、CO_2、腺苷等。在安静状态下，组织的代谢水平较低，局部代谢产物积聚较慢，后微动脉和毛细血管前括约肌处于收缩状态，相应的真毛细血管网关闭。当真毛细血管网关闭一段时间后，局部组织中的代谢产物积聚增多，使该处后微动脉和毛细血管前括约肌舒张，真毛细血管网开放，局部积聚的代谢产物被血流清除，后微动脉和毛细血管前括约肌又收缩，真毛细血管网重新关闭。如此不断交替进行，造成毛细血管网交替开放的现象。一般情况下，这种交替性开放与关闭约为 5 ~ 10 次/分，故同一时间内组织中只有 20% 的毛细血管处于开放状态。当组织代谢水平增高时，局部的代谢产物增多，开放的真毛细血管数量增加，流经微循环的血量也增多，以与组织代谢水平相适应。

五、组织液与淋巴液的生成与回流

　　组织液是存在于组织细胞间隙中的液体，绝大部分呈胶冻状，不能自由流动，因此，不会因重力作用流至身体的低垂部分。毛细血管中的水和营养物质透过毛细血管壁进入组织间隙，生成组织液。组织液中的水和代谢产物透过毛细血管壁进入毛细血管血液的过程，称组织液回流。

（一）组织液生成和回流的原理

　　组织液是血浆经毛细血管壁滤过形成的。所谓滤过是液体由毛细血管内向毛细血管外的移动，将液体从毛细血管外向毛细血管内的移动称为重吸收。

　　液体能够通过毛细血管壁进行滤过和重吸收，取决于毛细血管内外的四个因素，即毛细血管血压、组织液静水压、血浆胶体渗透压和组织液胶体渗透压。其中毛细血管血压和组织液胶体渗透压是促使液体向外滤过的力量，而组织液静水压和血浆胶体渗透压是促使液体从血管外重吸收入毛细血管内的力量。滤过的力量和重吸收的力量之差称为有效滤过压（effective filtration pressure），可用下式表示：

　　有效滤过压 =（毛细血管血压 + 组织液胶体渗透压）-（血浆胶体渗透压 + 组织液静水压）

　　如果有效滤过压为正值，则血浆滤过毛细血管壁生成组织液；如果有效滤过压是负值，则组织液通过毛细血管壁重吸收入血液，形成组织液的回流。

　　人体毛细血管动脉端的血压平均为 30mmHg，组织液胶体渗透压约为 15mmHg，血浆胶体渗透压约为 25mmHg，组织液静水压约为 10mmHg。按上式可算出，在毛细血管动脉端的有效滤过压为正值，约为 10mmHg，促使血浆中的一部分液体滤出毛细血管壁而生成组织液。当血液由毛细血管的动脉端流到静脉端时，血压下降到 12mmHg 左右，而其他三个因素变化不大，故静脉端有效滤过压为负值，约为 -8mmHg。这就促使大部分组织液又回流入血管，另一小部分组织液进入组织间隙中的毛细淋巴管，形成淋巴液

（图 4 – 15）。

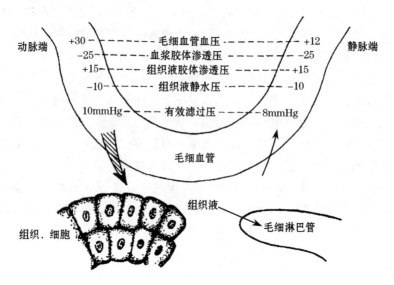

图 4 – 15　组织液生成与回流示意图

+代表使液体滤出毛细血管的力量；－代表使液体重吸收回毛细血管的力量

（二）影响组织液生成和回流的因素

正常情况下，组织液的生成和回流保持着动态平衡。如果组织液生成过多而重吸收减少，组织间隙内将潴留过多的液体，从而形成组织水肿；反之，造成组织脱水。凡能影响有效滤过压、毛细血管通透性和淋巴回流的因素，都能影响组织液的生成和回流。

1. 毛细血管血压　是促进组织液生成，阻止组织液回流的主要因素。当毛细血管血压升高而其他因素不变时，有效滤过压升高，组织液生成增多。如炎症部位的微动脉扩张，进入毛细血管的血量增加，毛细血管血压升高，因此炎症局部可出现水肿；又如右心衰竭时，由于静脉回流受阻，也可逆行性引起毛细血管血压升高，组织液生成增多，从而出现水肿。

2. 血浆胶体渗透压　是促进组织液回流的因素，它主要由血浆蛋白质分子形成。当有肾脏疾病时，大量血浆蛋白随尿液排出，或有肝脏疾病时，肝脏合成血浆蛋白减少，均可使血浆胶体渗透压降低，导致毛细血管有效滤过压升高，组织液生成增多，回流减少，也可出现水肿。

3. 毛细血管壁通透性　正常情况下，蛋白质难以通过毛细血管壁，这就使血浆胶体渗透压比组织液胶体渗透压高。在过敏、烧伤等病理情况下，局部组织释放大量组胺、缓激肽，使毛细血管壁通透性增大，部分血浆蛋白渗出毛细血管，使血浆胶体渗透压下降而组织液胶体渗透压升高，有效滤过压增大而发生局部水肿。

4. 淋巴液回流　从毛细血管滤出的组织液约有 10% 是经淋巴系统回流入血液的。当淋巴回流受阻时，受阻部位远心端的组织液积聚，出现局部水肿。如丝虫病患者的下肢水肿。

（三）淋巴循环

组织液进入毛细淋巴管成为淋巴液，淋巴液在淋巴系统内流动称为淋巴循环。它是组织液向血液回流的重要辅助系统。

在毛细淋巴管的起始端，管壁由单层内皮细胞构成，管外没有基膜。毛细淋巴管的内皮细胞通过胶原细丝与结缔组织相连，相邻内皮细胞的边缘像瓦片一样相互覆盖，形成向管腔内开放的单向活瓣。组织液和其中的蛋白质、脂肪滴、红细胞、细菌等微粒都可以通过这种活瓣进入毛细淋巴管而不能返回组织液。

淋巴循环是血液循环的辅助与重要补充，它能回收组织液中不能从血管回流的蛋白质，小肠的毛细淋巴管具有吸收肠内脂肪的功能，调节血浆和组织液之间的液体平衡，淋巴结还具有防御和屏障作用。

第三节　心血管活动的调节

人体在不同生理状况下，各组织器官的新陈代谢水平不同，对于血流量的需求也不同。机体通过神经和体液调节，改变心输出量和外周血管阻力，以适应机体代谢的需要。

一、神经调节

心肌和血管平滑肌主要接受交感神经和副交感神经的支配。心血管活动的神经调节是通过各种心血管反射来实现的。

（一）心脏的神经支配

心脏的活动受心交感神经和心迷走神经的支配。

1. 心交感神经及其作用　心交感神经的节前神经元位于脊髓第 $1\sim5$ 胸段的中间外侧柱，其轴突组成节前纤维，在星状神经节或颈神经节内换元，节后纤维组成心脏神经丛，支配窦房结、心房肌、房室交界、房室束和心室肌。左、右心交感神经在心脏的分布也是不对称的，右侧心交感神经主要支配窦房结，其效应以加快心率为主；左侧心交感神经纤维广泛分布于心房肌和心室肌，并支配房室交界，在功能上以加强心肌收缩力为主。心交感神经节后纤维释放去甲肾上腺素，作用于心肌细胞膜上的 β 型肾上腺素能受体（$β_1$受体）使心肌细胞膜对 Ca^{2+} 的通透性增高，Ca^{2+} 的内流增加，从而使心率加快、房室传导加速、心肌收缩力增强、心输出量增多。β 受体阻断剂如普萘洛尔等，可阻断心交感神经对心脏的兴奋作用。

2. 心迷走神经及其作用　心迷走神经属于副交感神经，其节前纤维起源于延髓的迷走神经背核和疑核，终止于心壁内的神经元，换元后节后纤维支配窦房结、心房肌、房室交界、房室束及其分支。心室肌只有少量迷走神经纤维的支配。左、右两侧心迷走神经对心脏的支配有所不同，右侧心迷走神经主要影响窦房结，而左侧心迷走神经对房室交界的作用占优势。心迷走神经节后纤维释放乙酰胆碱，作用于心肌细胞膜上的 M 型胆碱能受体（M 受体）使心肌细胞膜对 K^+ 的通透性增高，K^+ 外流增加，Ca^{2+} 内流抑制，从而抑制心脏活动，引起心率减慢、房室传导减速、心肌收缩力减弱、心输出量减少。M 受体阻断剂阿托品，可阻断心迷走神经对心脏的抑制作用。

心交感神经和心迷走神经对心脏的作用是相互拮抗的。但当两者同时对心脏发生作用时，其最终效果并不等于两者分别作用时效果的代数和。平时，心交感神经和心迷走神经都有紧张性活动。在多数情况下，心迷走神经的作用比心交感神经更强，称迷走优势。

（二）血管的神经支配

血管平滑肌的舒缩活动称为血管运动。支配血管平滑肌的神经纤维称为血管运动神经纤维，分为缩血管神经纤维和舒血管神经纤维两类。

1. 缩血管神经纤维　都是交感神经纤维，故称交感缩血管神经纤维，其节前神经元位于脊髓第 1 胸段至第 2~3 腰段的中间外侧柱，节前纤维在椎旁或椎前交感神经节内换元，节后纤维支配体内几乎所有的血管平滑肌。体内多数血管仅接受交感缩血管神经纤维的单一神经支配，但在不同部位的血管中，其分布密度不同，其中最密的是皮肤血管，其次为骨骼肌和内脏的血管，而在冠状血管和脑血管中分布较少。在同一器官中，动脉中的密度高于静脉，而动脉中又以微动脉中为最高，毛细血管前括约肌中分布很少。交感缩血管神经节后纤维释放的递质是去甲肾上腺素，它主要作用于血管平滑肌细胞膜上的 α 型肾上腺素能受体（α_1 受体），产生缩血管效应，该效应能被 α 受体阻断剂酚妥拉明所阻断。

在安静情况下，交感缩血管神经纤维上经常性地有少量冲动发放，即具有紧张性活动，从而使血管平滑肌维持一定程度的收缩状态。当交感缩血管神经紧张性增强时，血管平滑肌可进一步收缩；而交感缩血管神经紧张性减弱时，血管平滑肌的收缩程度降低，血管即舒张。

2. 舒血管神经纤维　多为局部性的支配，种类较多，这里仅介绍两种：

（1）交感舒血管神经纤维　这类神经纤维主要支配骨骼肌血管。这类纤维平时没有紧张性活动，只在人体情绪激动、恐慌或肌肉运动时才发放冲动，其节后神经纤维末梢释放的递质是乙酰胆碱，与血管平滑肌的 M 型胆碱能受体结合，使血管舒张，血流量增多。

（2）副交感舒血管神经纤维　这类神经纤维支配少数器官，如脑膜、唾液腺、胃肠道外分泌腺和外生殖器等少数器官的血管平滑肌，作用范围局限。其节后纤维末梢释放的递质是乙酰胆碱，与血管平滑肌细胞上的 M 型胆碱能受体结合，使血管舒张。其活动只对组织、器官的局部血流起调节作用，对循环系统总外周阻力的影响很小。

（三）心血管中枢

在中枢神经系统中，与调节心血管活动有关的神经元分布相对集中的部位称为心血管中枢（cardiovascular center）。这些神经元广泛地分布在从脊髓至大脑皮层的各级水平。各级中枢对心血管活动的调节有不同的作用，它们互相联系，协调配合，使心血管系统的活动协调一致并与整个机体的活动相适应。

1. 延髓心血管中枢　心血管活动的基本中枢位于延髓。在延髓腹外侧部存在心交感中枢和交感缩血管中枢，分别发出神经纤维控制脊髓内心交感和交感缩血管神经的节前神经元。心迷走中枢位于延髓的迷走神经背核和疑核，发出心迷走神经的节前纤维。这些中枢在平时都有紧张性活动，分别称为心交感紧张、交感缩血管紧张和心迷走紧张。在整体情况下，各种心血管反射并不是由延髓心血管中枢独立完成，而是在延髓以上各有关中枢的参与下共同完成的。

2. 延髓以上心血管中枢　在延髓以上的脑干、下丘脑、小脑和大脑中都存在与心血管活动有关的神经元。它们对心血管活动的调节作用主要表现为协调心血管与其他生理功能活动之间的整合功能。中枢部位越高，整合功能越强。所谓整合，是指把许多不同的生理反应统一起来，构成一个完整的互相配合、互相协调的生理过程。例如，大脑边缘系统的结构能影响下丘脑和脑干其他部位的心血管神经元活动，使心血管活动与情绪激动相配合。可见，心血管活动的中枢调节是通过上下联系、相互作用、协调统一来完成的整合功能。

（四）心血管反射

心血管的神经调节以反射的方式进行。人体有多种心血管反射，其意义在于维持人体内环境的相对稳定并适应外环境的各种变化。

1. 颈动脉窦和主动脉弓压力感受性反射　在颈动脉窦和主动脉弓血管壁外膜下有丰富的感觉神经末梢，分别称为颈动脉窦压力感受器和主动脉弓压力感受器。它们的适宜刺激是血液对动脉壁的机械牵张（图 4－16）。颈动脉窦压力感受器的传入神经为窦神经，它并入舌咽神经进入延髓，人体主动脉弓压力感受器的传入神经加入迷走神经后进入延髓，它们都首先到达延髓的孤束核，然后再到达心迷走中枢、心交感中枢和交感缩血管中枢。压力感受性反射的传出神经为心迷走神经、心交感神经和交感缩血管神经，效应器为心脏和血管。

当血压上升时，压力感受器的兴奋性增强，窦神经和主动脉神经传入延髓心血管中枢的冲动增多，使心迷走中枢的紧张性活动增强，心交感中枢和缩血管中枢的紧张性活动减弱，通过心迷走神经、心交感神经和交感缩血管纤维传出到达心脏和血管，使心率减慢、心肌收缩力减弱、心输出量减少、血管舒张、外周阻力下降、静脉血管舒张、回心血量减少，最后导致血压下降。因此，颈动脉窦和主动脉弓压力感受性反射又称为减压反射（depressor reflex）。

减压反射是一种负反馈调节，它的生理意义在于使动脉血压维持相对稳定。当动脉血压升高时，通过此反射使血压降低；当血压下降时，从颈动脉窦和主动脉弓压力感受器发出传入冲动的频率减少，导致血压上升。

颈动脉窦和主动脉弓压力感受性反射对突然发生变化的动脉血压进行快速、准确的调节，使动脉血压稳定在正常范围之内，不至于发生过大的波动。但是，压力感受性反射对缓慢变化的血压不敏感，如高血压患者的血压持续升高，却不能通过该反射使血压回降到正常水平。这并非是压力感受性反射不起调节作用，而是反射的工作范围发生了改变，即在高于正常的血压水平上进行工作，所以动脉血压维持在较高水平，这种现象称为压力感受性反射的重调定。

2. 颈动脉体和主动脉体化学感受性反射　在颈总动脉的分叉处和主动脉弓下方分别有颈动脉体化学感受器和主动脉体化学感受器（图 4 – 16）。它们对血液中一些化学成分的变化非常敏感，其传入神经纤维也经由舌咽神经和迷走神经进入延髓。

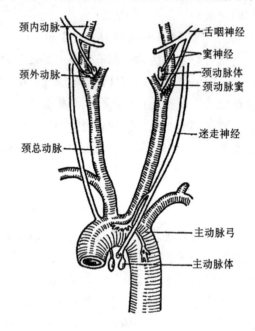

图 4 – 16　颈动脉窦和主动脉弓压力感受器，颈动脉体和主动脉体化学感受器

当血液中 O_2 含量降低、CO_2 含量升高、H^+ 浓度升高时，这些化学感受器受到刺激而兴奋，冲动传入延髓后主要是兴奋呼吸中枢，使呼吸加深加快，同时引起除脑、心以外其他部位血管的收缩，使外周阻力增大，回心血量增多。此外，呼吸增强可以反射性地引起心率加快、心输出量增加、血压升高。

在正常生理情况下，颈动脉体和主动脉体化学感受器的反射对心血管活动的调节作用不明显。只有在低氧、窒息、失血、动脉血压过低和酸中毒等紧急情况下，才对维持动脉血压和重新分配血量，保证心、脑等重要生命器官的血液供应有重要意义。

3. 心肺感受器引起的心血管反射　在心房、心室和肺循环血管中存在许多调节心血管活动的感受器，称为心肺感受器，其中心房壁上感受血容量增多的感受器称为容量感受器（volume receptor），其传入纤维主要走行于迷走神经干内。当心房、心室或肺循环血管内压力升高或血容量增大时，感受器发生兴奋。一些化学物质，如前列腺素、缓激肽等也可使感受器兴奋。大多数心肺感受器兴奋时引起的效应是交感神经紧张性降低，心迷走神经紧张性加强，导致心率减慢、心输出量减少、外周阻力降低、血压下降。心肺感受器兴奋后，抑制肾交感神经，肾素、抗利尿激素释放减少，使肾血流量增加、尿量增多，以调整循环血量。

二、体液调节

心血管活动的体液调节，包括由血液运输到全身的内分泌激素，以及局部组织形成的生物活性物质和代谢产物。以下着重介绍一些重要的体液因子。

（一）肾上腺素和去甲肾上腺素

血液中的肾上腺素和去甲肾上腺素主要来自肾上腺髓质，肾上腺素能神经末梢释放的去甲肾上腺素仅有一小部分进入血中。

肾上腺素和去甲肾上腺素对心血管都有兴奋的作用，但两种激素的作用又有不同之处，这与两种激素与不同受体的结合能力有关。肾上腺素对心肌作用较强，可使心率加快、心肌收缩力加强、心输出量增大、血压升高。在血管，肾上腺素使皮肤、肾、胃肠等器官的血管收缩，而使骨骼肌、肝脏血管舒张，所以对总外周阻力的影响不大。去甲肾上腺素收缩血管的作用较强，可使除冠状血管以外的所有小动脉强烈收缩，外周阻力增大，动脉血压升高，但对心脏的作用不如肾上腺素强，故临床中常将肾上腺素作为强心药，而将去甲肾上腺素作为缩血管的升压药物。

（二）肾素－血管紧张素系统

肾素是由肾球旁细胞合成和分泌的一种酸性蛋白酶。肾素进入血液后，将肝脏合成的血管紧张素原水解成血管紧张素 I（十肽），后者在经过肺循环时，在血管紧张素转换酶的作用下水解成血管紧张素 II（八肽），血管紧张素 II 在血浆和组织中氨基肽酶的作用下脱去一个氨基酸残基后形成血管紧张素 III。

血管紧张素 II 对循环系统的作用最强，主要作用如下：①直接收缩阻力血管和容量血管，使血压升高，并使静脉回心血量增加；②促使交感神经末梢释放去甲肾上腺素，加强交感神经对心血管的作用；③增加交感缩血管中枢的紧张性，从而使外周阻力增加，血压升高；④刺激肾上腺皮质球状带合成并释放醛固酮，通过后者促进肾小管对 Na^+ 的重吸收，扩充血量，升高血压。血管紧张素 III 的缩血管作用较弱，仅为血管紧张素 II 的 1/5 左右，但其促进肾上腺皮质合成与释放醛固酮的作用较强。有关肾素－血管紧张素系统的调控详见有关肾脏生理的章节。

（三）血管升压素

血管升压素（vasopressin，VP）是由下丘脑视上核和室旁核的神经元合成的肽类物质，经下丘脑－垂体束运抵神经垂体贮存，在适宜刺激的作用下由神经垂体释放入血。血管升压素能强烈收缩血管平滑肌，因而能引起血压升高。但在一般情况下，血管升压素的作用主要是促进肾远曲小管和集合管对水的重吸收，所以又称抗利尿激素（antidi-uretic hormone，ADH）。但是在人体大量失血、严重失水等情况下，血管升压素大量释放，对保留体内液体量、维持动脉血压具有重要意义。

（四）心房钠尿肽

心房钠尿肽（atrial natriuretic peptide，ANP）又称心钠素，是由心房肌细胞合成和释放的一种多肽激素。它具有强烈的利尿和排钠作用，并能使血管平滑肌舒张，血压降低，还能抑制肾素分泌，使血管紧张素Ⅱ的生成减少。

（五）血管内皮生成的血管活性物质

血管内血流对血管内皮产生的切应力，可促使血管内皮生成和释放引起血管平滑肌舒张和收缩的两类血管活性物质。在舒血管物质中比较重要的是一氧化氮（nitric oxide，NO），一氧化氮能激活血管平滑肌细胞内的鸟苷酸环化酶，使 cGMP 浓度升高，游离 Ca^{2+} 浓度降低，故血管舒张。在缩血管物质中研究比较深入的是内皮素（endothelin，ET），它是目前已知血中最强的缩血管物质之一，其作用机制是与血管平滑肌上的特异受体结合，促进肌质网释放 Ca^{2+}，从而使血管平滑肌的收缩加强。

（六）其他体液因子

激肽释放酶－激肽系统也参与血压和局部组织血流的调节。血浆中存在一种称为激肽原的蛋白质，在血浆激肽释放酶和组织激肽释放酶（存在于肾、胰腺、唾液腺、汗腺以及胃肠等组织中）的作用下，分别生成两种具有活性的激肽，即缓激肽（存在于血浆中）和胰激肽（血管舒张素），后者可在氨基肽酶的作用下失去赖氨酸成为缓激肽。缓激肽在激肽酶的作用下水解失活。激肽是已知最强烈的舒血管物质，可使血管平滑肌舒张和毛细血管通透性增高，但对其他平滑肌则引起收缩效应。循环血液中的激肽也能因血管舒张而使血压降低。

此外，还有其他体液因子，如组胺、前列腺素、阿片肽等也能舒张血管。

第四节 器官循环

人体内每一器官的血流量取决于灌注该器官的动、静脉之间的压力差和该器官的血流阻力。由于器官的结构及功能不同，内部血管分布各有特点，因此，其血流量的调节除具有共性的一般规律外，还有本身的特点。

一、冠脉循环

冠脉循环是营养心脏本身的血液循环，心脏的血液供应来自左、右冠状动脉。冠状动脉的主干走行于心脏表面，其小分支常以垂直于心脏表面的方向穿入心肌，并在心内膜下层分支成网。这种分支方式使冠脉血管在心肌收缩时容易受到压迫。

（一）冠脉血流的特点

1. 血流量大、血液供应丰富　左、右冠状动脉起自主动脉根部，故冠脉循环血压较高，流速快，血流量大。安静时，人体冠脉血流量为每百克心肌 60～80mL/min。中等体重的人，冠脉总血流量为 200～250mL/min，占心输出量的 4%～5%。当心肌活动加强，冠脉达到最大舒张状态时，血流量可增加到每百克心肌 300～400mL/min，为安静状态时的 4～5 倍。

2. 血液量受心肌舒缩的影响显著　由于冠脉血管的大部分分支垂直于心脏表面，深埋在心肌内，故心肌的节律性收缩对冠脉血流量影响很大，尤其是左心室收缩对左冠状动脉的影响更为显著（图 4－17）。在左心室等容收缩期开始时，由于心室肌的强烈压迫，致使冠状动脉血流量突然减少，甚至发生逆流。在左心室快速射血期，主动脉血压迅速升高，冠状动脉血压也随之升高，冠脉血流量增加；到减慢射血期时，随着主动脉血压下降，冠脉血流量又减少。当左心室舒张时，虽然此时主动脉血压有所降低，但由于解除了对冠脉的压迫，血流阻力减小，因此冠脉血流迅速增加。在整个心动周期中，由于心舒期长于心缩期，因此心舒期冠脉血流总量大于心缩期。据计算，左心室在收缩期的血流量为舒张期血流量的 20%～30%。心肌收缩加强时，心缩期血流量所占百分比更小。由此可见，主动脉舒张压的高低以及心舒期的长短是决定冠脉血流量的重要因素。右心室肌比较薄弱，收缩时对右冠状动脉的压迫作用较小，因此右冠状动脉血流量在整个心动周期中的变化不大。

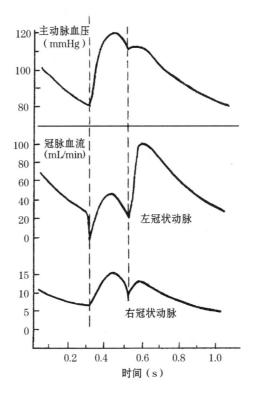

图 4 - 17　心动周期中左、右冠状动脉血流的变化

（二）冠脉血流量的调节

在调节冠脉血流量的各种因素中，最重要的是心肌本身的代谢水平。交感和副交感

神经也支配冠脉血管的平滑肌，但作用较弱。

1. 心肌代谢水平的影响 当心肌代谢增强时，H^+、CO_2、乳酸和腺苷等代谢产物增多，目前认为，这些代谢产物中最重要的冠脉舒张物质是腺苷。心肌细胞中的 ATP 分解供能后形成 AMP，而 AMP 进一步在 5'-核苷酸酶的作用下分解而生成腺苷。腺苷具有强烈的舒张小动脉的作用，但腺苷在生成后几秒钟内即被破坏，因此不会引起其他器官血管的舒张。心肌缺氧时，心脏静脉血中腺苷的浓度可迅速增加 3～5 倍，而其他代谢产物舒张冠脉的作用较弱。

2. 神经调节 冠状动脉接受交感神经和迷走神经支配。交感神经对冠脉血管的作用是先收缩后舒张。交感神经兴奋时，通过激活冠脉血管平滑肌上的 α 受体，使冠脉血管收缩；但交感活动加强会激活心肌 β 受体使心肌活动增强，代谢产物增多，交感神经的缩血管作用很快即被代谢产物的舒血管作用所掩盖。迷走神经对冠脉血管的影响不明显，迷走神经的直接作用是舒张冠脉。但迷走神经兴奋时直接舒血管的作用会被心肌代谢水平降低所引起的继发性缩血管作用所抵消。

二、肺循环

肺循环是指右心室到左心房的血液循环。而气管、支气管的血供却来自体循环的支气管动脉。肺循环和支气管血管末梢之间有吻合支沟通。因此，有一部分支气管的静脉血液可经过吻合支进入肺静脉，使主动脉血液中掺入 1%～2% 的静脉血。

（一）肺循环的特点

1. 肺循环血流阻力小、血压低 与体循环相比，肺动脉及其分支短而粗，壁薄，可扩张性大，因此对血流的阻力小，血压也低。在正常人，肺动脉收缩压约为 22mmHg，舒张压约为 8mmHg，平均动脉压约为 13mmHg，肺毛细血管平均压约为 7mmHg，肺静脉和左心房内压力约为 1～4mmHg，平均为 2mmHg。肺循环的这一特点，使其极易受心功能的影响，当左心衰竭时，逆行性肺静脉和肺毛细血管压力升高，可导致肺淤血和呼吸困难，甚至肺水肿。

2. 肺血容量波动大 肺部的血容量约为 450mL，占全身血量的 9% 左右。由于肺组织和肺血管的可扩张性大，因此肺部血容量的变动范围也大。在用力呼气时，肺部血容量可减少到 200mL 左右，而深吸气时可增加到 1000mL 左右。在平静呼吸时，肺部血容量也有一定的波动，从而造成动脉血压的呼吸波。由于肺部血容量较多，且变动范围大，故在肺循环中血管起着贮血库的作用。当机体失血时，肺循环可将一部分血液转移到体循环，起代偿作用。

3. 肺部有效滤过压为负值 在肺部，毛细血管与组织液之间的液体交换中，由于毛细血管血压（约为 7mmHg）远低于血浆胶体渗透压（约为 25mmHg），因此，有效滤过压为负值。这使肺泡膜和毛细血管壁紧密相贴，有利于肺泡和血液之间的气体交换，并能吸收肺泡内的液体，使肺泡内不会有液体积聚，有利于肺泡的通气功能，因而具有重要意义。左心衰竭时，肺毛细血管血压可大于血浆胶体渗透压，则滤液积聚于肺组织间隙和肺泡中，形成肺水肿。

（二）肺循环血流量的调节

1. 肺泡气氧分压的调节　低氧能使肺部血管收缩，血流阻力增大。引起肺血管收缩的原因不是血管内血液的氧含量降低，而是肺泡内的氧含量降低。当肺泡内的氧含量降低时，肺泡周围的微动脉即收缩，血流阻力增大，使该局部的血流量减少。这一反应的生理意义在于能使较多的血液流经通气充足的肺泡进行气体交换。长期居住在高海拔地区的人，由于空气中氧气稀薄，肺泡内普遍低氧，可引起肺循环微动脉广泛收缩，血流阻力增大，常因此引发右心室肥厚。

2. 神经调节　肺循环血管受交感神经和迷走神经的支配。刺激交感神经的直接结果是使肺血管收缩；而在整体情况下，交感神经兴奋使体循环的血管收缩，将一部分血液挤入肺循环，使肺循环内的血容量增加。刺激迷走神经可使肺血管舒张。

3. 体液调节　肾上腺素、去甲肾上腺素、血管紧张素Ⅱ、组胺均能引起肺循环血管收缩。前列环素、乙酰胆碱可使肺血管舒张。

三、脑循环

脑是人体功能调节的最高级中枢。它对缺血的耐受性很低，在正常体温情况下，脑供血停止数秒钟，人即会丧失意识；脑供血停止 5～6 分钟，大脑功能将出现难以恢复的损伤。因此，保证脑的血液供应非常重要。脑循环的血液供应来自颈内动脉和椎动脉。两侧椎动脉在颅腔内先合成基底动脉，再与两侧颈内动脉的分支合成颅底动脉环，由此分支，分别向脑的各部供血。脑静脉血进入静脉窦，主要通过颈内静脉流回腔静脉。

（一）脑循环的特点

1. 血流量大、耗氧量多　脑的重量仅占体重的 2% 左右，但脑是人体的重要器官，由于代谢水平高，耗氧量大，所以对血供的需求也大。安静时，每百克脑组织的血流量为 50～60mL/min，耗氧量为 3～5mL；整个脑的血流量约为 750mL/min（占心输出量的 15%），耗氧量约为 50mL（占全身的 20%）。

2. 血流量变化小　脑位于颅腔内，头颅为骨性结构，其容积是固定的。颅腔内被脑、脑血管和脑脊液所充满。三者容积的总和也是固定的，且与颅腔容积相等。由于脑组织不可压缩，因此脑血管的舒缩程度受到很大的限制，血流量的变化较其他器官为小。因此，要增加脑的血液供应主要靠提高脑循环的血流速度。

3. 血－脑屏障和血－脑脊液屏障　在血液和脑组织之间存在着限制某些物质自由扩散的屏障，称为血－脑屏障。脑内大多数毛细血管表面都被星形胶质细胞伸出的血管周足所包围。所以血－脑屏障的结构是由毛细血管的内皮、基膜和星形胶质细胞的血管周足构成的。毛细血管的血液与神经元之间的物质交换可能都是要通过胶质细胞作为中介。O_2、CO_2 等脂溶性物质，某些脂溶性麻醉药物及水溶性的葡萄糖、氨基酸容易通过血-脑屏障，而甘露醇、蔗糖和许多离子不易甚至不能通过。在血液和脑脊液之间也存在着类似的屏障，称为血-脑脊液屏障。血-脑屏障和血-脑脊液屏障的存在，对保持脑组织周围化学环境的稳定和防止血液中的有害物质进入脑内具有重要意义。

（二）脑血流量的调节

1. 脑血管的自身调节　脑血流量主要取决于脑动脉、脑静脉之间的压力差。当平均动脉压在 60～140mmHg（8.0～18.6kPa）的范围内变动时，脑血管可通过自身的调节机制使脑血流量保持稳定。但当平均动脉压低于 60mmHg（8.0kPa）时，脑血流量明显减少，可引起脑功能障碍。若平均动脉压高于 140mmHg（18.6kPa），脑血流量增加，脑毛细血管血压过高，可引起脑水肿。

2. 体液调节　脑血管的舒缩活动主要受血液中化学因素的影响。当血液中 CO_2 分压升高或 O_2 分压降低时，脑血管舒张，血流量增加；反之，当过度通气时，CO_2 呼出过多，动脉血 CO_2 分压降低，脑血流量减少，并可引起头晕。此外，脑的各个部分的血流量和脑组织的代谢程度有关。当脑的某一部分活动加强时，该部分的血流量增大。如握拳时，对侧大脑皮层运动区的血流量增加。其机制是代谢活动加强，脑组织代谢产物 H^+、K^+、腺苷等增多，O_2 分压下降，引起脑血管舒张。

3. 神经调节　脑血管接受交感缩血管纤维和副交感舒血管纤维的支配，但神经活动在脑血管调节中所起的作用很小。切断支配脑血管的神经，脑血流量也没有明显的改变。在多种心血管反射中，脑血流量变化不大。

思 考 题

1. 心脏泵血的过程是如何进行的？有哪些评价指标和影响因素？
2. 如何区分第一心音和第二心音？
3. 心室肌细胞、窦房结 P 细胞跨膜电位的离子基础分别如何？
4. 心肌细胞有哪些生理特性？影响这些生理特性的因素有哪些？
5. 试述正常心电图的波形及其意义。
6. 何谓动脉血压？是如何形成的？有哪些影响因素？
7. 试述微循环的三条通路及各自的生理意义。
8. 支配心脏和血管的神经有哪些？作用和作用机制如何？
9. 试述颈动脉窦和主动脉弓压力感受性反射的过程及意义。
10. 试比较肾上腺素与去甲肾上腺素作用的异同点。

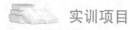

实训项目

人体心音听诊；人体心电图描记；人体动脉血压的测量；家兔动脉血压的调节

一、人体心音听诊

【实验目的】

学习心音的听诊方法，识别第一心音（S_1）和第二心音（S_2）。

【实验对象和用品】

人，听诊器。

【实验步骤】

1. 受试者解开上衣，裸露前胸，取坐位或卧位。检查者坐在受试者对面或站在受试者卧床的右侧。

2. 认清心音听诊的各个部位（图 4 – 18）。

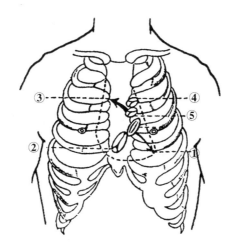

图 4 – 18　心脏瓣膜的听诊部位

①左房室瓣听诊区　②右房室瓣听诊区　③主动脉瓣听诊区
④肺动脉瓣听诊区　⑤主动脉瓣第二听诊区

（1）左房室瓣听诊区　左锁骨中线第五肋间稍内侧部（心尖部）。

（2）右房室瓣听诊区　胸骨右缘第四肋间或胸骨剑突下。

（3）主动脉瓣听诊区　主动脉瓣第一听诊区在胸骨右缘第二肋间；第二听诊区在胸骨左缘第三肋间，主动脉瓣关闭不全时产生的杂音在此处最响亮。

（4）肺动脉瓣听诊区　胸骨左缘第二肋间处。

3. 检查者将听诊器耳件塞入外耳道，使耳件的弯曲方向与外耳道一致，向前弯曲。用右手拇、食、中指持听诊器胸件，紧贴受试者心尖搏动处听取心音，并仔细区分 S_1 或 S_2。

4. 在左房室瓣听诊区听取心音后，再按主动脉瓣、肺动脉瓣及右房室瓣听诊区的顺序听心音。

5. S_1 和 S_2 的鉴别

（1）按心音的性质　S_1 音调低，持续时间长；S_2 音调高，持续时间较短。

（2）按两次心音的间隔时间　S_1与S_2间隔时间较短，S_2与下一次S_1之间的间隔时间较长。

（3）按与心音同时产生的其他搏动区分　与心尖搏动同时听到的心音为S_1，与桡动脉搏动同时听到的心音为S_2。

【实验提示】

1. 保持室内环境安静，如呼吸音影响听诊时，可令受试者屏气，以便听清心音。

2. 听诊器的耳件方向应与外耳道的方向一致（向前）。

3. 听诊器胸件按于听诊部位时不宜过重或过轻。胶管勿交叉、扭结，避免与他物摩擦，以免产生杂音而影响听诊。

二、人体心电图描记

【实验目的】

1. 了解人体体表心电图的描记原理和方法。

2. 辨认正常心电图的波形，并了解其生理意义。

【实验对象和用品】

人，心电图机，电极糊（导电膏），分规，75％酒精棉球，3％盐水棉球。

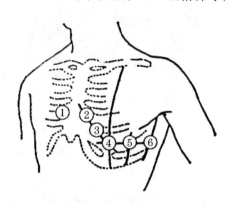

图 4-19　胸导联电极安放部位

【实验步骤】

1. 心电图的描记

（1）接好心电图机的电源线、地线和导联线。接通电源，预热 3~5 分钟。

（2）受试者仰卧于诊察床上，全身肌肉放松。在手腕、足踝和胸前安放引导电极，V_1在胸骨右缘第 4 肋间，V_3在胸骨左缘第 4 肋间与左锁骨中线第 5 肋间相交处，V_5在左腋前线第 5 肋间，接上导联线。为了保证导电良好，可在引导电极部位涂上少许电极糊。导联线的连接方法是：红色：右手；黄色：左手；绿色：左足；黑色：右足（接地）；白色：V_1；蓝色：V_3；粉红色：V_5（图 4-19）。

（3）心电图机定标，用标准电压推动描笔向上移动 10mm，然后依次打开导联开关，记录 Ⅰ、Ⅱ、Ⅲ、aVR、aVL、aVF、V_1、V_3、V_5导联的心电图。

（4）取下心电图记录纸进行分析。

2. 心电图的分析

（1）波幅和时间的测量

①波幅：当1mV的标准电压使基线上移10mm时，纵坐标每一小格（1mm）代表0.1mV。测量波幅时，凡向上的波形，其波幅沿基线的上缘量至波峰的顶点；凡向下的波形，其波幅应沿基线的下缘量至波峰的底点。

②时间：心电图机的纸速由心电图机固定转速的马达所控制，一般分为25mm/s和50mm/s两档，常用的是25mm/s。这时心电图纸上横坐标的每一小格（1mm）代表0.04s。

（2）波形的辨认和分析

①心电图波形的分析：在心电图记录纸上辨认出P波、QRS波群和T波，并根据各波的起点确定P-R间期和Q-T间期。

②心率的测定：测定相邻的两个心动周期中P波与P波或R波与R波的间隔时间，按下列公式进行计算，求出心率。如心动周期的时间间距显著不等时，可将五个心动周期的P-P或R-R间隔时间加以平均，取得平均值，代入下列公式：心率（次/分）=60（秒）/P-P或R-R间隔时间（秒）。

③心律的分析：包括主导节律的判定、心律是否规则整齐、有无期前收缩或异位节律出现等。

【实验提示】

1. 描记心电图时，受试者静卧，全身肌肉放松，以免受肌电干扰。

2. 电极和皮肤应紧密接触，防止干扰和基线漂移。

三、人体动脉血压的测量

【实验目的】

学会测量人体动脉血压的原理与方法。

【实验对象和用品】

人，听诊器，血压计。

【实验步骤】

1. 熟悉血压计的结构。血压计有汞柱式、弹簧式和电子式，一般常用的是汞柱式血压计，它由水银检压计、袖带和橡皮充气球3部分组成。水银检压计是一个标有压力刻度的玻璃管，上端通大气，下端和水银槽相通。袖带为外包布套的长方形橡皮囊，它借橡皮管分别和检压计的水银槽及充气球相通。橡皮充气球是一个带有螺丝帽的橡皮囊，供充气、放气用。

2. 受试者脱去一侧衣袖，静坐5分钟以上。

3. 松开血压计橡皮球螺丝，驱出袖带内的残留气体，再旋紧螺丝。

4. 令受试者将前臂平放于桌上，与心脏在同一水平位，手掌向上。将袖带缠于上臂，其下缘至少在肘关节以上2cm，松紧适宜。

5. 将听诊器耳件塞入外耳道，其弯曲方向与外耳道一致，即略向前弯曲。

6. 在肘窝内侧，先用手指触及肱动脉脉搏，将听诊器胸件置于搏动处。

7. 测量收缩压：用橡皮球将空气打入袖带内，使检压计中的水银柱逐步上升到180mmHg 左右，随即松开气球螺丝，徐徐放气，减低袖带内的压力，在水银柱缓慢下降的同时仔细听诊。当听到第一声脉搏音时，水银柱所指刻度即为收缩压。正常成人安静状态时的收缩压为 100 ~ 120mmHg。

8. 测量舒张压：继续缓慢放气，声音先由低到高，然后由高变低，最后完全消失。在声音突然变弱的瞬间，检压计上水银柱的刻度即代表舒张压。正常成人舒张压为60 ~ 80 mmHg。血压记录常以"收缩压/舒张压"mmHg 表示。

9. 测量结束后，及时放出袖带内的气体，关闭开关。

【实验提示】

1. 测量应在安静的环境中进行，被测者应先休息并保持心情平静。

2. 受试者应脱去衣袖，以免袖口过紧，阻碍血液循环。

3. 动脉血压应连续测量 2 ~ 3 次，每次间隔几分钟，以最低一次的数值为准。

4. 不要将听诊器胸件置于袖带底进行测量。

四、家兔动脉血压的调节

【实验目的】

用直接法测量家兔血压，观察神经和体液因素对心血管活动的影响。

【实验对象和用品】

家兔，生物信号采集处理系统，压力换能器，保护电极，哺乳类动物手术器械，兔手术台，照明灯，万能支台，双凹夹，气管插管，动脉夹，三通开关，动脉插管，注射器（1mL、5mL、20mL），有色丝线，纱布，棉花，20% 氨基甲酸乙酯，1000U/mL 肝素生理盐水，1：10000 去甲肾上腺素，1：10000 肾上腺素，1：10000 乙酰胆碱，生理盐水。

【实验步骤】

1. **麻醉和固定** 取家兔，称重，在耳缘静脉缓慢注射 20% 氨基甲酸乙酯（5mL/kg）。麻醉后将兔仰卧于兔手术台上。

2. **手术**

（1）插入气管插管 用粗剪刀剪去颈部手术部位的毛，沿颈正中线做一 5 ~ 7cm 长的皮肤切口。钝性分离皮下组织及肌肉，暴露和分离气管。在气管下方穿一丝线备用，于甲状软骨下方 2 ~ 3cm 处做一倒 T 形切口，插入气管插管，用备用线结扎固定。

（2）分离颈部神经和血管 在气管两侧辨别并分离颈总动脉、迷走神经、交感神经和减压神经。三条神经中迷走神经最粗，交感神经次之，减压神经最细，常与交感神经紧贴在一起。分离后分别在各神经下方穿以不同颜色的丝线备用，颈总动脉下方穿两条线备用。

（3）插动脉插管 在左侧颈总动脉的近心端夹一动脉夹，然后结扎其远心端，动脉夹与结扎线之间相距至少2cm。用眼科剪刀在靠近结扎线处做一向心脏方向的斜形切口，将连于血压换能器的细塑料管（管内预先注入肝素以抗凝）向心脏方向插入动脉切口内，然后用备用的线结扎固定。小心松开动脉夹，即可见血液冲进动脉插管。

3. 实验装置的连接与使用

将血压换能器与生物信号采集系统的通道接口连接，刺激电极与系统的刺激输出端连接。打开生物信号采集系统，进入血压调节实验，描记血压。

4. 观察项目

（1）记录正常的血压曲线，辨认血压的一级波和二级波，有时可见三级波。

（2）用动脉夹夹闭右侧颈总动脉10~15秒，观察血压的变化。

（3）在游离的减压神经中部做双重结扎，在两结扎线中间剪断减压神经，分别用中等强度的电流刺激减压神经的中枢端和外周端，观察血压的变化。

（4）结扎并剪断右侧迷走神经，电刺激其外周端，观察血压的变化。

（5）由耳缘静脉注入1:10000肾上腺素0.3mL，观察血压的变化。

（6）由耳缘静脉注入1:10000去甲肾上腺素0.3mL，观察血压的变化。

（7）由耳缘静脉注入1:10000乙酰胆碱0.3mL，观察血压的变化。

【实验提示】

1. 麻醉药的注射量要准，速度要慢，以免过量过快引起动物死亡。

2. 手术过程中应尽量避免损伤血管，并注意及时止血，保证手术视野清楚。否则，会给辨认迷走、交感、减压三条神经增加难度。

3. 分离动脉和神经时切勿用有齿镊。

4. 注意保护神经，不要过度牵拉，并随时用生理盐水湿润。

5. 在整个实验过程中，要始终保持动脉插管与动脉的方向一致，防止刺破血管或引起压力传递障碍。

6. 实验中每观察一个项目，必须待血压恢复正常后，才能进行下一个项目。

7. 实验中注射的药物较多，要注意保护耳缘静脉。

第五章 呼 吸

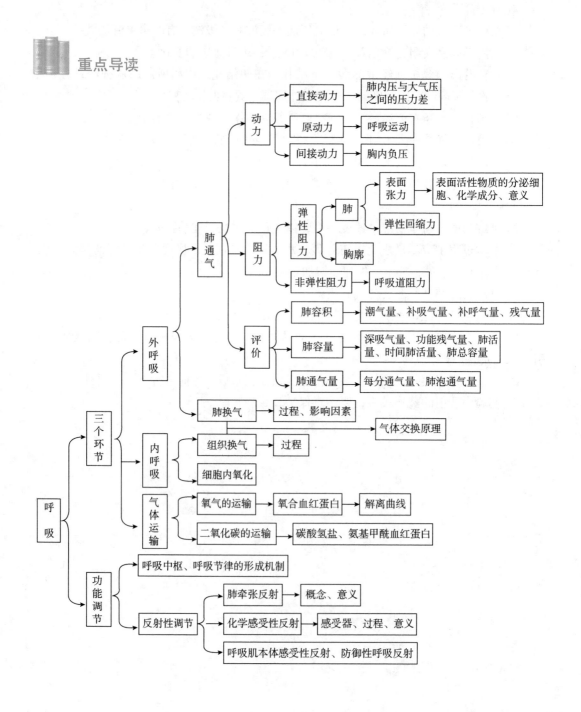

重点导读

机体与外界环境之间的气体交换过程称为呼吸（respiration）。通过呼吸，机体源源不断地从外界环境摄取新陈代谢所必需的 O_2，排出代谢所产生的 CO_2。呼吸是维持生命的基本生理过程之一。

呼吸过程依赖呼吸系统与血液系统共同完成，包括了三个密切联系又同时进行的环节：①外呼吸（external respiration）是指外界空气与肺泡之间和肺泡与肺毛细血管之间的气体交换，前者称为肺通气，后者称为肺换气；②气体在血液中的运输；③内呼吸（internal respiration）是指组织细胞与血液之间的气体交换，又称为组织换气，有时也将细胞内的氧化过程包括在内。

第一节　肺　通　气

肺通气（pulmonary ventilation）是指气体在肺与外界环境之间的流通过程。肺通气的结构基础包括呼吸道、肺泡和胸廓等。呼吸道由鼻、咽、喉、气管和支气管组成，发挥加温、加湿、过滤、清洁吸入气体的作用，是沟通肺泡与外界的通道；肺泡是气体与肺毛细血管交换的场所；胸廓则以其节律性的运动为肺通气提供动力。肺通气取决于推动气体流动的动力和阻止气体流动的阻力之间的相互作用，动力必须克服阻力，才能实现肺通气。

一、肺通气的动力

气体的流通靠气压差驱动，肺通气也不例外，直接动力是肺内压与大气压之间的压力差，而形成压力差的原动力是呼吸运动。胸膜腔内压可认为是间接动力。

（一）呼吸运动

呼吸肌收缩舒张引起胸廓扩大和缩小的运动称为呼吸运动（respiratory movement），包括吸气和呼气两个过程。吸气肌主要是膈肌和肋间外肌，呼气肌主要是肋间内肌和腹肌。此外，还有一些吸气辅助肌，如胸锁乳突肌、斜角肌、背肌、胸肌等。

呼吸运动的频率和深度常随机体代谢水平、活动状态的不同而变化。安静状态下呼吸运动的频率为 12~18 次/分，缓和平稳，称为平静呼吸（eupnea）。平静吸气时，钟罩形的膈肌顶部下移，使圆锥形的胸廓上下径增大，同时，因肋间外肌起自上一肋骨近脊椎端下缘，斜向前下方走行，止于下一肋骨近胸骨端上缘，收缩时，止点向起点运动，上提胸骨和肋骨，故肋间外肌收缩导致胸廓左右径和前后径增大。胸廓扩大，肺随之扩张而容积增大，肺内压低于大气压，外界气体顺压力差入肺，完成吸气。之后，吸气肌舒张，胸廓回位，肺容积缩小，肺内压高于大气压，气体由肺内流出，完成呼气（图5-1）。可见，在平静呼吸的过程中，吸气是主动的，呼气是被动的。

当机体活动量增大、吸入气中 CO_2 含量增加或 O_2 含量减少时，呼吸将加深、加快，此即用力呼吸（forced breathing）或深呼吸（deep breathing）。这时的吸气不仅有膈肌和肋间外肌参与收缩，还有吸气辅助肌参与，呼气时则有呼气肌等参与（图5-1）。故用力呼吸时，无论吸气还是呼气都是主动过程。临床上，患者出现呼吸困难时，不仅主观上感觉憋气，还可见呼吸运动加快、深度增大而致鼻翼扇动、张口抬肩等表现。

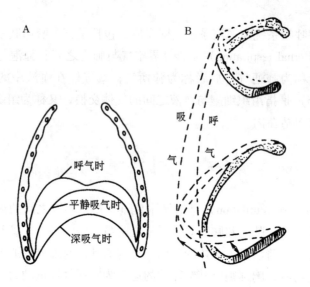

图 5 - 1　呼吸肌活动引起的胸腔容积变化示意图

在呼吸运动中，以肋间肌舒缩、胸部起伏为主的呼吸运动称为胸式呼吸（thoracic breathing），以膈肌舒缩、腹部起伏为主的呼吸运动称为腹式呼吸（abdominal breathing）。正常成人多见腹式和胸式混合呼吸，但小儿及男性以腹式呼吸为主，女性在妊娠时，因膈肌活动受限，以胸式呼吸为主。

（二）肺内压

肺内压（intrapulmonary pressure）是指肺泡内气体的压力。平静吸气之初，由于肺随胸廓扩大而容积增大，肺内压下降，较大气压低 0.13~0.27kPa（1~2mmHg），空气顺气压差进入肺泡，于是，肺内压逐渐升高，至吸气末，肺内压与大气压相等。此时，吸气在神经调节下刚好停止而开始转为呼气，肺容积缩小，肺内压高于大气压 0.13~0.27kPa（1~2mmHg），肺泡内气体顺气压差经呼吸道排出至外界，肺内压逐渐下降，至呼气末，肺内压降低到与大气压相等（图 5 - 2）。由此可知，在呼吸过程中，肺内压呈周期性的变化。

呼吸的深浅、缓急和呼吸道的通畅程度决定了肺内压变化幅度的大小。用力呼吸时，呼吸运动加深加快，肺内压的升降幅度也随之增大。呼吸道不通畅或阻塞时，呼吸阻力增大致肺内压变化幅度更大。如故意紧闭声门而尽力做强烈的呼吸运动，则呼气时肺内压增大至比大气压高 8.0~18.6kPa（60~140mmHg），吸气时可降低到 -4.0~-13.3kPa（-30~-100mmHg）。故当人自主呼吸停止时，可利用人工方法造成肺内压与大气压之间的压力差维持肺通气，此即人工呼吸的原理，如人工呼吸机、口对口人工呼吸等。进行人工呼吸时，需注意清除呼吸道内的异物、分泌物等，保持气道通畅。

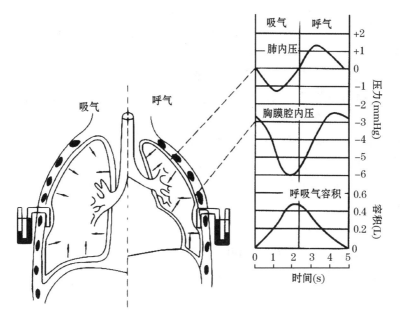

图 5-2 吸气和呼气时肺内压、胸膜腔内压、呼吸气容积的变化（右）
以及胸膜腔内压直接测量示意图（左）

（三）胸膜腔内压

1. 胸膜腔内压的概念 脏层胸膜和壁层胸膜紧密相贴，形成含有少量浆液的密闭的潜在腔隙，即胸膜腔，在平静呼吸过程中，无论吸气或呼气，其内的压力均低于大气压，故胸膜腔内压（intrapleural pressure）又称为胸内负压，简称胸内压。胸膜腔的浆液不仅发挥润滑作用，减少呼吸运动时胸膜间的摩擦，而且由于液体分子的吸附作用，使两层胸膜互相紧贴，不易分开，从而保证肺能随胸廓的扩大缩小而扩张回缩。

2. 胸膜腔内压的测定 胸内压的测量有两种方法。直接测量是用连有检压计的针头刺入胸膜腔，检压计的液面即可直接指示其压力（图 5-2）。直接测量法可能刺破脏层胸膜和肺，因此常采用间接测量法，让人吞下带有薄壁气囊的导管至下胸部食管内，测定食管内压反映胸内压。因为食管软而壁薄，所以能较好地反映胸内压，数值较为接近。

经测量，正常人胸内压平静呼气末为 -0.4 ~ -0.7kPa（-3 ~ -5mmHg），平静吸气末为 -0.7 ~ -1.3kPa（-5 ~ -10mmHg）（图 5-2）。用力吸气时可达 -4.0 ~ -10.7kPa（-30 ~ -80mm Hg），紧闭声门用力呼气，胸内压可以成正值。

3. 胸膜腔内压的形成及生理意义 胸膜腔密闭、少量浆液的吸附作用是胸内压形成的前提条件。壁层胸膜因受胸廓骨骼、肌肉等组织的保护而不受大气压的影响，因此胸内压实际上是由作用于脏层胸膜的两种压力间接形成的。其一是使肺扩张的肺内压，其二是肺组织因被动扩张而产生的弹性回缩力，其作用方向与肺内压相反。故胸膜腔内的实际压力可表示为：胸内压 = 肺内压 - 肺回缩力。

在平静吸气末或呼气末，肺内压与大气压相等，因此，胸内压 = 大气压 – 肺回缩力。若以大气压力为零位标准，肺处于静止状态时，胸内压 = – 肺回缩力。

综上所述，胸内负压是由肺回缩力形成的。从出生后的第一次呼吸开始，肺就被充气而始终处于扩张状态，建立了肺回缩力。吸气时肺扩张的程度增大，回缩力增大，胸内负压也增大；呼气时相反，胸内负压减小。但是，在平静呼气末的胸内压仍然为负值，这是因为在生长发育过程中，胸廓发育的速度比肺快，胸廓的自然容积大于肺的自然容积，所以即便在胸廓因呼气而缩小时，肺仍然处于扩张状态，只是扩张的程度较吸气时小。所以，正常情况下，肺总是表现出有回缩倾向，胸内压为负值。

胸内负压有重要的生理意义：①维持肺泡和小气道的扩张状态；②有助于胸腔大静脉和淋巴回流。

如果胸膜腔的密闭性被破坏，空气会立即进入胸膜腔，形成气胸。气胸时，胸内负压减小或消失，两层胸膜彼此分开，肺因回缩力而塌陷，严重影响通气功能；胸腔大静脉和淋巴回流也将受阻，甚至因呼吸、循环功能严重障碍而危及生命。

二、肺通气的阻力

呼吸肌运动所产生的动力必须克服阻力才能实现肺通气。肺通气阻力分为弹性阻力和非弹性阻力。弹性阻力（elastic resistance）是平静呼吸时的主要阻力，包括肺与胸廓的弹性阻力，约占总阻力的70%；非弹性阻力（non – elastic resistance）包括呼吸道阻力、惯性阻力与黏滞阻力，约占总阻力的30%。

（一）弹性阻力

外力作用于弹性物体使之变形时所遇到的对抗变形的力称为弹性阻力。弹性阻力大者不易变形，弹性阻力小者易变形。

1. 肺的弹性阻力 肺的弹性阻力约有2/3来自肺泡表面张力，1/3左右来自肺内弹力纤维，两者共同形成阻止肺扩张的力量。

（1）**肺泡表面张力** 成人肺约有3~4亿个肺泡，是直径80~250 μm的半球形小囊。肺泡的内表面覆盖着薄层液体，与肺泡内的气体形成液 – 气界面。由于液体分子间的吸引力大于液体与气体分子间的吸引力，使液 – 气界面有向液体内部尽量收缩的倾向，构成促进肺泡回缩的表面张力。根据Laplace定律，肺泡回缩压（P）与肺泡表面张力（T）成正比，而与肺泡半径（r）成反比，即 $P = 2T/r$。因此，大小不等而有孔道相连的肺泡，在相同表面张力的情况下，小肺泡的回缩压大于大肺泡，小肺泡内的气体不断流入大肺泡，造成小肺泡趋于缩小，甚至萎缩；大肺泡趋于膨胀，甚至破裂。但实际情况并非如此，这是由于肺泡液 – 气界面上存在着一种能降低肺泡表面张力的物质，即肺泡表面活性物质。

肺泡表面活性物质是肺泡Ⅱ型细胞合成、分泌的一种复杂的脂蛋白混合物，主要成分为二棕榈酰卵磷脂，以单分子层的形式分布在肺泡液体层表面，密度随肺泡的张缩而改变，可降低肺泡表面张力，维持肺泡呼吸功能的正常，其生理意义如下：①维持肺泡容积的相对稳定。肺泡缩小时，肺泡表面活性物质分布密度增大，对抗表面张力的能力增加，防止肺泡过度缩小；肺泡扩张时，其分布密度下降，使肺泡表面张力相应增大，不至于使肺泡过度扩张，从而使各肺泡的容积保持相对稳定。②防止体液在肺泡积聚。肺泡表面张力使肺泡回缩，肺组织间隙扩大，导致组织间隙静水压降低，从而使毛细血管滤出的液体过多而形成肺水肿，但由于肺泡表面活性物质的存在，降低了液体自肺毛细血管滤出的滤过压力，从而有效地防止了液体在肺泡的积聚，保证肺换气正常进行。③降低吸气阻力，使肺泡易于扩张。罹患肺炎、脓毒血症、败血症、肺血栓、休克等疾病或烧伤、溺水时，损伤了肺泡Ⅱ型细胞，导致肺泡表面活性物质减少而发生肺不张，可表现为急性呼吸衰竭，即急性呼吸窘迫综合征。

（2）肺弹性回缩力 相邻肺泡之间的薄层结缔组织构成肺泡隔，隔内有丰富的毛细血管网、弹力纤维及少量的胶原纤维等，使肺有一定的弹性回缩力。正常情况下，肺愈扩张弹性回缩力愈大，是吸气时的阻力；肺的弹性回缩力有促使肺缩小的倾向，是呼气时的动力。因此，肺弹性回缩力对维持肺泡和气道的稳定开放具有重要意义，肺气肿患者的弹性纤维被破坏，弹性回缩力减弱，肺泡气不易被呼出，造成肺内残余气量增加。

2. 胸廓的弹性阻力 处于自然位置的胸廓无变形，不表现出弹性阻力，只有当其扩张或缩小发生变形时，才表现出回到原来自然位置的弹性阻力。如果胸廓被牵引向内而缩小，其弹性阻力向外，是吸气的动力、呼气的阻力；如果胸廓被牵引向外而扩大，其弹性阻力向内，成为吸气的阻力、呼气的动力。所以，胸廓的弹性阻力与肺不同，既可能是吸气或呼气的阻力，也可能是吸气或呼气的动力，而肺的弹性阻力总是吸气的阻力。

（二）非弹性阻力

在平静呼吸的过程中，呼吸频率低，气流速度缓慢，惯性阻力与黏滞阻力较小，呼吸道阻力约占非弹性阻力的 80% ~ 90%，呼吸道阻力是气流通过呼吸道时气体分子间和气体分子与管壁间产生的摩擦阻力。

呼吸道阻力受气流速度、气流形式、气道口径等因素的影响。呼吸运动加深加快时，呼吸道阻力因气流速度的加快而增大，而且还因气流出现湍流增多而增大。气道口径的改变是影响呼吸道阻力的另一个重要因素，口径变小则呼吸道阻力增大，口径变大则呼吸道阻力减小。

三、肺通气功能的评价

评价肺通气功能的简便方法就是用肺量计记录并测定进出肺的气量。

（一）肺容积

肺容积（pulmonary volume）是指四种互不重叠的呼吸气量。

1. 潮气量 每次平静呼吸时吸入或呼出的气量称为潮气量（tidal volume，TV）。因一吸一呼，似潮汐涨落，故名潮气量。正常成年人平静呼吸时为 400 ~ 600mL，平均约 500mL。

2. 补吸气量　平静吸气末，再尽力吸气所能吸入的气量称补吸气量（inspiratory reserve volume，IRV），也称吸气储备量。正常成年人为1500～2000mL。

3. 补呼气量　平静呼气末，再尽力呼气所能呼出的气量称补呼气量（expiratory reserve volume，ERV），也称呼气储备量。正常成年人为900～1200mL。

4. 残气量　残气量（residual volume，RV）指最大呼气末存留于肺内的气量。正常成年人为1000～1500mL。

（二）肺容量

肺容量（pulmonary capacity）是肺容积中两项或两项以上的联合气量（图5-3），肺容积全部相加后等于肺总容量。

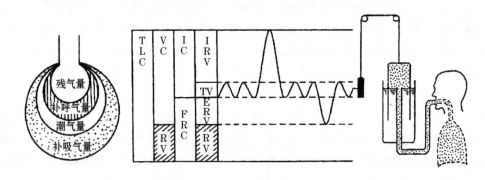

图5-3　肺容量及其组成与肺量计检测示意图

TV：潮气量；IRV：补吸气量；ERV：补呼气量；RV：残气量

FRC：功能残气量；IC：深吸气量；VC：肺活量；TLC：肺总容量

1. 深吸气量　从平静呼气末开始做最大吸气时所能吸入的气量为深吸气量（inspiratory capacity，IC）。补吸气量加潮气量为深吸气量，是衡量最大通气潜力的一个重要指标。胸廓、胸膜、肺组织和呼吸肌等病变可使深吸气量减少，从而降低最大通气潜力。

2. 功能残气量　（functional residual volume，FRC）是指平静呼气末肺内残存的气量，即补呼气量和残气量之和。它可缓冲每次呼吸时肺泡内 PO_2 和 PCO_2 的变化。

肺弹性降低、呼吸道狭窄致通气阻力增大时可使功能残气量增加。

3. 肺活量　一次最深吸气后，尽力呼气所能呼出的气量称为肺活量（vital capacity，VC），是补吸气量、潮气量和补呼气量三者之和。正常成年男性平均约为3500mL，女性约为2500mL。可反映人体一次通气的最大量，但因测定肺活量时不限制呼气的时间，且个体间差异较大，故该项指标尚不能充分反映肺通气功能的好坏。

4. 时间肺活量　为弥补肺活量指标的不足，提出时间肺活量（time vital capacity，TVC），又称用力肺活量（forced vital capacity，FVC），是指在最大吸气后，以最快的速度呼气所能呼出的最大气量。它是一项动态指标，不仅反映一次呼吸的最大通气量，还能反映呼吸时所遇阻力的变化，是评价肺通气功能的较好指标，正常情况下，其数值略小于肺活量。同时，临床还常测定用力呼气量（forced expiratory volume，FEV），与时间肺活量一起评估通气功能。用力呼气量指的是在测定时间肺活量的基础上，再分别测定呼气的第 1s、2s、3s 末所呼出气体的量（分别用 FEV_1、FEV_2、FEV_3 表示）占时间肺活量的百分数（分别用 $FEV_1\%$、$FEV_2\%$、$FEV_3\%$ 表示）。正常成年人 $FEV_1\%$ 约为 83%，$FEV_2\%$ 约为 96%，$FEV_3\%$ 约为 99%（图 5 - 4）。$FEV_1\%$ 的临床意义最大，$FEV_1\%$ 若低于 65%，则提示有一定程度的气道阻塞。

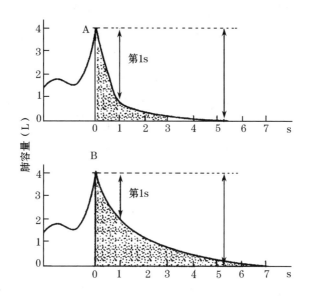

A：正常人　B：气道狭窄患者　纵坐标的"0"等于残气量

图 5 - 4　时间肺活量

5. 肺总容量　肺所能容纳的最大气量即为肺总容量（total lung capacity，TLC），它等于潮气量、补吸气量、补呼气量和残气量之和。正常成年男性平均约为 5000mL，女性约为 3500mL。

（三）肺通气量

1. 每分通气量　每分钟呼出或吸入肺的气体量称为每分通气量（minute ventilation volume）。其多少取决于呼吸深度和呼吸频率。即：每分通气量 = 潮气量×呼吸频率。

每分通气量随体内新陈代谢率的变化而变化。成人在平静呼吸时，呼吸频率为12 ~ 18 次/分，潮气量约为 500mL，每分通气量为 6 ~ 8L/min。人体以最大的呼吸深度和呼吸速度所达到的每分通气量称为最大通气量（maximal voluntary ventilation）。正常成人最大通气量可达 70 ~ 120L/min，它能反映肺通气功能的最大潜力，是评估个体能进行多大运动量的生理指标。

2. 无效腔和肺泡通气量　因呼吸性细支气管以上气道内的气体不参与气体交换，故将这部分呼吸道容积称为解剖无效腔（anatomical dead space），成年人约为 150mL。非平卧状态时，肺血管内的血液因重力作用而在肺的上部分布相对较少，导致进入肺泡内的这部分气体未参与气体交换，称为肺泡无效腔（alveolar dead space）。肺泡无效腔与解剖无效腔合称生理无效腔。健康人平卧时，生理无效腔等于或接近于解剖无效腔。因此，评价肺通气真正有效的气体交换量，应以肺泡通气量（alveolar ventilation）为准，其指的是每分钟吸入肺泡与血液进行气体交换的气量，计算公式为：肺泡通气量 ＝（潮气量－无效腔气量）× 呼吸频率。

如果某人的潮气量为 0.5L，解剖无效腔气量为 0.15L，则每次吸入肺泡的新鲜空气量是 0.35L，若呼吸频率为 12 次/分，则肺泡通气量为 4.2L/min。当潮气量减半而呼吸频率加倍或呼吸频率减半而潮气量加倍时，每分通气量不变，但肺泡通气量则发生很大变化（表 5–1）。浅快呼吸时的肺泡通气量比深慢呼吸时明显减少，从气体交换的效果看，适当深而慢的呼吸，使肺泡通气量增大，有利于气体交换。

表 5－1　不同呼吸频率和潮气量时的每分通气量和肺泡通气量

呼吸频率（次/分）	潮气量（L）	每分通气量（L/min）	肺泡通气量（L/min）
16	0.5	8.0	5.6
8	1.0	8.0	6.8
32	0.25	8.0	3.2

第二节　气体交换

呼吸气体的交换是指肺泡和肺毛细血管之间、血液和组织液之间 O_2 和 CO_2 的交换过程。这种交换通过气体的扩散完成。

一、气体交换的原理

（一）气体的扩散

扩散是指气体分子从分压高处向分压低处发生的净转移。动力是气体分压差（$\triangle P$）。外界环境的空气和肺泡气是混合气体，其中每种气体运动所产生的压力为该气体的分压（P），扩散的方向只取决于各气体本身的分压差，而不受其他气体及其他气体分压的影响。恒温条件下，每一气体的分压取决于其浓度，即用混合气体的总压力乘以该气体在混合气体中的容积百分比表示。溶解在液体中的气体从液体中逸出的力称为张力，相当于该气体在液体中的分压。

（二）气体的扩散速率及影响因素

单位时间内气体扩散的容积为气体扩散速率（diffusion rate，D）。影响因素包括以下几个方面。

1. 气体分压差　标准状态下空气的大气压力约为 101.3kPa（760mmHg），其中氮气（N_2）约占 79%，氧气（O_2）约占 20.96%，二氧化碳（CO_2）约占 0.04%，其中氮气分压（PN_2）为 80kPa（600mmHg），氧气分压（PO_2）为 21.2kPa（159mmHg），二氧化碳分压（PCO_2）为 0.04kPa（0.3 mmHg）。两个区域之间的某一种气体的分压差大，

则扩散快、扩散速率大；分压差小，则扩散慢、扩散速率小。安静状态下，肺泡、血液和组织各处 O_2 和 CO_2 的分压各不相同，见表 5-2。

表 5-2 海平面空气、肺泡气、血液和组织内 O_2 和 CO_2 的分压〔kPa（mmHg）〕

	空气	肺泡气	混合静脉血	动脉血	组织
PO_2	21.15（159）	13.83（104）	5.32（40）	13.3（100）	4.0（30）
PCO_2	0.04（0.3）	5.32（40）	6.12（46）	5.32（40）	6.65（50）

2. 气体的分子量及溶解度 分子量小的气体扩散较快，在相同条件下，气体扩散速率和气体分子量（MW）的平方根成反比。在液体中或气体与液体的交界面上，溶解度大的气体扩散快，与气体扩散速率成正比。溶解度（S）与分子量（MW）的平方根之比为扩散系数，它取决于气体分子本身的特性。CO_2 在血浆中的溶解度（51.5mL）比 O_2（2.14mL）大 24 倍，CO_2 的分子量（44）略大于 O_2 的分子量（32），两者分子量的平方根之比为 1.14∶1，所以 CO_2 的扩散系数约为 O_2 的 21 倍。

3. 扩散面积和距离 气体扩散速率与扩散面积（A）成正比，与扩散距离（d）成反比。

4. 温度 气体扩散速率与温度（T）成正比。

因此，气体扩散速率与各种因素的关系可表示为：

$$扩散速率（D）\propto \frac{分压差(\Delta P) \times 扩散面积(A) \times 温度(T) \times 气体溶解度(S)}{扩散距离(d) \times \sqrt{分子量(MW)}}$$

二、气体交换的过程

（一）肺换气

肺通气不断更新，保证肺泡内有可供交换的稳定气量。肺换气的结构基础是呼吸膜。呼吸膜（respiratory membrane）是位于肺泡与肺毛细血管血液之间的组织结构，厚度仅为 $0.2 \sim 0.6 \mu m$，通透性大，能让脂溶性的 O_2、CO_2 和 N_2 等气体分子自由扩散。人两肺呼吸膜的总面积可达 $70m^2$。呼吸膜在电子显微镜下可分为 6 层，自肺泡内表面向外依次为：含表面活性物质的液体层、肺泡上皮细胞层、上皮基底膜层、肺泡上皮与毛细血管膜之间的间质层、毛细血管基膜层和毛细血管内皮细胞层（图 5-5）。

当混合静脉血流经肺毛细血管时，其 PO_2 为 5.32kPa（40mmHg），比肺泡气的 PO_2 低，肺泡气中的 O_2 便顺此分压差由肺泡向血液扩散；混合静脉血的 PCO_2 约为 6.12kPa（46mmHg），肺泡气的 PCO_2 约为 5.32kPa（40mmHg），所以，CO_2 以相反的方向由血液扩散进入肺泡。O_2 和 CO_2 的扩散非常迅速，仅需约 0.3 秒即可达到平衡。通常情况下，血液流经肺毛细血管的时间约为 0.7 秒，即当血液流经肺毛细血管全长的 1/3 时，静脉血就已变成了动脉血（图 5-6）。

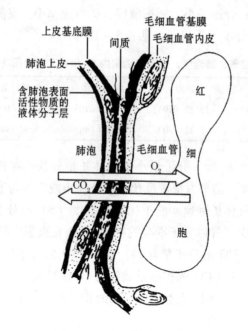

图 5－5　呼吸膜结构示意图

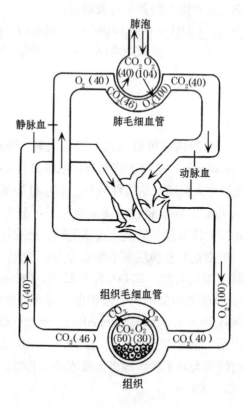

图 5－6　肺换气和组织换气示意图

图中括号内的数字为气体分压，单位是 mmHg

（二）影响肺换气的因素

影响肺换气的因素除气体分压差外，还有气体溶解度、扩散面积、扩散距离、气体分子量及温度等。其中气体溶解度、温度和分子量的影响，前文已述及，现扼要介绍扩散面积和扩散距离等因素的影响。

1. 呼吸膜面积和厚度 在肺部，呼吸膜面积是肺泡与毛细血管血液进行气体交换的扩散面积。呼吸膜的厚度是气体的扩散距离，正常呼吸膜很薄，对气体的通透性很大。安静状态下，有效使用的呼吸膜扩散面积约为 $40m^2$，而在运动或代谢增强时，因肺毛细血管舒张和开放的数量增多，扩散的有效面积可增大到 $70m^2$ 以上。肺不张、肺实变、肺气肿等肺组织病变，或者肺毛细血管口径变小、阻塞均可使扩散面积减小，降低气体的交换速率。另外，肺炎、肺纤维化、肺水肿等导致呼吸膜增厚，气体扩散距离增大而使交换速率减小。

2. 通气/血流比值 每分钟肺泡通气量（V_A）与每分钟肺血流量（Q）的比值称为通气/血流比值（ventilation/perfusion ratio，V_A/Q）。因为肺泡气体交换是在肺泡和肺泡周围毛细血管之间通过呼吸膜来完成的，因此其交换效率不仅受呼吸膜的影响，而且也受肺泡通气量、肺血流量以及两者比值的影响。正常人安静时肺泡通气量约为 4.2L/min，肺血流量约为 5L/min，则肺的平均通气/血流比值（V_A/Q）为 0.84，此时的匹配最为合适，即流经肺部的混合静脉血能充分地进行气体交换，都变成动脉血。但必须指出，正常成年人直立时，由于重力作用，肺尖部血流量减少较通气量减少更显著，V_A/Q 可增大到 3.3；而肺底部血流量增加较通气量增加更显著，V_A/Q 可降低至 0.63。肺整体或局部的通气/血流比值增大，均说明通气过度或血流减少，表示有部分肺泡气不能与血液充分进行气体交换，使生理无效腔增大；如果因通气不良或血流过多，导致通气/血流比值减小，则表示有部分静脉血未能充分进行气体交换而混入动脉血中，如同发生了动－静脉短路。以上两种情况都使气体交换的效率或质量下降，因此 V_A/Q 比值可作为评价肺换气功能的指标。

（三）组织气体交换过程

在组织内，由于 O_2 被细胞利用，PO_2 降到 4.0kPa（30mmHg）以下，组织代谢产生的 CO_2 可使 PCO_2 上升至 6.65kPa（50mmHg）以上。当动脉血流经组织毛细血管时，O_2 便顺分压差由血液向组织扩散，CO_2 则由组织向血液扩散，动脉血因失去 O_2 和得到 CO_2 而变成了静脉血（图 5-6）。CO_2 的分压差虽不如 O_2 的分压差大，但它的扩散速率比 O_2 快，故仍能迅速完成气体交换。

第三节 气体在血液中的运输

通过肺换气，O_2 扩散到肺毛细血管中，经血液循环运至全身各组织，供组织代谢需要；与此同时，细胞内氧化代谢所产生的 CO_2 经过组织换气，进入体循环毛细血管中，经血液循环运至肺，排出体外。因此，肺换气和组织换气通过血液循环运输气体相互联系。

一、氧和二氧化碳在血液中的存在形式

O_2 和 CO_2 在血液中都有两种存在形式，即物理溶解和化学结合。从表 5 - 3 中 O_2 和 CO_2 的结合量来看，血液运输 O_2 和 CO_2 的主要形式是化学结合，物理溶解的量较小，但从气体交换的角度来看，物理溶解却起着十分重要的作用。因为气体交换时，气体进入血液，需要首先溶解于血浆提高自身张力，然后才能进一步进行化学结合。反之，血液中的气体释放时，也要首先通过物理溶解使其在血浆中的张力下降，才能由结合状态解离出来，而且张力降低有利于继续释放气体。此外，这部分溶解的气体，可刺激呼吸运动的化学感受器，在反射性调节中起着至关重要的作用。总之，生理状态下，气体在溶解状态和结合状态之间保持动态平衡，是血液运输 O_2 和 CO_2 的重要前提。

表 5 - 3　血液中 O_2 和 CO_2 的含量（mL/L）

	动脉血			静脉血		
	物理溶解	化学结合	合计	物理溶解	化学结合	合计
O_2	3.0	200.0	203.0	1.2	152.0	153.2
CO_2	26.2	464.0	490.2	30.0	500.0	530.0

二、氧的运输

血液中 98.5% 的 O_2 与血红蛋白（Hb）以化学结合的形式存在于红细胞内，以物理溶解形式运输的极少，仅占 1.5%。在 O_2 足够，即 $PO_2 \geq 100mmHg$ 的情况下，1g 血红蛋白最多可结合 1.34mL 的 O_2。血液中 O_2 绝大部分与血红蛋白结合，每升血液中血红蛋白所能结合的最大 O_2 量称为血氧容量或氧容量（oxygen capacity）。氧容量与血液中 Hb 的浓度关系密切。若以血红蛋白的质量浓度为 150g/L 血液计算，氧容量应为 150 × 1.34 = 201mL/L 血液。但实际上，血液的含氧量并非都能达到最大值。每升血液的实际含氧量，称为氧含量（oxygen content）。氧含量主要受 PO_2 的影响。正常情况下，动脉血氧分压较高，氧含量约为 194mL/L 血液；静脉血氧分压较低，氧含量仅为 144mL/L 血液。氧含量占氧容量的百分数，称为血氧饱和度，简称氧饱和度（oxygen saturation）。按此计算，动脉血氧饱和度约为 98%，静脉血氧饱和度约为 75%。

（一）氧与血红蛋白的可逆结合

血液中的 O_2 主要是以氧合血红蛋白（HbO_2）的形式存在。1 分子血红蛋白含 4 分子 Fe^{2+}，因此可与 4 分子 O_2 结合，结合能力很强，但它们结合时 Hb 中的 Fe^{2+} 没有发生电子转移，仍保持 Fe^{2+} 状态，故不属于氧化，而是一种可逆性的结合，生理学上称为氧合（oxygenation）。氧合与氧化不同，其特点是既能迅速结合又能迅速解离。血液 PO_2 的高低是决定其结合或是解离的关键因素。当血液流经肺时，肺泡 PO_2 高，O_2 从肺

泡扩散入血液，使血中 PO_2 升高，促使 O_2 与 Hb 结合，形成 HbO_2；当血液流经组织时，组织 PO_2 低，O_2 从血液扩散入组织，使血液中 PO_2 降低，HbO_2 迅速解离释放出 O_2，以供组织利用，成为去氧血红蛋白。以上过程可用下式表示：

$$Hb+O_2 \xrightleftharpoons[PO_2低（组织）]{PO_2高（肺）} HbO_2$$

氧合血红蛋白呈鲜红色，去氧血红蛋白呈蓝紫色，故当血液中去氧血红蛋白含量达 50g/L 以上时，在皮肤、口唇、甲床等毛细血管丰富的表浅部位可出现青紫色，称为发绀（cyanosis）。发绀是缺氧的表现，但缺氧不一定出现发绀。如某些严重贫血的患者虽有缺氧的表现，但因血液中的血红蛋白含量大幅减少而使去氧血红蛋白达不到 50g/L 血液，所以也可以不出现发绀。反之，某些高原性红细胞增多症的人，其血液中血红蛋白含量显著增多，即使不缺氧，因去氧血红蛋白可超过 50g/L 血液，也会出现发绀。此外，由于 CO 与血红蛋白的亲和力比 O_2 大 210 倍，一旦空气中 CO 浓度持续增高可致 CO 中毒，形成大量樱桃红色的一氧化碳血红蛋白（HbCO），使血红蛋白丧失与 O_2 结合的能力，造成人体严重缺氧，但去氧血红蛋白并不增多，患者可不出现发绀。故而，对 CO 中毒患者进行现场处置时，需尽快通风，降低空气中 CO 的浓度，并将患者迅速搬离，送高压氧舱治疗。

（二）氧解离曲线

氧解离曲线（oxygen dissociation curve）是反映氧分压与血氧饱和度关系的曲线。在一定范围内，血氧饱和度与氧分压成正相关，但并非完全的线性关系，而是呈近似"S"形的曲线，根据其特点及意义，曲线可分为三段（图 5 -7）。

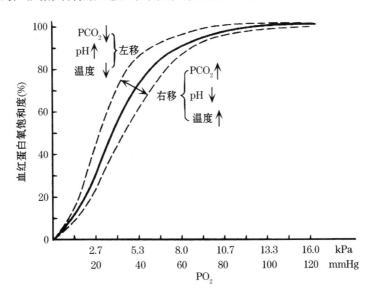

图 5 -7　氧解离曲线及其主要影响因素示意图

1. 曲线上段 PO_2 在 $60 \sim 100mmHg$ 之间，曲线较平坦，说明血氧饱和度较稳定，受 PO_2 变化的影响较小，意味着 Hb 与 O_2 结合。PO_2 在 $100mmHg$ 时，血氧饱和度约为 98%；当 PO_2 降至 $80mmHg$ 时，血氧饱和度下降很少，为 96%；PO_2 降至 $60mmHg$ 时，血氧饱和度仍可保持在 90%。因此，在高原地区生活的居民或当呼吸系统疾病导致 V_A/Q 比值减小时，只要 PO_2 不低于 $60mmHg$，血氧饱和度就可维持在 90% 以上，从而为机体提供必需的 O_2。同时，若吸入气中 PO_2 大于 $100mmHg$，血氧饱和度变化却很小，最多能增加 2.0%，故而此时仅靠提高吸入气中 PO_2 并无助于 O_2 的摄取。

2. 曲线中段 PO_2 在 $40 \sim 60mmHg$ 之间，曲线较陡，说明血氧饱和度随 PO_2 的下降而下降，意味着 HbO_2 解离而释放 O_2。PO_2 为 $40mmHg$，即相当于混合静脉血的 PO_2 时，血氧饱和度约为 75%，血氧含量约为 $14.4mL/100mL$ 血液，即每 $100mL$ 血液流经组织时释放了 $5mL$ O_2。

3. 曲线下段 PO_2 在 $15 \sim 40mmHg$ 之间，曲线陡直，说明 PO_2 稍有下降，血氧饱和度就显著降低，意味着较多的 O_2 从 HbO_2 中解离而释放出来，有利于在低氧环境中为组织细胞提供足够的 O_2。如剧烈运动时，每 $100mL$ 血液能供给组织约 $15mL$ O_2，为安静时的 3 倍。罹患慢性阻塞性肺病的患者动脉血 PO_2 较低，但只要吸入少量 O_2，就可明显提高血氧饱和度和血氧含量，故常采用低流量吸氧以有效缓解症状。

（三）影响氧解离曲线的因素

血液 PCO_2、pH 值和温度是影响氧解离曲线的主要因素。血液中 PCO_2 升高，pH 值减小，温度升高，血红蛋白与 O_2 的亲和力降低，O_2 的释放增多，氧解离曲线右移（图 5 -7）；反之，血红蛋白与 O_2 的亲和力增加而 O_2 的释放减少，氧解离曲线左移（图 5 - 7）。

此外，在低氧环境中，红细胞通过无氧糖酵解形成 2，3 - 二磷酸甘油酸（2，3 - DPG），也可导致氧解离曲线右移，这有利于人体对低氧环境的适应。

三、二氧化碳的运输

CO_2 的溶解度虽然较 O_2 大，但每升静脉血液中溶解的 CO_2 也只有 $30mL$（$1.3mmol$），仅占血液中 CO_2 总量的 5%，其余 95% 以碳酸氢盐和氨基甲酰血红蛋白两种化学结合形式运输。

（一）碳酸氢盐

血液中约占总量 88% 的 CO_2 以此种形式运输。当血液流经组织时，组织细胞生成的 CO_2 扩散并先溶解于血浆，使血浆 PCO_2 迅速升高，从而导致 CO_2 迅速扩散入红细胞。在红细胞内高浓度碳酸酐酶的催化作用下，CO_2 与 H_2O 结合形成 H_2CO_3，H_2CO_3 又迅速解离成 H^+ 和 HCO_3^-。红细胞膜对 HCO_3^-、Cl^- 通透性极高，因此，细胞内生成的 HCO_3^- 除小部分与细胞内的 K^+ 结合成 $KHCO_3$ 外，大部分从细胞内向细胞外扩散，进入血浆与

Na^+结合生成$NaHCO_3$，与此同时，血浆中的Cl^-向细胞内转移，保持红细胞内外电荷的平衡，此现象称为氯转移。红细胞中生成的HCO_3^-与血浆中Cl^-的互换，既可避免HCO_3^-在细胞内堆积，又保障了上述反应连续进行，最终有利于CO_2的运输。由于红细胞膜对正离子的通透性极小，在上述反应中，H_2CO_3解离出的H^+不能伴随HCO_3^-外移，同时HbO_2解离，释放O_2，解离出的Hb与H^+结合，形成HHb（图5-8）。由此可见，进入血浆的CO_2最后主要以$NaHCO_3$的形式在血浆中运输，而HCO_3^-主要是在红细胞内生成的。

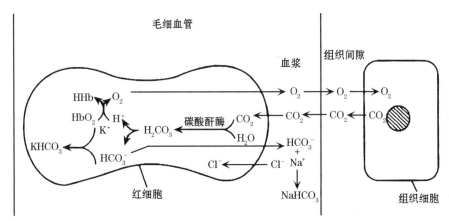

图5-8 CO_2以碳酸氢盐形式运输的示意图

上述反应是完全可逆的，反应的方向取决于PCO_2的高低。当静脉血流至肺泡时，静脉血PCO_2高于肺泡内，因此，血浆中溶解的CO_2扩散入肺泡。同时，红细胞内的$KHCO_3$所解离出的HCO_3^-与H^+在碳酸酐酶的作用下，合成H_2CO_3，H_2CO_3再在该酶的作用下，分解为CO_2和H_2O，CO_2则从红细胞扩散入血浆进行补充；另一方面，血浆中的$NaHCO_3$分解出HCO_3^-，进入红细胞以补充被消耗的HCO_3^-。最终，CO_2以$KHCO_3$和$NaHCO_3$的形式运输到肺泡，进而扩散入肺泡，排出体外。

（二）氨基甲酰血红蛋白

进入红细胞中的CO_2还能直接与Hb的氨基结合，形成氨基甲酰血红蛋白（HHbN-HCOOH）。该反应是可逆的，且无须酶的催化，反应迅速，但去氧血红蛋白与CO_2的结合能力较强，故CO_2与血红蛋白的结合与HbO_2的解离密切相关，二者同时进行，即在组织处HbO_2中O_2的释放可促进血红蛋白与CO_2的结合，形成大量的氨基甲酰血红蛋白。而Hb与O_2结合为HbO_2，促使氨基甲酰血红蛋白解离，即在肺部，由于HbO_2形成，迫使已结合的CO_2解离，扩散入肺泡。可见，氨基甲酰血红蛋白的反应主要受氧合作用的影响。以上过程可用下式表示：

$$HbNH_2O_2 + H^+ + CO_2 \underset{组织}{\overset{肺}{\rightleftharpoons}} HHbNHCOOH + O_2$$

以氨基甲酰血红蛋白形式运输的 CO_2 量，虽然只占运输总量的 7%，但在肺部排出的 CO_2 总量中，约有 18% 是由氨基甲酰血红蛋白所释放，可见这种形式的运输对 CO_2 的排出有重要意义。

第四节　呼吸运动的调节

为了维持内环境 PO_2、PCO_2 和 pH 的动态平衡，人体不仅在低位脑干的控制下产生自发的节律性自主呼吸，还可通过大脑皮层有意识地控制呼吸频率、深度等，进行随意呼吸。可见，正常节律性呼吸运动源自中枢神经系统的调节。

一、呼吸中枢与呼吸节律的形成

(一) 呼吸中枢

呼吸中枢 (respiratory center) 是指中枢神经系统内产生和调节呼吸运动的神经细胞群，这些神经元分布在中枢神经系统的各级水平，但基本呼吸节律产生于低位脑干。

低位脑干指脑桥和延髓。在动物的中脑和脑桥之间横断脑干后（图 5-9，A 平面），呼吸节律不改变；但在延髓和脊髓之间横断后（图 5-9，D 平面），呼吸立即停止。结果说明呼吸节律起源于低位脑干。如在脑桥上、中部之间横断后（图 5-9，B 平面），呼吸变深变慢，如再切断两侧颈部迷走神经，吸气明显延长，说明脑桥上部存在抑制吸气的中枢，称为呼吸调整中枢 (pneumotaxic center)。在脑桥和延髓之间横断后（图 5-9，C 平面），仍存在节律不规则的喘息样呼吸 (gasping)，不受切断迷走神经的影响，说明延髓存在着可独立产生呼吸节律的基本中枢。

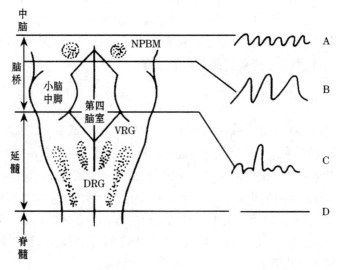

图 5-9　不同平面横切脑干后的呼吸变化示意图

NPBM：臂旁内侧核；DRG：背侧呼吸组；VRG：腹侧呼吸组

1. 延髓呼吸中枢 延髓有管理呼吸活动的基本中枢。在延髓，呼吸神经元主要集中分布在背内侧和腹外侧两个区域，分别称为背侧呼吸组（DRG）和腹侧呼吸组（VRG）。背侧呼吸组主要含吸气神经元，其轴突下行投射至脊髓颈、胸段，支配膈肌和肋间外肌，兴奋时引起吸气。腹侧呼吸组有吸气和呼气两类神经元，轴突下行投射至脊髓，支配膈肌，肋间内、外肌和腹壁肌，还有部分轴突随舌咽神经和迷走神经传出，控制咽喉部辅助呼吸肌的活动。

2. 脑桥呼吸中枢 脑桥上部有呼吸调整中枢。脑桥内呼吸神经元相对集中于脑桥背侧前端的臂旁内侧核（NPBM）及相邻的 Kölliker‐Fuse（KF）核，合称 PBKF 核群。它们与延髓呼吸神经元之间有双向联系，形成调控呼吸的神经元回路。实验证明，切断迷走神经和损毁脑桥呼吸神经元都可导致吸气活动延长，提示其作用为限制吸气，促使吸气向呼气转换。

呼吸除受延髓、脑桥呼吸中枢控制外，还受脑桥以上中枢部位的影响，如大脑皮层、边缘系统、下丘脑等。大脑皮层可通过皮层脊髓束和皮层脑干束控制呼吸运动神经元的活动，以保证其他重要的与呼吸相关活动的完成，如说话、唱歌、哭笑、咳嗽、吞咽、排便等。

（二）呼吸节律的形成

呼吸肌属骨骼肌，由躯体神经支配，无自律性，但在一般情况下，呼吸运动是不受意识支配的。这种自主的呼吸节律是如何形成的，一直是呼吸生理研究的课题之一。至今虽已肯定，呼吸节律源于低位脑干，主要在延髓，但其形成的机制尚未完全阐明。关于呼吸节律形成的机制有许多假说，目前被多数人接受的是中枢吸气活动发生器和吸气切断学说（图 5–10）。该学说认为，吸气和呼气活动的节律性转换是延髓内呼吸神经元网络间神经元相互作用的结果。在延髓有一个中枢吸气活动发生器（延髓背侧呼吸组）和由多种呼吸神经元构成的吸气切断机制。当中枢吸气活动发生器自发地兴奋时，其冲动沿轴突传出至脊髓吸气运动神经元，引起吸气动作。与此同时，发生器的兴奋也可通过三条途径使吸气切断机制兴奋，即：①加强脑桥呼吸调整中枢的活动；②增加肺牵张感受器的传入冲动；③直接兴奋吸气切断机制。当吸气切断机制被激活后，以负反馈的形式终止中枢吸气活动发生器的活动，从而使吸气转为呼气。此假说解释了平静呼吸时，吸气相向呼气相转换的可能机制，但是关于中枢吸气活动发生器的自发兴奋的机制，呼气相如何转换为吸气相，以及用力呼吸时，呼气又是如何由被动转为主动的等等，尚不能解释，有待进一步研究。

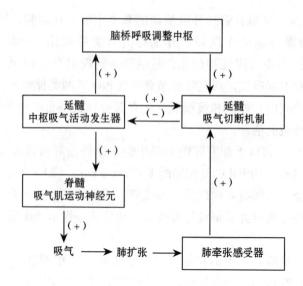

图 5 – 10 呼吸节律形成模式图

（＋）表示兴奋；（－）表示抑制

二、呼吸运动的反射性调节

呼吸运动的反射性调节是指各种感受器接受内外环境刺激而兴奋后，冲动传入中枢神经系统，使呼吸深度、频率发生相应改变的过程。

（一）肺牵张反射

肺牵张反射（pulmonary stretch reflex）又称为黑 – 伯反射（Hering – Breuer reflex），是由肺扩张或肺缩小引起吸气抑制或吸气兴奋的反射。包括肺扩张反射和肺萎陷反射。感受器是分布于气管到细支气管平滑肌中的牵张感受器。

1. 肺扩张反射 肺充气或扩张时引起吸气抑制的反射称为肺扩张反射。吸气时，肺扩张牵拉感受器兴奋，冲动沿迷走神经传入延髓，吸气切断机制兴奋，终止吸气而转为呼气。正常成年人潮气量大于 800mL 时才引起该反射，而平静呼吸时，其并不参与呼吸调节。肺扩张反射的生理意义是防止吸气过度、加速吸气向呼气转换，进而调节呼吸的频率与深度。但在肺炎、肺充血、肺水肿及肺栓塞等病理情况下，肺顺应性降低，患者需用力吸气，导致过度牵拉牵张感受器，引起肺扩张反射，使呼吸变得浅快。

2. 肺萎陷反射 肺缩小时引起吸气兴奋的反射称为肺萎陷反射。传入神经纤维走形于迷走神经干中。只有当肺过度缩小萎陷时才引发该反射，对平静呼吸的调节作用极其微弱，但对防止呼气过度和肺不张有一定意义。

（二）化学感受性反射

化学感受性反射是指动脉血或脑脊液中 PO_2、PCO_2 和 H^+ 的浓度变化，刺激化学感受器，引起呼吸中枢活动改变，从而调节呼吸频率与深度的反射。该反射经常发挥作用，保证肺通气量正常，维持血液 PO_2、PCO_2 和 H^+ 水平相对恒定。

1. 化学感受器　化学感受性反射的感受器包括外周和中枢两类。颈动脉体和主动脉体为外周化学感受器，并以颈动脉体为主，感受动脉血中 PO_2、PCO_2 或 H^+ 浓度的变化。当动脉血中 PO_2 降低、PCO_2 升高或 H^+ 浓度升高时，刺激外周化学感受器兴奋，冲动经窦神经和主动脉神经传入延髓呼吸中枢，反射性引起呼吸加深、加快。中枢化学感受器位于延髓腹外侧浅表部位，与外周化学感受器不同，其适宜性刺激是脑脊液和局部细胞外液中的 H^+。外周血中的 H^+ 不易通过血 – 脑屏障，故外周血 pH 值的变动对中枢化学感受器的刺激作用较小，但外周血中的 CO_2 能迅速通过血 – 脑屏障，在碳酸酐酶的作用下，CO_2 与 H_2O 形成 H_2CO_3，解离出 H^+，从而兴奋中枢化学感受器。PO_2 降低不能兴奋中枢化学感受器。

2. CO_2、H^+ 和 O_2 对呼吸的调节

（1）CO_2　是调节呼吸最重要的生理性化学因素。一定水平的 PCO_2 对维持呼吸中枢的兴奋性是必要的。人如果过度通气，可发生呼吸暂停，就是由于 CO_2 排出过多，使血液中 CO_2 浓度降低的缘故。一定范围内动脉血 PCO_2 的升高，可以加强对呼吸的刺激作用，使呼吸加深、加快，肺通气量增加，CO_2 的排出增加（图 5 – 11）。但当动脉血 PCO_2 过高时，压抑中枢神经系统包括呼吸中枢的活动，引起呼吸困难、头痛、头昏，甚至昏迷，出现 CO_2 麻醉。

CO_2 兴奋呼吸的作用，是通过刺激中枢化学感受器和外周化学感受器两条途径实现的，但以前者为主。

（2）H^+　动脉血中 H^+ 浓度增高，可导致呼吸加深、加快，肺通气量增加；H^+ 浓度降低时，呼吸受到抑制（图 5 – 11）。虽然中枢化学感受器对 H^+ 的敏感性较高，约为外周化学感受器的 25 倍，但由于 H^+ 不易通过血 – 脑屏障，因此，血液 H^+ 对呼吸的影响，主要是通过外周化学感受器而实现的。

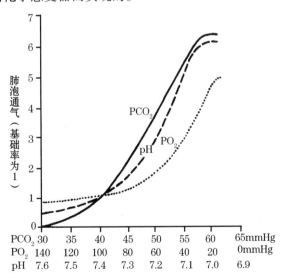

图 5 – 11　改变动脉血液 PCO_2、PO_2、pH 三因素之一
而维持另外两个因素正常时的肺泡通气反应

（3）O_2　吸入气 PO_2 降低时，肺泡气、动脉血 PO_2 都随之降低，可引起呼吸增强，肺通气量增加（图 5 - 11），但需动脉血中 PO_2 降低到 10.6kPa（80mmHg）以下时，才有明显效应。可见，动脉血 PO_2 对正常呼吸的调节作用不大，仅在特殊情况下，低氧刺激才具有重要意义。

低氧对呼吸的刺激作用完全是通过外周化学感受器实现的。切断动物外周化学感受器的传入神经，急性低氧的呼吸兴奋反应消失，反而出现呼吸抑制现象，表明低氧既可通过刺激外周化学感受器以反射的方式兴奋呼吸中枢，又可对呼吸中枢进行直接抑制。总效应取决于二者效应的总和。在严重低氧时，外周化学感受性反射不足以克服低氧对中枢的抑制作用，将导致呼吸障碍。

综上所述，当血液 PCO_2 升高、PO_2 降低、H^+ 浓度升高时，分别都有兴奋呼吸的作用，尤以 PCO_2 的作用显著。但在整体情况下，往往是以上一种因素的改变会引起其他因素相继改变或几种因素同时改变。三者相互影响、相互作用，既可发生总和而加大，也可相互抵消而减弱。如 PCO_2 升高时，H^+ 浓度也随之升高，两者的作用发生总和，使肺通气反应较单独 PCO_2 升高时为大。H^+ 浓度增加时，因肺通气量增大使 CO_2 排出增加，所以 PCO_2 下降，H^+ 浓度也有所降低，两者可部分抵消 H^+ 兴奋呼吸的作用。PO_2 下降时，也因肺通气量增加，呼出较多的 CO_2，使 PCO_2 和 H^+ 浓度下降，从而减弱低氧的刺激作用。

（三）呼吸肌本体感受性反射

肌梭是呼吸肌的本体感受器，机械牵拉是其适宜性刺激。当呼吸肌被拉长或梭内肌收缩时，肌梭兴奋，冲动经背根传入脊髓中枢，反射性地引起呼吸运动增强，称为呼吸肌本体感受性反射。该反射在维持正常呼吸运动中起一定的作用，尤其在运动状态或气道阻力加大时，可反射性地加强呼吸肌的收缩力，克服气道阻力，以维持正常的肺通气功能。

（四）防御性呼吸反射

呼吸道的鼻、咽、喉、气管、支气管黏膜受到化学或物理性刺激时所引起的一系列保护性呼吸反射称为防御性呼吸反射。

1. 咳嗽反射　作为最常见的防御反射，其感受器包括机械性与化学性两类，位于喉、气管和支气管黏膜中。感受器受刺激而兴奋后，冲动经迷走神经传入延髓呼吸中枢，引起一系列协调、有序的反射性效应。先有短促的深吸气，随即紧闭声门，呼气肌强烈收缩，使肺内压迅速升高，然后突然开启声门，气体快速由肺内冲出，以排除呼吸道内的异物或分泌物。

2. 喷嚏反射　与咳嗽反射类似，不同之处是，其感受器在鼻黏膜，传入神经是三叉神经，发生反射时，引起轻微的吸气动作，同时腭（悬雍）垂下降，舌压向软腭，而不是声门关闭，并产生爆发性呼气，使高压气体由鼻腔急促喷出，以清除鼻腔内的刺激物。

思 考 题

1. 何谓呼吸? 简述呼吸的三个环节。
2. 何谓胸膜腔内压? 如何形成? 有何生理意义?
3. 在每分通气量相同的条件下, 为什么深而慢的呼吸有利于肺换气?
4. 肺泡表面活性物质是由什么细胞分泌的? 其化学成分和生理意义是什么?
5. 简述评价肺通气功能的主要指标。
6. 试述肺泡的气体交换过程, 并分析影响肺泡气体交换的因素。
7. 试述 CO_2、H^+ 和 O_2 对呼吸调节的影响。

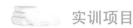 实训项目

呼吸运动的调节

【实验目的】

1. 学习呼吸运动的记录方法。
2. 观察不同因素对兔呼吸运动的影响, 并分析其作用机制。

【实验对象和用品】

家兔, 哺乳动物实验成套器械和用品、生物信号采集系统、张力换能器、刺激电极、20mL 和 5mL 注射器各 1 支、玻璃分针、纱布、丝线、双凹夹、万能支台、兔解剖台、50cm 长橡皮管 1 条、CO_2 球囊、带球囊的钠石灰瓶、20% 氨基甲酸乙酯、1% 肝素、3% 乳酸、生理盐水。

【实验步骤】

1. 麻醉和固定 取兔, 称重, 在耳缘静脉缓慢注射 20% 氨基甲酸乙酯 (5mL/kg), 麻醉后仰卧位固定于兔解剖台上。

2. 手术

(1) 插入气管插管 用粗剪刀剪去颈部手术部位毛, 沿颈正中线做一 5~7cm 长的皮肤切口。分离皮下组织及肌肉, 暴露和分离气管。在气管下方穿一条较粗的线备用, 于甲状软骨尾侧 2~3cm 处做倒 T 形切口, 插入气管插管, 用备用线结扎固定。

(2) 分离迷走神经 在气管两侧辨别并分离双侧迷走神经。分离后分别在两侧迷走神经下方穿一条丝线标记备用。完成后用热生理盐水纱布覆盖切口部位。

(3) 游离剑突软骨 切开胸骨下端剑突部位的皮肤, 并沿腹白线切开约 2cm 左右, 打开腹腔。用纱布轻轻将内脏沿膈肌向下压, 暴露出剑突软骨和剑突骨柄, 辨认剑突内侧面附着的两块膈小肌, 仔细分离剑突与膈小肌之间的组织并剪断剑突骨柄 (注意压迫止血), 使剑突完全游离。此时可观察到剑突软骨完全跟随膈肌舒缩而上下自由移动。

(4) 实验装置的连接与使用 用三棱缝针钩住剑突软骨, 使游离的膈小肌经剑突软骨和张力换能器相连接。张力换能器再与生物信号采集系统的通道接口连接, 刺激电极与系统的刺激输出端连接。打开生物信号采集系统, 进入"呼吸调节"实验, 描记

呼吸运动曲线。

3. 观察项目

（1）平静呼吸　记录麻醉状态下的呼吸运动曲线，认清曲线上升支、下降支与吸气相、呼气相的对应关系。

（2）增加吸入气中 CO_2 的浓度　CO_2 球囊的导气管口对准气管插管，逐渐松开螺旋夹，使 CO_2 随吸入气缓慢进入气管，观察呼吸运动及曲线的变化。

（3）低氧　气管插管的侧管与带球囊的钠石灰瓶相连，伴随呼吸，球囊内的 O_2 减少，而呼出的 CO_2 被钠石灰吸收。一段时间之后，导致低氧但 CO_2 含量没有增加。观察呼吸运动及曲线的变化。

（4）增大解剖无效腔　将 50cm 的橡皮管连接至气管插管上，观察呼吸运动及曲线的变化。

（5）血液酸性物质增多　用 5mL 注射器由耳缘静脉快速推注 3% 乳酸 2mL，观察呼吸运动及曲线的变化。

（6）剪断迷走神经　轻轻提起一侧迷走神经的标记线，打结之后于外周端剪断，观察呼吸运动及曲线的变化；再提起另一侧迷走神经剪断，观察呼吸运动及曲线的变化。

（7）刺激迷走神经中枢端　用中等强度的电流（参考：串刺激，串长 6s，波宽 2ms，幅度 1V，频率 30H_z）刺激迷走神经中枢端，观察呼吸运动及曲线的变化。

【实验提示】

1. 精确控制麻醉药的注射量，推注时匀速缓慢，以免导致家兔死亡。

2. 气管插管前，应将气管分泌物清理干净；手术过程中应尽量避免损伤血管，并注意及时止血，保持手术视野清楚。

3. 分离动脉和神经时切勿用有齿镊。

4. 注意保护神经，不要过度牵拉，并随时用生理盐水润湿。

5. 为便于自身对照及互相对照，气管插管的侧管口径应始终保持一致。施加因素时间不宜过长，动物出现效应后，应立即去掉施加因素，待呼吸运动恢复正常后再进行下一项观察。

6. 经耳缘静脉注射乳酸时，应避免乳酸外漏所引起的动物躁动。

第六章　消化和吸收

 重点导读

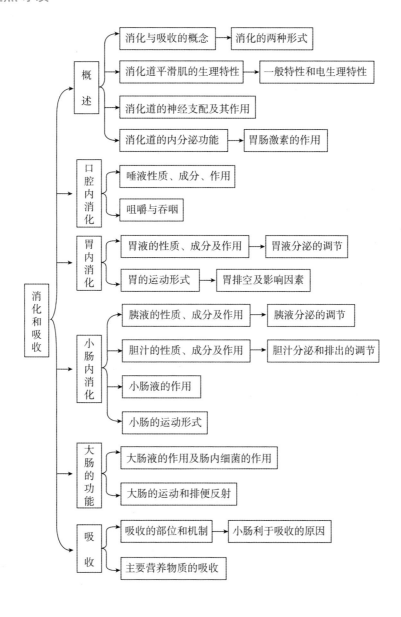

第一节　概　　述

一、消化与吸收的概念

人体在进行新陈代谢的过程中，不仅要从外界环境中摄取氧气，还必须从外界摄取营养物质，以供机体进行各种生命活动的需要。营养物质来自食物，包括蛋白质、脂肪、糖类、水、无机盐和维生素。其中水、无机盐和大多数维生素可以直接被人体吸收利用；蛋白质、脂肪和糖类等结构复杂的大分子有机物，必须先在消化道内分解成为结构简单的小分子物质，如氨基酸、甘油、脂肪酸和葡萄糖等，才能通过消化道黏膜进入血液循环。食物在消化道内被分解为小分子物质的过程，称为消化（digestion）。消化包括机械性消化和化学性消化两个密切相关的过程。通过消化道的运动，将食物研磨，与消化液充分混合并将其向消化道远端推送的过程，称为机械性消化（mechanical digestion）；通过消化液中消化酶的作用，将食物中的大分子分解为可吸收的小分子物质的过程，称为化学性消化（chemical digestion）。两种消化方式同时进行，相互配合，使食物被彻底分解。消化后的小分子物质以及水、无机盐和维生素通过消化道黏膜，进入血液或淋巴液的过程，称为吸收（absorption）。不能被消化和吸收的食物残渣，最后以粪便的形式排出体外。

二、消化道平滑肌的生理特性

除口、咽、食管上段和肛门外括约肌是骨骼肌外，大部分消化道的肌组织是平滑肌。消化道平滑肌与其他肌组织一样，也具有兴奋性、传导性和收缩性，但由于其结构、生物电活动和功能不同又有其自身的特点。

（一）一般生理特性

1. 兴奋性较低，收缩缓慢　消化道平滑肌的兴奋性较骨骼肌低，其收缩的潜伏期、收缩期和舒张期所占用的时间均比骨骼肌长得多，且变异很大。

2. 自动节律性低且不规则　将离体的消化道平滑肌置于适宜的环境中，能自动呈现节律性的收缩，但其节律不如心肌那样规则，且收缩缓慢，频率也较低。

3. 紧张性收缩　消化道平滑肌经常处于微弱而持久的收缩状态，即具有一定的紧张性。这可使消化道各部分，如胃、肠等保持一定的形态和位置，使消化道的管腔内保持一定的基础压力。此外，消化道平滑肌的各种收缩活动都是在紧张性收缩的基础上发生的。

4. 富有伸展性　消化道平滑肌能适应机体的需要做很大程度的伸展，这一特性的生理意义在于使中空的消化器官特别是胃，能容纳大量食物而不发生明显的压力变化。

5. 对某些刺激的敏感性　消化道平滑肌对电灼、切割刺激不敏感，但对牵拉、温度和化学刺激较敏感。如微量的乙酰胆碱可使其强烈收缩，微量的肾上腺素则使其舒张。消化道内酸、碱变化以及内容物的机械牵张均可引起平滑肌的收缩，成为消化道推进运动或排空的自然刺激因素。

（二）电生理特性

消化道平滑肌电活动的形式比骨骼肌和心肌复杂，可记录到静息电位、慢波电位和动作电位三种形式（图 6-1）。

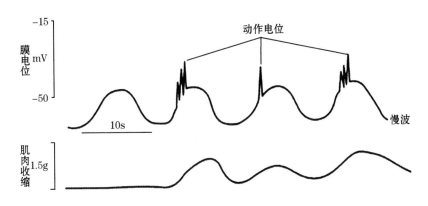

图 6-1　消化道平滑肌的电活动与收缩之间的关系

1. 静息电位　消化道平滑肌细胞的静息电位很不稳定，波动较大，其测定值较低，约为 -60 ~ -50mV。静息电位的形成主要与 K^+ 由膜内向膜外扩散和生电性钠泵活动有关。

2. 慢波电位　消化道平滑肌细胞在静息电位的基础上，可自发地产生周期性的去极化和复极化，形成缓慢的节律性电位波动，称之为慢波电位（slow wave）或基本电节律（basic electric rhythm，BER）。其波幅变动在 5 ~ 15mV 之间，持续时间为数秒至十几秒，频率亦随消化道部位的不同而异，如胃体约为 3 次/分，十二指肠为 11 ~ 12 次/分，回肠末端 8 ~ 9 次/分。慢波电位起源于纵形肌，以电紧张形式扩布到环行肌。它本身不引起肌肉收缩，但它产生的去极化可使膜电位接近于阈电位水平，一旦达到阈电位，便可触发动作电位产生。

3. 动作电位　与神经和骨骼肌的动作电位不同，消化道平滑肌的动作电位是在慢波电位的基础上发生的，常叠加在慢波电位的峰顶，其产生主要依赖 Ca^{2+} 内流。由于平滑肌动作电位发生时 Ca^{2+} 内流的速度已足以引起平滑肌的收缩，因此，峰电位与收缩之间存在很好的相关性。慢波电位上动作电位数目越多，收缩幅度也越大，每个慢波电位上所出现锋电位的数目，可作为收缩力大小的指标（图 6-1）。

慢波电位、动作电位和平滑肌收缩的关系可简要归纳为：平滑肌的收缩是继动作电位之后产生的，而动作电位则是在慢波电位去极化的基础上发生的。因此，慢波电位本身虽不能引起平滑肌的收缩，但却被认为是平滑肌收缩的起步电位，是平滑肌收缩节律的控制波，它决定平滑肌蠕动的方向、节律和速度。

三、消化道的神经支配及其作用

人体的消化道除口腔、咽、食管上段及肛门外括约肌受躯体运动神经支配外，其余部位均受位于消化道壁内的神经丛和自主神经的支配。

（一）壁内神经丛

消化道的壁内神经丛包括位于纵行肌和环行肌之间的肌间神经丛和位于黏膜下层的黏膜下神经丛。这些神经丛包括许多神经节细胞、感觉细胞和神经纤维，它们连接在一起，形成一个完整的胃肠局部反射系统（图 6-2）。其感觉纤维分布于胃肠壁内和黏膜上的感受器，它们的有效刺激是牵拉或充胀胃肠、pH 变化或食物的特殊化学成分，感觉细胞的传出纤维与神经丛内的其他细胞发生突触联系，其效应细胞有平滑肌细胞、外分泌细胞和内分泌细胞。这样一个局部反射系统调节着胃肠活动。例如，胃肠蠕动就是通过肌间神经丛的局部反射而产生的。在切断胃肠道外来的迷走神经和交感神经后，蠕动仍然可以产生，但局部神经丛被麻痹后，蠕动就消失。

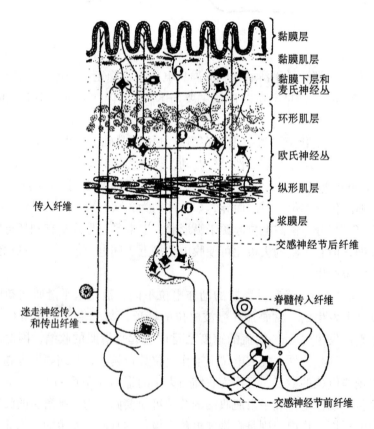

图 6-2　胃肠壁内神经丛及其与外来神经的联系

（二）自主神经

自主神经包括交感神经和副交感神经，其中副交感神经对消化功能的影响更大（图6-3）。

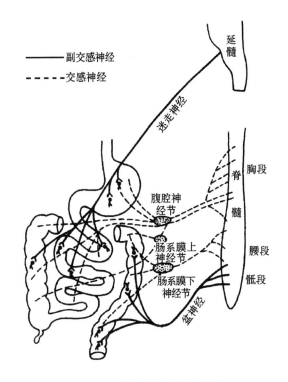

图6-3 胃肠的自主神经支配

1. 交感神经 支配胃肠道的交感神经节前纤维从胸腰段脊髓侧角发出，经过交感神经节更换神经元，节后纤维分布到胃肠的壁内神经丛、平滑肌、血管和外分泌细胞。交感神经节后纤维末梢释放去甲肾上腺素，可减少消化道的运动和消化腺的分泌，但可引起消化道括约肌的收缩。

2. 副交感神经 胃肠道的副交感神经主要来自脑干发出的迷走神经，远端结肠的副交感神经则来自脊髓骶段发出的盆神经。它们的节前纤维进入胃肠壁后，在壁内神经丛更换神经元，节后纤维分布到胃肠壁平滑肌和腺细胞。多数节后纤维末梢释放乙酰胆碱，激活 M 受体，可增加消化道的运动和消化腺的分泌，却使消化道括约肌松弛。少数节后纤维末梢可能释放肽类物质，可能对效应器起抑制作用。

四、消化道的内分泌功能

消化系统除有消化和吸收功能外，某些消化器官还能分泌多种胃肠激素，具有重要的内分泌功能。

在胃肠黏膜内散在分布有大量内分泌细胞，可合成和释放很多种生物活性物质，统称胃肠激素（表6-1）。胃肠激素的生理作用有很多，主要可归纳为：①调节消化腺分泌和消化道运动：这是胃肠激素最基本的生理作用，如促胃液素主要是刺激胃腺分泌和胃的运动；而缩胆囊素主要是促进胰液和胆汁分泌，增强小肠运动。②调节其他激素释放：大多数胃肠激素都有促进胰岛素释放的作用，尤其是抑胃肽的刺激作用最强。③营养作用：一些胃肠激素可增强消化道组织细胞的代谢，并有促进其生长的作用。如促胃液素可刺激胃的泌酸区和十二指肠黏膜细胞中 RNA、DNA 的合成，从而促进胃肠黏膜组织的生长、增殖；缩胆囊素能加速胰的外分泌腺体组织的生长等。

表 6 - 1　三种胃肠激素的主要作用及引起释放的因素

激　素	主要生理作用	引起释放的主要因素
促胃液素	促进胃液（以胃酸和胃蛋白酶原为主）、胰液、胆汁分泌，加强胃肠运动和胆囊收缩，促进消化道黏膜生长	迷走神经兴奋、胃幽门和小肠上部蛋白质的分解产物
促胰液素	促进胰液（以分泌 H_2O 和 HCO_3^- 为主）、胆汁、小肠液分泌和胆囊收缩，抑制胃肠运动和胃液分泌	小肠上部的盐酸、蛋白质分解产物、脂酸钠
缩胆囊素	促进胃液、胰液（以消化酶为主）、胆汁、小肠液分泌，加强胃肠运动、胆囊收缩及胰腺外分泌组织生长	小肠上部蛋白质分解产物、脂酸钠、盐酸、脂肪

第二节　口腔内消化

消化过程从口腔开始。在口腔内，食物经咀嚼被磨碎，再经舌的搅拌使食物与唾液充分混合，形成食团。食物在口腔内停留的时间一般只有 15 ~ 20 秒钟，唾液中的消化酶对食物有较弱的化学消化作用。

一、唾液分泌

唾液是腮腺、颌下腺、舌下腺以及口腔黏膜散在的小唾液腺分泌的混合液。

（一）唾液的性质和成分

唾液为无色无味近于中性（pH 值为 6.6 ~ 7.1）的低渗液体。正常成人每日分泌量约为 1.0 ~ 1.5L，其中水约占 99%，其余成分主要是黏蛋白、球蛋白、尿素、尿酸、唾液淀粉酶、溶菌酶等有机物和少量无机盐。

（二）唾液的作用

唾液的主要作用有：①湿润口腔和溶解食物，利于咀嚼、吞咽，并引起味觉。②清洁和保护口腔，清除口腔中的残余食物，冲淡、中和进入口腔的有害物质，溶菌酶还有杀菌作用。③唾液淀粉酶可使淀粉分解为麦芽糖，此酶发挥作用的最适 pH 值为 6.9。食物在口腔内停留的时间较短，食物进入胃后，唾液淀粉酶还可继续作用直到胃内容物的 pH 值变为 4.5，使唾液淀粉酶失去活性为止。④排泄某些物质，如铅、狂犬病毒等。

（三）唾液分泌的调节

唾液分泌的调节完全是神经反射，包括非条件反射和条件反射。支配唾液腺的传出神经有交感神经和副交感神经。副交感神经兴奋时，其末梢释放乙酰胆碱，激活唾液腺细胞膜 M 受体，结果分泌量多而稀薄的唾液。交感神经兴奋时，其末梢释放去甲肾上腺素，激活唾液腺细胞膜 β 受体，结果分泌量少而黏稠的唾液。

进食过程中食物对口腔产生的机械、化学、温度等刺激引起非条件反射，兴奋沿第 V、VII、IX、X 对脑神经中的传入纤维传至延髓唾液分泌初级中枢、下丘脑和大脑皮层等处高级中枢，然后经传出神经（主要是副交感神经）到达唾液腺，引起唾液分泌。

在上述非条件反射的基础上，进食的环境、食物的形状、颜色、香味等都可成为条件刺激形成条件反射，引起唾液分泌，"望梅止渴"即是一个例子。人在进食时的唾液分泌，既有非条件反射又有条件反射的调节。

二、咀嚼与吞咽

（一）咀嚼

咀嚼是咀嚼肌群依次收缩所组成的复杂的反射性活动，咀嚼运动中牙齿将食物切割、磨碎，经舌的搅拌，食物与唾液充分混合形成食团，便于吞咽，且有利于化学性消化的进行。咀嚼运动增强食物对口腔内各种感受器的刺激，反射性地引起消化道下段的运动和胃液、胰液及胆汁的分泌，为食物的进一步消化做好了准备。

（二）吞咽

吞咽是指食团由口腔经食管进入胃的过程，也是一种复杂的反射动作。根据食团在吞咽时所经过的部位，吞咽动作可分为三期。

第一期：由口腔到咽，是随意动作。主要靠舌的运动将食物推向咽部。

第二期：由咽到食管上端，这是通过食团刺激软腭所引起的一系列急速反射动作。包括软腭上升，咽后壁突向前方，堵塞鼻咽通道。同时声带内收，喉头升高并紧贴会厌，封闭咽至气管的通道，此时呼吸暂停，喉头前移，食管上口张开，食团经咽进入食管。

第三期：沿食管下行入胃，由食管蠕动完成。蠕动（peristalsis）是指由中空器官的平滑肌顺序收缩而产生的向前推进的波形运动，是消化道普遍存在的运动形式。食团前方是舒张波，后方为收缩波，于是食团被推挤向前运行，当蠕动波到达食管下端时，贲门舒张，食团入胃。

在食管和胃之间，虽然在解剖上并不存在括约肌，但用测压法可观察到，在食管与胃贲门连接处以上，有一段长为 4～6cm 的高压区，其内压力一般比胃高出 5～10mmHg，是正常情况下阻止胃内容物逆流入食管的屏障，起到了类似生理性括约肌的作用，通常将此段食管称为食管－胃括约肌。当食物经过食管时，刺激食管壁上的机械感受器，可反射性地引起食管－胃括约肌舒张，食物便能进入胃内。食物入胃后引起的促胃液素释放，则可加强该括约肌的收缩，这对于防止胃内容物逆流入食管具有一定的作用。

从吞咽开始至食物到达贲门所需的时间，与食物的性状及人体的体位有关。液体食物需 3～4 秒，糊状食物约 5 秒，固体食物较慢，需 5～8 秒，一般不超过 15 秒。

第三节　胃内消化

成人胃容量为 1~2L，对食物有暂时贮存和初步消化的功能。胃液的化学性消化使蛋白质初步分解，胃运动的机械性消化将入胃的食团变成食糜后，被逐渐推送到十二指肠。

一、胃液的分泌

胃黏膜是一个复杂的分泌器官，含有三种管状外分泌腺和多种内分泌细胞。胃的外分泌腺有贲门腺、泌酸腺（位于胃底和胃体）及幽门腺。胃液由这三种腺体和胃黏膜上皮细胞的分泌物所构成。胃黏膜内还含有多种内分泌细胞，如分泌促胃液素的 G 细胞、分泌生长抑素的 D 细胞和分泌组胺的肥大细胞等。

（一）胃液的性质、成分和作用

纯净的胃液是一种无色透明的酸性液体，pH 值为 0.9~1.5。正常成人每日分泌量为 1.5~2.5L。胃液除含大量水外，还含有盐酸、胃蛋白酶原、黏液、内因子等重要成分。

1. 盐酸　胃液中的盐酸又称胃酸，是壁细胞分泌的，有游离酸和结合酸（与蛋白质结合）两种形式，纯净胃液中绝大部分为游离酸。正常人空腹时的盐酸排出量（基础酸排出量）为 0~5mmol/h。在食物或药物（促胃液素或组胺）的刺激下，盐酸排出量可达 20~25mmol/h。男性的酸分泌大于女性，50 岁以后分泌量下降。盐酸排出量取决于壁细胞的数量及功能状态，是评价胃分泌能力的一项指标。

胃液中的 H^+ 浓度比血浆中的高 300 万~400 万倍，胃液中的 Cl^- 浓度较血浆中的高 1.7 倍，表明 H^+ 和 Cl^- 都是逆浓度差主动分泌的。壁细胞内物质代谢产生的 H_2O 解离成 OH^- 和 H^+，H^+ 借助细胞顶端分泌小管膜上的 H^+ 泵（也称质子泵）主动转运至小管内，而 OH^- 被细胞内 H_2CO_3 解离出的 H^+ 中和生成水。因壁细胞内含有丰富的碳酸酐酶（CA），使 CO_2 和 H_2O 迅速结合生成 H_2CO_3，进而解离成 H^+ 和 HCO_3^-，H^+ 被上述的 OH^- 中和生成水，HCO_3^- 借载体运出胞外进入血液，同时血液中的 Cl^- 运入胞内，然后 Cl^- 再通过分泌小管膜上的特异性 Cl^- 通道进入小管腔，与 H^+ 结合形成 HCl，进入胃腺腔（图 6-4）。临床可用质子泵抑制剂治疗胃酸分泌过多引起的疾病。

盐酸的作用有：①激活胃蛋白酶原，并提供胃蛋白酶发挥作用所需的酸性环境；②使食物中的蛋白质变性，易被水解；③可抑制和杀死随食物进入胃内的细菌；④进入小肠后能促进胰液、胆汁和小肠液的分泌；⑤胃酸进入小肠形成的酸性环境，有助于小肠对铁和钙的吸收。

若盐酸分泌过少，会引起消化不良；若分泌过多，对胃和十二指肠黏膜会有损害。这可能是引起溃疡的原因之一。

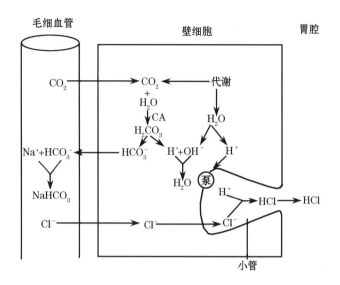

图 6 - 4 壁细胞分泌盐酸示意图

2. 胃蛋白酶原 是泌酸腺的主细胞分泌的，不具活性，入胃后，在盐酸的作用下转变为有活性的胃蛋白酶。已激活的胃蛋白酶对胃蛋白酶原也有激活作用。胃蛋白酶使食物蛋白质水解，产生胨和胨及少量多肽和氨基酸。胃蛋白酶的最适 pH 值为 2.0。随着 pH 值的增高，其活性会降低，当 pH 值超过 6.0 时即失活。

3. 黏液 是由黏膜表面的上皮细胞、泌酸腺的黏液颈细胞，以及贲门腺和幽门腺共同分泌的，富含糖蛋白。黏液覆盖于胃黏膜的表面，形成约 $500\mu m$ 厚的凝胶层。胃黏液具有润滑作用，可减少坚硬食物对胃黏膜的机械性损伤。黏液与胃黏膜上皮细胞分泌的 HCO_3^- 一起构成"黏液 - 碳酸氢盐屏障"（图 6 - 5）。该屏障使胃黏膜表面处于中性或偏碱性状态，防止胃酸和胃蛋白酶对胃黏膜侵蚀。酒精、乙酸和阿司匹林类药物、肾上腺素及幽门螺旋杆菌等均可损伤胃黏膜表面的屏障，引起胃炎或溃疡。

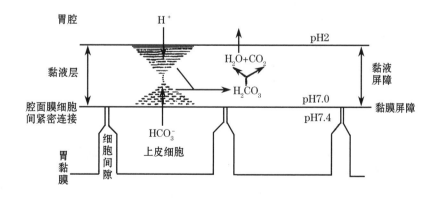

图 6 - 5 胃黏液 - 碳酸氢盐屏障示意图

4. 内因子 由壁细胞分泌的一种糖蛋白。内因子与食入的维生素 B_{12} 结合，形成一种复合物，保护维生素 B_{12} 不被水解酶破坏，促进其在回肠的吸收。若缺乏内因子（如胃大部切除等），维生素 B_{12} 则吸收不良，影响红细胞的生成，造成巨幼红细胞性贫血。

（二）胃液分泌的调节

1. 基础胃液分泌 空腹（餐后 12~24h）时的胃液分泌称为基础胃液分泌，胃液分泌的量少，酸度也较低。

2. 消化期胃液分泌 进食刺激引起胃液大量分泌，称为消化期胃液分泌。消化期胃液分泌可按食物刺激部位的先后分为：头期、胃期和肠期。这三个时期同时发生，又相互重叠。

（1）头期胃液分泌 食物刺激头面部（眼、鼻、耳、口腔、咽、食管等）的感受器引起胃液分泌，称头期胃液分泌。头期胃液分泌包括条件反射和非条件反射两种机制。条件反射是由食物的形象、气味、进食的环境以及与进食有关的语言等刺激了视、嗅、听觉感受器而引起的；非条件反射是当咀嚼和吞咽食物时，刺激了口腔和咽部的化学和机械感受器而引起的。这些反射的传入神经与进食引起唾液分泌的传入神经相同。反射中枢包括延髓、下丘脑、边缘叶和大脑皮层等。迷走神经是它们共同的传出神经。迷走神经兴奋后，除了通过其末梢释放乙酰胆碱直接引起胃腺细胞分泌外，还可引起胃窦黏膜 G 细胞释放促胃液素，后者通过血液循环刺激胃腺分泌。因此，头期胃液分泌包括神经和神经 - 体液两种调节机制。

头期分泌的胃液特点是：分泌量多，酸度高，胃蛋白酶原的含量高，因而消化力强。

（2）胃期胃液分泌 食物入胃后继续刺激胃液分泌，其机制主要是：①食物对胃的扩张刺激可作用于胃壁内的感受器，通过迷走 - 迷走神经反射、壁内神经丛短反射，以及通过壁内神经丛引起胃幽门部的 G 细胞释放促胃液素等途径引起胃腺分泌。②食物中蛋白质的分解产物直接兴奋 G 细胞，刺激促胃液素释放而引起胃腺分泌。

胃期胃液分泌的特点是：胃液分泌量占整个消化期的 60%，酸度高，但胃蛋白酶原含量低，故消化力比头期弱。

（3）肠期胃液分泌 食糜进入小肠后引起的胃液分泌。食糜的机械扩张和化学刺激作用于十二指肠黏膜，促进释放促胃液素、肠泌酸素，引起胃液分泌。肠期的胃液分泌以体液调节为主。

肠期胃液分泌的特点是：分泌量少，约占进食后胃液分泌总量的 10%，酶原含量也少。

3. 抑制胃液分泌的因素 精神、情绪以及与进食有关的负面刺激，都可通过中枢神经系统反射性地减少胃液分泌。盐酸、脂肪和高渗溶液则是胃肠道内抑制胃液分泌的三个重要因素。

（1）盐酸 当胃肠内的盐酸达到一定浓度（如胃幽门部的 pH 值为 1.2~1.5，十二指肠内的 pH 值为 2.5）时，胃腺的分泌活动受到抑制，这是胃腺分泌的一种负反馈调节机制，对调节胃酸水平有重要意义。

（2）脂肪 进入十二指肠的脂肪及其水解产物引起抑胃肽和缩胆囊素的释放，两者对胃酸分泌有抑制作用。

（3）高渗溶液 十二指肠内的高渗溶液对胃分泌也有抑制作用，其途径有两条：刺激十二指肠渗透压感受器，通过肠－胃反射抑制胃液分泌；通过刺激小肠黏膜释放上述抑制性激素来抑制胃液分泌。

二、胃的运动

（一）胃的运动形式

1. 容受性舒张 当机体咀嚼和吞咽食物时，食物刺激咽、食管等处的感受器，反射性地引起胃底和胃体部肌肉舒张，这种舒张使胃能适应大量食物的涌入，且胃内压不会明显升高，以完成贮存食物的功能。

2. 紧张性收缩 胃壁平滑肌经常保持着一定程度的收缩状态，其意义在于维持胃内一定的压力和胃的形状、位置。当胃内充满食物时，紧张性收缩加强，产生的压力有助于胃液渗入食物和促进食糜向十二指肠移行。

3. 蠕动 食物进入胃内约 5 分钟后，胃即开始蠕动，蠕动波从胃体中部开始，逐渐推向幽门（图 6－6）。蠕动开始时不太明显，越近幽门，收缩越强。蠕动波的频率约为 3 次/分，约需 1 分钟到达幽门。胃蠕动可使胃液与食物充分混合，食团变成半流体食糜，有利于化学消化，并推送食糜分批通过幽门进入十二指肠。

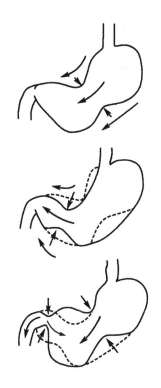

图 6－6 胃的蠕动示意图

（二）胃排空

胃内容物被排入十二指肠的过程称为胃排空（gastric emptying）。食物入胃后 5 分钟开始胃排空。一般而言，流体食物比固体食物排空快，颗粒小的食物比颗粒大的食物排空快。在三种主要营养物质中，糖类排空最快，蛋白质次之，脂肪最慢。人们日常的食物多是混合性的，一次用餐的食物由胃完全排空一般需 4~6 小时。

胃排空主要取决于胃和十二指肠之间的压力差，压力差的大小取决于胃内压的变化。胃的运动是促进胃排空的原动力，胃内食物促进胃运动，可加速胃排空。十二指肠内容物刺激肠壁感受器，通过肠－胃反射抑制胃运动；进入十二指肠的盐酸、脂肪等物质还刺激小肠黏膜释放促胰液素、抑胃肽等抑制胃运动，都可延缓胃排空。随着肠内盐酸被中和，食物的消化产物被吸收，上述抑制胃运动的因素也逐渐减弱，胃的运动又开始逐渐加强，推送一部分食糜进入十二指肠。如此反复进行，直到胃内食糜完全排空为止。十二指肠内容物对胃运动的抑制，具有自动控制的特点，使得胃能以小肠消化吸收所需的速度来排空。正常时胃排空是间断的，这是促进胃运动和抑制胃运动两种作用相互消长的结果。

（三）呕吐

呕吐（vomiting）是机体将胃及小肠上段内容物经口腔驱出的一种反射动作。机械性或化学性刺激作用于舌根、咽部、胃、大小肠、胆总管、腹膜、泌尿生殖器官等处的感受器或视觉、内耳前庭器官受到某种刺激，都会引起呕吐反射。呕吐中枢位于延髓，颅内压增高时可直接刺激呕吐中枢，引起喷射性呕吐。

呕吐中枢与其他自主神经中枢有密切联系。因此，呕吐时常出现恶心、流涎、呼吸急迫和心跳快而不规则等自主神经兴奋的症状。呕吐时，首先是深吸气，声门紧闭，随后胃和食管下端舒张，膈肌和腹肌强烈收缩，挤压胃内容物通过食管进入口腔而呕出。有时，十二指肠和空肠上段的运动也急剧增强，由于胃舒张而十二指肠收缩，于是十二指肠内容物（如胆汁、小肠液）倒流入胃一起吐出。

在呕吐中枢附近，存在一个特殊的化学感受区，某些药物如阿扑吗啡可刺激这一区域，通过它再兴奋呕吐中枢引起呕吐。

呕吐是一种防御性反射，可将胃、肠内的有害物从体内排出。但剧烈、频繁的呕吐会影响正常进食和消化，严重时可能造成体内水、电解质和酸碱平衡的紊乱。

第四节　小肠内消化

食糜由胃进入十二指肠后，开始小肠内消化。由于胰液、胆汁和小肠液的化学性消化以及小肠运动的机械性消化作用，食物的消化过程在小肠基本完成，经过消化的营养物质也大部分在小肠被吸收，剩余的食物残渣进入大肠。因此，小肠是消化与吸收的最重要部位。食物在小肠内停留的时间，随食物的性质而有不同，一般为 3 ~ 8 小时。

一、胰液的分泌

胰腺是兼有外分泌和内分泌功能的腺体。其内分泌功能将在内分泌章中叙述。胰液是胰腺的外分泌物，由胰腺的腺泡细胞及小导管管壁细胞分泌，具有很强的消化能力。

（一）胰液的性质、成分和作用

胰液是一种无色透明的碱性液体，pH 值为 7.8 ~ 8.4，成人每日分泌量为 1 ~ 2L。胰液中的无机物由胰腺小导管管壁上皮细胞分泌，其中碳酸氢盐最为重要，还有 Cl^-、Na^+、K^+、少量的 Ca^{2+} 和微量的 Mg^{2+}、Zn^{2+} 等。胰液中的有机物主要是腺泡细胞分泌的消化酶，如胰淀粉酶、胰脂肪酶、胰蛋白酶原和糜蛋白酶原。

1. 碳酸氢盐　主要作用是：①中和进入十二指肠的胃酸，使肠黏膜免受胃酸的侵蚀；②为小肠内多种消化酶的活动提供最适宜的 pH 环境。

2. 胰淀粉酶　可将淀粉水解为麦芽糖，最适 pH 值为 6.7 ~ 7.0。

3. 胰脂肪酶　可将脂肪分解为甘油、甘油一酯和脂肪酸，最适 pH 值为 7.5 ~ 8.5。目前认为，胰脂肪酶只有在胰腺分泌的一种称为辅脂酶的帮助下才能发挥作用。

4. 胰蛋白酶原和糜蛋白酶原　两者均不具备活性，当胰液进入十二指肠后，胰蛋白酶原被肠致活酶激活成为具有活性的胰蛋白酶。此外，盐酸、胰蛋白酶本身以及组织液也能使胰蛋白酶原活化。糜蛋白酶原被胰蛋白酶激活为糜蛋白酶。胰蛋白酶和糜蛋白酶都能分解蛋白质为胨和胩，二者共同作用时，可将蛋白质分解为小分子的多肽和氨基酸。

正常情况下，胰液中的蛋白水解酶并不消化胰腺本身，因为胰蛋白水解酶均以酶原的形式存在。此外，胰液中含有胰蛋白酶抑制因子，它能使胰蛋白酶失活，并能部分抑制糜蛋白酶的活性，因此能抵抗少量胰蛋白酶对胰腺本身的消化作用。当暴饮暴食引起胰液分泌增多时，胰管内压力升高，导致胰小管和胰腺腺泡破裂，胰蛋白酶原大量溢入胰腺间质，从而被组织液激活，大大超过胰蛋白酶抑制因子的作用能力，于是引起胰腺自身消化而发生急性胰腺炎。

由于胰液中含有水解三大营养物质的消化酶，因此胰液是最重要的消化液。当胰液有分泌障碍时，即使其他消化腺的分泌都正常，食物中的脂肪和蛋白质仍不能被完全消化，从而影响其吸收，但糖的消化和吸收一般不受影响。

（二）胰液分泌的调节

空腹时，胰液很少分泌。进食后胰液开始大量分泌，这种分泌受神经和体液双重调节，但以体液调节为主。

1. 神经调节　食物的形状、气味以及食物对口腔、食管、胃和小肠的刺激，都可通过神经反射引起胰液分泌。反射的传出神经主要是迷走神经，通过其末梢释放乙酰胆碱，直接作用于胰腺，也可通过刺激促胃液素释放，间接地引起胰腺分泌。迷走神经主要作用于胰腺的腺泡细胞，对导管细胞的作用较弱。因此，迷走神经兴奋引起胰液分泌的特点是：水分和碳酸氢盐含量很少，而酶的含量却很丰富。

2. 体液调节　调节胰液分泌的体液因素主要有两种：促胰液素和缩胆囊素。

（1）**促胰液素**　酸性食糜进入十二指肠后，刺激小肠黏膜内 S 细胞释放的一种肽类激素。此激素主要作用于胰腺小导管的上皮细胞，使胰液分泌量增加。其特点是：水和 HCO_3^- 的含量很高，而酶的含量较低。

（2）**缩胆囊素**　蛋白质分解产物、盐酸、脂肪及其分解产物刺激十二指肠和空肠上段黏膜，引起黏膜中的 I 细胞释放出的一种肽类激素。其主要作用是促进胆囊收缩和胰液中各种酶的分泌，所以又被称为促胰酶素。缩胆囊素引起胰液分泌的特点与迷走神经调节相同。

二、胆汁的分泌与排出

胆汁由肝细胞生成后经胆总管进入十二指肠，或由肝总管流入胆囊贮存，当消化需要时，再经胆囊排入小肠。刚从肝细胞分泌出来的胆汁称肝胆汁，储存于胆囊内的胆汁称胆囊胆汁。

（一）胆汁的性质、成分和作用

成人每日分泌胆汁 0.8～1L。胆汁味苦，肝胆汁金黄色，弱碱性（pH 值＝7.4）。胆囊胆汁可呈深绿色，为弱酸性（pH 值＝6.8）。胆汁的成分很复杂，除水外，还有胆盐、胆固醇、胆色素、卵磷脂及无机盐等。胆汁中不含消化酶，但其对脂肪的消化和吸收却具有重要作用，主要作用有：

1. 乳化脂肪　胆汁中的胆盐、胆固醇和卵磷脂可作为乳化剂，降低脂肪表面张力，使脂肪乳化成微滴，大大增加胰脂肪酶的作用面积，使其分解脂肪的速度加快，从而促进脂肪的消化。

2. 促进脂肪和脂溶性维生素的吸收　在小肠绒毛表面覆盖着一层不流动水层，即静水层，脂肪的分解产物不易穿过静水层到达肠黏膜表面被上皮细胞所吸收。胆盐因其分子结构的特点，在达到一定浓度时，可聚合形成微胶粒。脂肪的分解产物脂肪酸、甘油一酯等均可掺入到微胶粒中，形成水溶性复合物即混合微胶粒，混合微胶粒很容易穿过静水层到达肠黏膜表面，从而促进脂肪分解产物的吸收，同时也促进脂溶性维生素 A、D、E、K 的吸收。

（二）胆汁分泌和排出的调节

食物是引起胆汁分泌和排出的自然刺激物，其中高蛋白的食物（如蛋黄、瘦肉、动物肝脏等）刺激作用最强，高脂肪（如动、植物油等）和混合性食物次之，糖类食物的刺激作用最弱。在胆汁排出的过程中，胆囊和 Oddi 括约肌的活动通常表现出协调的关系，即胆囊收缩时，Oddi 括约肌舒张；相反，胆囊舒张时，Oddi 括约肌收缩。胆汁的分泌和排出受神经和体液因素的调节。

1. 神经调节　迷走神经末梢释放乙酰胆碱，直接作用于肝细胞和胆囊，使胆汁分泌增加、胆囊收缩；也可刺激 G 细胞释放促胃液素，后者再作用于肝细胞，引起胆汁分泌增加。

2. 体液调节　多种体液因素参与调节胆汁的分泌和排出。

（1）促胃液素　可直接刺激肝细胞，使肝胆汁分泌增加；也可通过刺激胃酸分泌，促进促胰液素释放而间接刺激肝胆汁分泌。

（2）促胰液素　主要作用是刺激胰液分泌，也有一定的刺激肝胆汁分泌的作用。促胰液素主要作用于胆管系统而非作用于肝细胞，因此，它引起胆汁的分泌量和碳酸氢盐的含量增加，而胆盐的分泌并不增加。

（3）缩胆囊素　能引起胆囊的强烈收缩和 Oddi 括约肌的舒张，促进胆汁排放。由于蛋白质和脂肪的消化物可引起缩胆囊素的释放，因此，临床上在做胆囊造影时，常让受试者事先食用高蛋白、高脂肪食物，以检查胆囊的收缩功能。

（4）胆盐　可直接刺激肝细胞分泌胆汁，所以胆盐是临床上常用的利胆剂。胆盐随胆汁排入小肠后，其中有 95% 左右的胆盐被回肠末端吸收，经门静脉返回肝脏，在那里一方面促进胆汁分泌；另一方面又作为合成胆汁的原料，随胆汁再次被排入十二指肠。来源于肝脏的胆盐经小肠代谢后，又被吸收，通过血液循环重返肝脏，再进入小肠，这一过程称为胆盐的肠-肝循环。

三、小肠液的分泌

小肠液是十二指肠腺和小肠腺分泌的混合液。十二指肠腺分布在十二指肠的黏膜下层中，分泌黏稠度很高的碱性液体，主要作用是保护十二指肠的黏膜上皮不被胃酸侵蚀。小肠腺分布于全部小肠的黏膜层内，其分泌液构成了小肠液的主要部分。

（一）小肠液的性质、成分和作用

小肠液是一种无色的弱碱性液体，pH值约为7.6。成人每日分泌量为1~3L。小肠液边分泌边吸收，这种液体的交流为小肠内营养物质的吸收提供了媒介。小肠液中除水和电解质外，还含有黏液、免疫蛋白和肠致活酶。另外，在小肠上皮细胞内含有多种消化酶，如蔗糖酶、麦芽糖酶、乳糖酶以及肽酶和脂肪酶，当营养物质被吸收入上皮细胞以后，这些消化酶继续对营养物质进行消化。随着绒毛顶端上皮细胞的脱落，这些消化酶就进入到小肠液中。

小肠液的作用主要是：①消化食物，即小肠液中的肠致活酶可使胰液中的胰蛋白酶原被激活，从而促进蛋白质的消化；②保护作用，弱碱性的黏液能保护肠黏膜免受机械性损伤和胃酸的侵蚀；③大量的小肠液可稀释消化产物，降低肠内容物的渗透压，从而有利于小肠内水分及营养物质的吸收。

（二）小肠液分泌的调节

小肠液的分泌是经常性的，分泌量的变化可以很大。食糜对小肠黏膜局部的机械扩张和化学性刺激通过肠壁内神经丛产生局部反射，这是调节小肠液分泌的主要机制。小肠内食糜的量越多，小肠液的分泌也就越多。迷走神经兴奋可使十二指肠腺的分泌增加；交感神经兴奋则抑制十二指肠腺的分泌。另外，促胃液素、促胰液素、缩胆囊素和血管活性肠肽等，也有刺激小肠液分泌的作用。

四、小肠的运动

（一）小肠运动的形式

1. 紧张性收缩　是小肠其他运动形式的基础。当小肠的紧张性降低时，肠壁给予小肠内容物的压力小，食糜与消化液混合不充分，食糜的推进也慢。反之，当小肠紧张性升高时，食糜与消化液混合充分，食糜的推进也快。

2. 分节运动　是一种以环行肌为主的节律性收缩和舒张的运动。进食后，充满食糜的一段肠管和有一定间隔的环行肌同时收缩，将肠管内的食糜分割成若干节段。随后，原收缩处舒张，原舒张处收缩，使原来的节段分为两半，相邻的两半又合拢形成新的节段，如此反复进行（图6-7）。分节运动的意义在于使食糜与消化液充分混合，并增加食糜与肠壁的接触，为消化和吸收创造有利的条件。此外，分节运动还能挤压肠

壁，有助于血液和淋巴的回流。

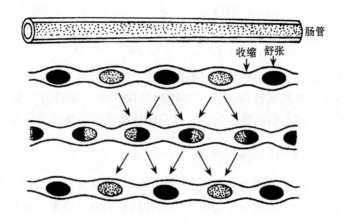

图6－7　小肠的分节运动示意图

3. 蠕动　是纵行肌和环行肌共同参与的运动。蠕动的意义在于使分节运动作用后的食糜向前推进，到达一个新肠段，再开始分节运动，如此反复交替发生。小肠蠕动的速度很慢，为1～2cm/s，每个蠕动波只把食糜推进数厘米后即消失。此外，小肠还有一种传播速度很快，传播距离较远的蠕动，称为蠕动冲。它可把食糜从小肠始端一直推送到小肠末端，有时还可推至大肠，其速度为2～25cm/s。在十二指肠与回肠末端还常出现方向相反的逆蠕动，食糜可以前后来回移动，有利于食糜的充分消化和吸收。

（二）回盲括约肌的功能

回肠末端与盲肠交界处的环行肌增厚，起着括约肌的作用，称为回盲括约肌。由于回肠末端突入盲肠，形似瓣膜，又称回盲瓣，平时它处于轻度收缩状态，保持长4cm左右的高压区，压力高于结肠15～20mmHg。

回盲括约肌的主要功能是防止回肠内容物过快地进入大肠，因而有利于小肠内容物的充分消化和吸收。当食物进入胃时，可通过胃－回肠反射引起回肠蠕动，在蠕动波到达回肠末端时，括约肌便舒张，部分小肠内容物由回肠进入结肠。此外，回盲括约肌还具有活瓣作用，可阻止大肠内容物向回肠倒流。

（三）小肠运动的调节

小肠的运动主要受肌间神经丛的调节，食糜对肠黏膜的机械和化学刺激，可通过局部反射使运动增强。在整体情况下，外来神经也可调节小肠运动，一般副交感神经兴奋时，蠕动加强，而交感神经兴奋时产生抑制效应。但上述效应还依当时肠肌的状态而定，如肠肌的紧张性高，则不论交感神经还是副交感神经兴奋都使蠕动受抑制；反之，如肠肌的紧张性低，则不论交感神经还是副交感神经兴奋都使蠕动增强。促胃液素、缩胆囊素、5－羟色胺、脑啡肽等体液因素也可促进小肠运动，肾上腺素则起抑制作用。

第五节 大肠的功能

大肠是消化道的末段，大肠内消化是消化的最后阶段。人类的大肠没有重要的消化功能，其主要功能是：吸收水分、无机盐；吸收大肠内细菌合成的维生素 B、K 等物质；贮存未消化和不能被消化的食物残渣并形成粪便。

一、大肠液的分泌及肠内细菌的作用

（一）大肠液的分泌

大肠内含有许多大肠腺，可分泌大量黏液；大肠黏膜的上皮细胞分泌水、K^+、HCO_3^-，因此，大肠液是一种碱性的黏性液体，pH 值为 8.3 ~ 8.4。大肠黏液能润滑粪便，减少食物残渣对肠黏膜的摩擦；还能粘连结肠的内容物，利于粪便的形成，减少或阻止粪便中细菌活动对肠壁的影响；碱性的大肠液还可中和粪便内细菌活动产生的酸，并阻止其向肠壁扩散侵蚀，从而保护大肠。

大肠液的分泌主要是由食物残渣刺激肠壁引起的，可通过局部反射完成。副交感神经兴奋可使大肠液的分泌增加，交感神经兴奋则使其分泌减少。

（二）大肠内细菌的活动

大肠内有许多细菌，它们来自空气和食物。大肠内的酸碱度和温度，特别是大肠内容物在大肠滞留的时间较长，极其适合细菌的繁殖，故细菌在此大量繁殖，其种类繁多，包括大肠杆菌和葡萄球菌等。据估计，粪便中的细菌可占固体粪便的 20% ~ 30%。

肠道细菌对人体的作用较复杂，包括有益的和有害的，其主要作用如下：①细菌中含有一些酶，可对食物残渣中的碳水化合物（主要是纤维素）和脂类进行分解，称发酵作用，其分解产物有单糖、醋酸、乳酸、二氧化碳、沼气、氢气等。②肠道细菌对蛋白质的分解称为腐败作用，其分解产物，除肽、氨基酸、氨等，还有多种具有毒性的物质，如吲哚、酚等，这类物质产生后，一部分被吸收入血到肝脏解毒，另一部分随粪便排除。③大肠细菌能利用大肠的内容物合成人体必需的某些维生素，如硫胺素、核黄素及叶酸等 B 族维生素和维生素 K。经细菌分解作用后的食物残渣及其分解产物、肠黏膜的分泌物、脱落的肠上皮细胞和大量的细菌一起组成粪便。

二、大肠的运动和排便反射

（一）大肠的运动形式

大肠的运动少而慢，对刺激的反应也较迟缓，与其吸收食糜中的水和电解质、形成和贮存粪便的功能相适应。大肠的运动有多种不同的形式。

1. 袋状往返运动 这是在空腹时最多见的一种运动形式，由环行肌无规律的收缩引起，它使结肠袋中的内容物向两个方向做短距离的位移，但并不向前推进。该运动可使肠内容物得到充分的混合，利于水和无机盐的吸收。

2. 分节推进或多袋推进运动　是一个结肠袋或一段结肠收缩，其内容物被推移到下一段的运动。进食后或副交感神经兴奋时，此运动增多。这种运动的主要作用是使肠内容物向前推进。

3. 蠕动与集团蠕动　大肠的蠕动是由一些稳定向前的收缩波所组成。收缩波前方的肌肉舒张，往往充有气体；收缩波后方的肌肉则保持收缩状态，使这段肠管闭合并排空。集团蠕动是一种运行速度很快、前进较远的蠕动，它通常开始于横结肠，可将一部分大肠内容物推送至降结肠或乙状结肠。集团蠕动常见于进食后，最常发生在早餐后60分钟内，是由于食物的充胀，刺激了胃或十二指肠的感受器而引起的胃－结肠反射。集团蠕动可将结肠内容物迅速向肛门方向推进，当到达直肠时，人就会产生便意。

（二）排便反射

食物残渣在大肠内一般停留10小时以上，其中绝大部分水和无机盐被大肠黏膜吸收，其余部分形成粪便。粪便中除食物残渣外，还包括脱落的肠上皮细胞、大量细菌及由肝排出的胆色素衍生物等。

排便反射是在大脑皮层的参与下，由平滑肌和骨骼肌共同完成的复杂的反射活动。当大肠蠕动将粪便推入直肠时，刺激了直肠壁内的感受器，冲动经盆神经和腹下神经传至脊髓腰骶段的初级排便中枢，同时上传到大脑皮层，引起便意。如条件许可，大脑皮层解除对脊髓初级排便中枢的抑制，盆神经的传出纤维（副交感纤维）传出冲动，引起降结肠、乙状结肠和直肠收缩、肛门内括约肌舒张，与此同时，阴部神经的传出冲动减少，肛门外括约肌舒张，使粪便排出体外。此外，支配腹肌和膈肌的神经兴奋，腹肌和膈肌收缩，腹内压增加，促进排便。如条件不许可，大脑皮层发出冲动，下行抑制脊髓腰骶部初级中枢的活动，抑制盆神经传出冲动，使肛门括约肌的紧张性增加，乙状结肠舒张，排便反射就被抑制。

如果排便反射经常被抑制，就逐渐使直肠对粪便的压力刺激失去了正常的敏感性。粪便在大肠中停留过久，会因水分被过多地吸收而变得干硬，造成不易排出，这是产生便秘的常见原因。

当直肠壁压力感受器由于炎症而敏感性增高时，即便只有少量粪便、黏液，都可以引起便意和排便反射，在排便后总有未尽的感觉，临床上称这种现象为"里急后重"，常见于痢疾或肠炎时。若脊髓腰骶段与大脑皮层之间的神经联系中断，排便的意识控制作用就会丧失，一旦直肠充盈，就可引起排便反射，造成大便失禁。若脊髓腰骶段病变，排便反射不能发生，会出现大便潴留。

第六节　吸　　收

营养物质的吸收是在食物被消化的基础上进行的。正常人体所需要的营养物质都是经消化道吸收进入人体的，因此，吸收对于维持人体的正常生命活动具有十分重要的意义。

一、吸收的部位和机制

由于结构特点和食物停留时间的不同，消化道不同部位的吸收能力差别很大。口腔和食管基本无吸收食物的功能，但硝酸甘油、异山梨酯等药物含在舌下，可经口腔黏膜吸收。胃的吸收能力有限，仅吸收酒精、少量水分和某些药物。小肠是吸收的主要部位，特别是十二指肠和空肠，体内需要的绝大部分营养物质在此吸收，回肠可吸收胆盐和维生素 B_{12}（图 6-8）。大肠主要吸收食物残渣中的水分和盐类。

小肠是吸收的主要部位。这是因为：①小肠最长（5~6m），肠黏膜上有皱襞、绒毛、微绒毛，使小肠黏膜的表面积增加 600 倍，达 200~250m^2（图 6-9）；②绒毛内有丰富的毛细血管、淋巴管以及纵行平滑肌，这使小肠具备了吸收的结构基础；③小肠中有各种消化酶，食糜在小肠内停留时间较长，一般是 3~8 小时，使食糜能得到充分的消化和吸收。

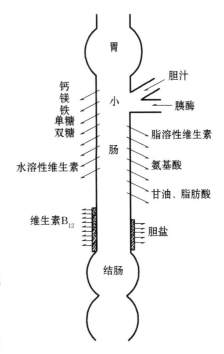

图 6-8 各种主要营养物质在小肠的吸收部位

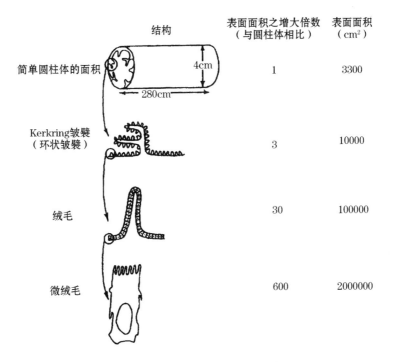

结构	表面面积之增大倍数（与圆柱体相比）	表面面积（cm^2）
简单圆柱体的面积	1	3300
Kerkring皱襞（环状皱襞）	3	10000
绒毛	30	100000
微绒毛	600	2000000

图 6-9 小肠黏膜表面积增大示意图

二、主要营养物质的吸收

(一) 糖的吸收

糖必须分解为单糖才能被小肠吸收。各种单糖的吸收速率差别很大，葡萄糖和半乳糖的吸收最快，果糖次之，甘露糖最慢。单糖的吸收靠载体蛋白和 Na^+ 泵的逆浓度转运，属于继发性主动转运。一个载体蛋白可与两个 Na^+ 和一个葡萄糖分子相结合，进行耦联转运，由于载体与各种单糖的亲和力不同，便造成吸收速率的差异。葡萄糖分子被吸收后扩散入毛细血管，随血液运走。

(二) 蛋白质的吸收

蛋白质经消化、分解为氨基酸后在小肠几乎被全部吸收。小肠上皮细胞还吸收相当数量的二肽和三肽，但它们需在胞内被肽酶分解为氨基酸后才能入血，小肠对氨基酸的吸收与葡萄糖相同，大多是继发性主动转运的过程。

(三) 脂肪的吸收

脂类的分解产物是脂肪酸、甘油一酯、甘油以及胆固醇和溶血卵磷脂，这些产物的吸收方式虽然各不相同，但多属被动转运。甘油可溶于水，能同单糖一起进入肠黏膜细胞。短链、中链脂肪酸可从肠腔直接扩散进入肠黏膜细胞，并由此入血。长链脂肪酸、甘油一酯、胆固醇、溶血卵磷脂必须与胆盐结合，形成混合微胶粒，使其具有亲水性，这样才能通过细胞膜表面的一层不流动水层，扩散进入肠黏膜细胞，在胞内重新酯化为甘油三酯，与载脂蛋白结合形成乳糜微粒，然后进入细胞间隙，再扩散入淋巴管中被吸收。胆盐留在细胞外，返回到肠腔，在回肠主动吸收。由于膳食中的脂类食物以长链脂肪酸居多，所以脂肪的吸收以淋巴途径为主（图 6 - 10）。

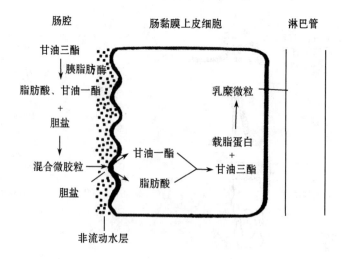

图 6 - 10 脂类消化产物的吸收示意图

（四）水的吸收

正常人每日饮水 1.5L 左右，连同消化液中的水分一起，总量可达 8～9L 之多。其中绝大部分水被小肠吸收，仅剩 1L 左右的液体进入大肠。一般情况下，每日由粪便排出的水分不到 150mL。

小肠对水的吸收都是被动的，各种营养物质、溶质（如 NaCl）被吸收时所产生的渗透压，是水被吸收的主要动力。

（五）无机盐的吸收

无机盐只有在溶解状态时才能被吸收。小肠对各种无机盐类的吸收率不同。一般单价盐吸收最快，如 Na^+、K^+、NH_4^+；乳酸盐次之；$MgSO_4$ 吸收很慢；凡与 Ca^{2+} 结合形成的沉淀盐则不能被吸收，如硫酸盐、磷酸盐、草酸盐等。

1. 钠和负离子的吸收 钠的吸收与肠黏膜上皮细胞侧膜和底膜上 Na^+ 泵的活动分不开。由于 Na^+ 泵的活动，使肠黏膜上皮细胞内 Na^+ 的浓度降低，加上细胞内电位较黏膜面低，因此，肠腔液内的 Na^+ 可顺电－化学梯度不断向细胞内扩散，再通过细胞膜上的 Na^+ 泵进入血液循环。成人每天摄入的钠和消化腺分泌的钠有 95%～99% 被吸收入血。另外，由于 Na^+ 泵活动产生的电位差，可促使肠腔内的负离子如 Cl^- 和 HCO_3^- 向细胞内转移而被动吸收。有证据表明，负离子也可独立进行移动。

2. 钙的吸收 食物中的钙只有小部分被吸收，大部分随粪便排出体外。钙只有呈离子状态时才能被吸收。影响钙吸收的因素有很多，主要为：①肠腔内的酸性环境有利于钙的吸收，这是因为钙容易溶解于酸性液体中。据测定，肠内容物的 pH 值为 3 时，钙呈离子状态，最容易被吸收。②维生素 D 能促进钙从肠腔进入肠黏膜细胞，又能协助钙从细胞进入血液，因此，维生素 D 对钙的吸收十分重要。③脂肪酸能与钙结合形成钙皂，后者与胆汁酸结合形成水溶性复合物而被吸收。④儿童、孕妇和乳母因对钙的需要量增加而使其吸收量也增加。此外，凡能使钙沉淀的因素都能阻止钙的吸收。例如，肠内容物中的磷酸盐可与钙形成不溶解的磷酸钙，从而使钙不被吸收。

钙吸收的部位在小肠上段，特别是十二指肠吸收钙的能力最强。钙的吸收是主动转运过程，进入肠黏膜细胞的钙通过位于细胞底膜和侧膜上钙泵的活动主动转运进入血液。

3. 铁的吸收 人每日吸收的铁约为 1mg，仅为每日膳食中铁含量的 1/10 左右。铁的吸收与人体对铁的需要有关。急性失血患者、孕妇、儿童等对铁的需要量增加，铁的吸收也增加。食物中的铁大部分是三价铁，不易被吸收，必须还原为亚铁才能被吸收。维生素 C 能使高铁还原成亚铁，从而促进铁的吸收。铁在酸性环境中易于溶解，故胃酸有促进铁吸收的作用。胃大部切除或胃酸分泌减少的患者，由于铁的吸收受影响可发生缺铁性贫血。食物中的植酸、草酸、磷酸等可与铁形成不溶性的化合物而阻止铁的吸收。

铁的吸收部位主要在十二指肠和空肠上段。

（六）维生素的吸收

水溶性维生素的吸收，多在空肠上部以易化扩散的方式进行。维生素 B_{12} 须与内因子结合成复合物，才不会被消化酶所破坏，然后在回肠以胞饮的方式被吸收。脂溶性维生素（A、D、E、K）则必须与胆盐结合，形成混合脂肪微粒，以被动扩散的方式被吸收。

思 考 题

1. 消化道平滑肌有哪些一般生理特性？
2. 简述胃液的主要成分、作用及分泌调节。
3. 胃运动有哪些主要形式？各有什么生理意义？
4. 简述胰液的主要成分、作用及其分泌调节。
5. 不含消化酶的消化液是什么？它在消化与吸收中有无作用？
6. 为什么说小肠是吸收的主要部位？
7. 简述三大类营养物质的吸收方式。

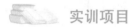 实训项目

胃肠运动的观察

【实验目的】

观察胃肠运动的形式；了解神经、体液因素对胃肠活动的影响。

【实验对象和用品】

家兔，电刺激器，保护电极，哺乳类动物手术器械，兔手术台，注射器（1mL、20mL），20% 氨基甲酸乙酯，1∶10000 乙酰胆碱，1∶10000 肾上腺素，阿托品注射液。

【实验步骤】

1. 麻醉与固定：取家兔，称重，于耳缘静脉缓慢注入 20% 氨基甲酸乙酯（5mL/kg），动物麻醉后，仰卧位固定于手术台上，颈部放正拉直。

2. 手术

（1）气管插管（参见前面实验）。

（2）开腹暴露胃和肠。

（3）分离膈下迷走神经，在膈下食管的前方找出迷走神经前支，分离穿线，并套上保护电极。

（4）分离内脏大神经，用温生理盐水润湿的纱布将兔的肠管推向右侧，在左侧肾上腺上方分离出内脏大神经，穿线并套上保护电极。

3. 观察项目

（1）正常情况下胃和小肠的运动　包括胃和小肠的紧张性收缩、蠕动和小肠的分节运动。

（2）电刺激膈下迷走神经　　用适宜频率和强度的连续方波刺激膈下迷走神经，观察胃和小肠运动的变化。

（3）电刺激内脏大神经　　用适宜频率和强度的连续方波刺激内脏大神经，观察胃和小肠运动的变化。

（4）胃肠上直接滴加乙酰胆碱　　在胃和小肠上分别滴加几滴 1∶10000 乙酰胆碱，若反应明显，立即用温生理盐水洗去。

（5）胃肠上直接滴加肾上腺素　　在胃和小肠上分别滴加几滴 1∶10000 肾上腺素，观察胃和小肠运动的变化。

（6）静脉注射阿托品　　电刺激膈下迷走神经，出现明显胃肠运动的变化时，从兔耳缘静脉注射阿托品 0.5～1.0mg，观察胃和小肠运动的变化。

（7）直接电刺激胃和小肠　　观察其运动的变化。

【实验提示】

1. 实验过程中应注意给动物保温。

2. 每项实验后，都应将所加药物用温生理盐水冲洗掉，待胃肠运动恢复正常后，再进行下一项实验。

第七章　能量代谢和体温

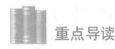

重点导读

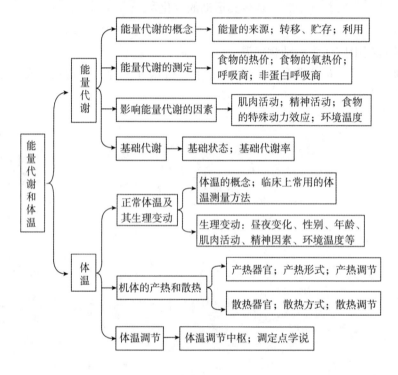

第一节　能量代谢

　　新陈代谢是生命活动的最基本特征。在新陈代谢的过程中，机体不断从周围环境摄取营养物质以合成体内新的物质，贮存能量；同时，也不断分解自身物质，释放能量以满足各种生命活动的需要。通常把物质代谢过程中伴随的能量的贮存、释放、转移和利用称为能量代谢（energy metabolism）。

一、机体能量的来源、转移、贮存和利用

　　人体一切活动所需要的能量主要来源于摄入体内的三大营养物质（糖、脂肪和蛋白

质）所进行的氧化分解。通常供能以糖为主，约占 70% 左右，其余由脂肪供给，蛋白质是构成机体组织的原料，当糖和脂肪供能不足，如长期不能进食或极度消耗而使体内糖原、脂肪储备耗竭时，体内蛋白质才被分解供能，以维持必要的生理活动。

营养物质氧化分解所释放出的能量约有 50% 以上迅速转化为热量，其余不足 50% 转移到三磷酸腺苷（adenosine triphosphate，ATP）的高能磷酸键中贮存。ATP 是糖、脂肪和蛋白质在生物氧化过程中合成的一种高能化合物，广泛存在于人体的一切细胞内。机体的各种生理活动，如细胞生长过程中各种物质的合成、肌肉收缩、神经传导、腺体分泌、细胞膜对各种物质的主动转运等不能直接利用物质分解释放的能量，而是由 ATP 分解供能。因此，ATP 是体内直接的供能物质，又是体内能量储存的重要形式。除了 ATP 外，还有一种含有高能磷酸键的贮能物质——磷酸肌酸（creatine phosphate，CP），它主要存在于肌肉组织中。当物质氧化释放的能量过多时，ATP 将高能磷酸键转移给肌酸，生成 CP 而将能量贮存起来。当 ATP 被消耗而减少时，CP 可将贮存的能量再转给 ADP，生成 ATP，以补充 ATP 的消耗，这比直接由食物氧化释放能量的补充要快，只需几分之一秒，可满足机体在进行应急活动时对能量的需求。因此，CP 可以看作是 ATP 的贮存库，但不能直接提供细胞生命活动所需要的能量。从能量代谢的整个过程来看，ATP 的合成与分解是体内能量转移和利用的关键环节（图 7 – 1）。

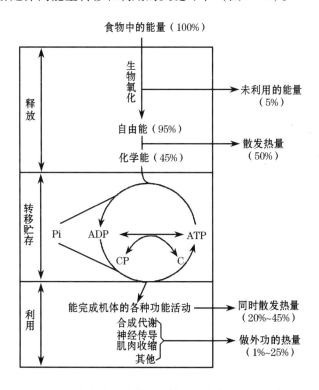

图 7 – 1　体内能量的来源、转移、贮存和利用示意图

C：肌酸；Pi：无机磷酸；CP：磷酸肌酸

二、能量代谢的测定

（一）能量代谢测定中的有关概念

体内能量来源于物质的氧化分解，故能量代谢与糖、脂肪、蛋白质的氧化有关。为了解三种主要营养物质各含多少能量，以及计算机体的能量代谢率，必须先掌握以下几个基本概念。

1. 食物的热价　1g 食物在体内氧化（或在体外燃烧）时所释放的热量，称为该种食物的热价（thermal equivalent of food），也称卡价。热价有生物热价和物理热价，分别指食物在体内氧化和在体外燃烧时所释放的热量。三种主要营养物质的热价见表 7 - 1。从表中可以看出，只有蛋白质的生物热价和物理热价是不同的，这是由于蛋白质在体内不能完全被氧化分解。

2. 食物的氧热价　某种食物氧化时，每消耗 1L 氧所产生的热量称为该种食物的氧热价（thermal equivalent of oxygen）。氧热价在能量代谢的测算方面有重要意义，即可根据机体在一定时间内的耗氧量计算出它的能量代谢率，利用氧热价计算产热量的公式为：某种食物的产热量 = 该食物的氧热价 × 该食物的耗氧量。三种主要营养物质的氧热价见表 7 - 1。

3. 呼吸商　机体通过呼吸从外界环境中摄取 O_2，以满足生理活动的需要，同时将 CO_2 呼出体外。一定时间内机体呼出的 CO_2 量与吸入的 O_2 量的比值（CO_2/O_2）称为呼吸商（respiratory quotient，RQ）。呼吸商应该以 CO_2 和 O_2 的物质的量（mol）的比值来表示。但由于在同一温度和气压条件下，容积相等的不同气体，其分子数是相等的，所以，通常采用容积数（mL 或 L）来表示 CO_2 与 O_2 的比值，即：

$$RQ = \frac{\text{产生的 } CO_2 \text{ 量（mol）}}{\text{消耗的 } O_2 \text{ 量（mol）}} = \frac{\text{产生的 } CO_2 \text{ 容积（mL）}}{\text{消耗的 } O_2 \text{ 容积（mL）}}$$

糖、脂肪和蛋白质氧化时产生的 CO_2 量和耗氧量各不相同，它们具有不同的呼吸商（表 7 - 1）。糖氧化时所产生的 CO_2 分子数与所消耗 O_2 的分子数相同，所以糖的呼吸商等于 1。脂肪和蛋白质的呼吸商则分别为 0.71 和 0.8。日常生活中，人们进食糖、脂肪、蛋白质混合的食物，机体有几种物质同时分解，整体的呼吸商将变动在 0.71 ~ 1.00之间。正常人混合食物的呼吸商一般在 0.85 左右。

表 7 - 1　三种营养物质氧化时的几种数据

营养物质	产热量（kJ/g）		O_2 量（L/g）	CO_2 产量（L/g）	氧热价（kJ/L）	呼吸商（RQ）
	物理热价	生物热价				
糖	17.15	17.15	0.83	0.83	21.00	1.00
蛋白质	23.43	17.99	0.95	0.76	18.80	0.80
脂肪	39.75	39.75	2.03	1.43	19.70	0.71

一般情况下，体内能量主要来自糖和脂肪的氧化，蛋白质的因素可忽略不计。为了计算方便，可根据糖和脂肪按不同比例混合氧化时所产生的 CO_2 量以及消耗的 O_2 量计算

出相应的呼吸商。这种呼吸商称为非蛋白呼吸商（non-protein respiratory quotient，NPRQ）（表7-2）。

表7-2 非蛋白呼吸商和氧热价

非蛋白呼吸商	氧化百分比（%）		氧热价（kJ/L）
	糖	脂肪	
0.71	0.00	100.0	19.61
0.71	1.10	98.9	19.62
0.73	8.40	91.6	19.72
0.75	15.6	84.4	19.83
0.77	22.8	77.2	19.93
0.79	29.9	70.1	20.03
0.80	33.4	66.6	20.09
0.82	40.3	59.7	20.19
0.84	47.2	52.8	20.29
0.86	54.1	45.9	20.40
0.88	60.8	39.2	20.50
0.90	67.5	32.5	20.60
0.92	74.1	25.9	20.70
0.94	80.7	19.3	20.82
0.96	87.2	12.8	20.91
0.98	93.6	6.37	21.01
1.00	100.0	0.0	21.12

（二）能量代谢的测定原理和方法

根据能量守恒定律：能量由一种形式转化为另一种形式的过程中，既不增加，也不减少。这是所有形式的能量互相转化的一般规律。机体的能量代谢也遵循这一规律，即在整个能量转化的过程中，机体所利用的蕴藏于食物中的化学能与最终转化成的热能和所做外功，按能量来折算是完全相等的。因此，在不做外功时，通过测得整个机体发散的总热量，就可测算出机体在单位时间内消耗的能量，从而计算出机体的能量代谢率。能量代谢率通常以单位时间内每平方米体表面积的产热量为单位，即以 $kJ/（m^2·h）$ 来表示。测定能量代谢率的方法有直接测热法、间接测热法和简易测算法。

1. 直接测热法 是利用特殊的测量装置，直接测定机体在一定时间内所发散出来的总热量，然后再换算成单位时间的代谢量，即能量代谢率。由于这种方法要将受试者放置在一个特殊的隔热小房间内，所用设备复杂，操作烦琐，使用不便，所以极少应用。

2. 间接测热法 依据物质化学反应的"定比定律"（即在一般化学反应中，反应物的量与产物的量之间呈一定的比例关系）计算出体内物质氧化反应释放的能量，求得能量代谢率。例如，氧化1mol葡萄糖，需要6mol O_2，同时产生6mol CO_2和6mol H_2O，并且释放一定的热量（ΔH）。其化学反应式为：$C_6H_{12}O_6 + 6O_2 = 6CO_2 + 6H_2O + \Delta H$。间接测热法是根据这种定比关系来测定受试者在一定时间内所产热量的一种方法。

3. 简易测算法 根据临床工作实践，能量代谢率的测定常采用简便的测算方法，可以迅速获得有意义的资料。其方法是：

（1）测定受试者在一定时间内的耗氧量和 CO_2 产生量，将求出的呼吸商视为非蛋白呼吸商，经查表读取相对应的氧热价（表7-2）。用查到的氧热价乘以耗氧量，便得到该时间内的产热量。

（2）用代谢测定仪测定受试者在一定时间内的耗氧量，将混合膳食的呼吸商定为0.82，此时的氧热价是20.20kJ，用此氧热价乘以所测的耗氧量，即为该时间内的产热量。

产热量（kJ）＝20.20（kJ/L）×耗氧量（L）

（三）能量代谢的衡量标准

由于个体差异，单位时间内不同个体的总产热量是不同的。若以每千克体重的产热量进行比较，则小动物每千克体重的产热量要比大动物高得多。事实证明，能量代谢率的高低与体重并不成比例关系，而与体表面积基本上成正比，无论身材高大或瘦小，其每平方米体表面积的产热量比较接近。所以，能量代谢率通常以单位时间（1小时）内每平方米体表面积的产热量为衡量单位，即以kJ/（$m^2 \cdot h$）来表示。

我国人的人体体表面积的大小，可用下列公式计算：

体表面积（m^2）＝0.0061×身高（cm）＋0.0128×体重（kg）－0.1529

在实际应用中，根据受试者的身高和体重，可从图7-2中查出其体表面积。

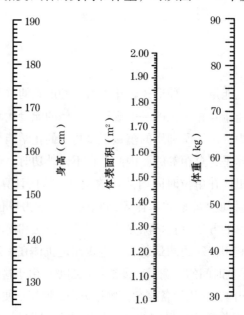

图7-2 人体表面积测算用图

三、影响能量代谢的因素

人体能量代谢受多方面因素的影响，主要因素有肌肉活动、精神活动、食物的特殊动力效应以及环境温度等。

（一）肌肉活动

肌肉活动对于能量代谢的影响最为显著。机体任何轻微的活动都可提高代谢率（表7-3）。人在剧烈运动或劳动时，骨骼肌的耗氧量显著增加，增加的程度同肌肉活动的强度成正比关系，耗氧量最多可达安静时的 10~20 倍。因此，测定能量代谢时，应避免肌肉运动。

表7-3 劳动或运动时的能量代谢率

肌肉活动形式	平均产热量 [kJ/ (m² · min)]	肌肉活动形式	平均产热量 [kJ/ (m² · min)]
静卧休息	2.73	扫地	11.36
出席会议	3.40	打排球	17.04
擦窗	8.30	打篮球	24.22
洗衣物	9.89	踢足球	24.96

（二）精神活动

人在平静思考问题时，能量代谢受到的影响并不大，产热量增加一般不超过 4%。但在精神紧张，如焦虑、恐惧或情绪激动时，由于无意识的肌紧张性增加以及刺激代谢的激素（如甲状腺激素和肾上腺髓质激素）释放增多等原因，产热量可以显著增加。因此，在测定基础代谢率时，受试者必须摒除精神紧张的影响。

（三）食物的特殊动力效应

人在进食之后即使处于安静状态，也会出现一种"额外"的产热效应，使代谢率增加。食物的这种刺激机体产生额外能量消耗的作用，称为食物的特殊动力效应（specific dynamic effect）。一般从进食后 1 小时左右开始，可延续 7~8 小时，这意味着食物能够为机体提供的能量被这种"额外"的消耗减少了。实验表明，在三种主要营养物质中，蛋白质的特殊动力效应最为显著，能提供 100kJ 能量的蛋白质，被摄入后所产生的特殊动力可达 30kJ，即蛋白质的特殊动力效应约为 30%；糖和脂肪的特殊动力效应分别为 6% 和 4%，混合性食物为 10%。因此在计算所需能量的摄入量时，应考虑到这部分能量消耗，给予相应的能量补充。

（四）环境温度

人在安静状态下，环境温度为 20℃~30℃时，能量代谢最稳定，主要是因为肌肉保持松弛。当环境温度低于 20℃时，代谢率即开始增加；在 10℃ 以下时，则显著增加，其原因主要是由于寒冷刺激反射性地引起战栗以及肌紧张增强所致。当环境温度超过30℃时，人体内的生物化学反应速度加快，人体的呼吸功能、循环功能等加强使能量代谢增强。

四、基础代谢

基础代谢（basal metabolism）是指基础状态下的能量代谢。基础代谢率（basal metabolic rate，BMR）是指单位时间内的基础代谢，亦即单位时间内基础状态下的能量代谢。所谓基础状态，是指人体处于清晨、清醒、静卧、肌肉放松、前夜睡眠良好、空腹（禁食 12 小时以上）、环境温度在 20℃~25℃、无精神紧张的状态。基础状态时的能量消耗主要用以维持血液循环、呼吸等基本生命活动，所以代谢是比较稳定的。因此，基础代谢率常作为评价机体能量代谢水平的指标。但应该指出，基础代谢率比一般安静时的代谢率要低些，但并不是最低的，因为熟睡时的代谢率更低（比安静时低 8% ~ 10%，但做梦时可增高）。

基础代谢率的表示方法：在排除体表面积的影响后，将实测值与同年龄和同性别组正常平均值（表 7 - 4）比较，以排除年龄和性别的影响，用实测值与正常平均值相差的百分比表示，即：基础代谢率 = ［（实测值 - 正常平均值）/正常平均值］×100%。

在一般情况下，基础代谢率的实测值与正常平均值比较，相差在 ±10% ~ ±15% 以内都属于正常。相差值超过 20% 时，才可能有病理变化。甲状腺功能改变对基础代谢的影响最明显。甲状腺功能亢进时，BMR 可比正常值高出 25% ~ 80%；甲状腺功能低下时，BMR 可比正常值低 20% ~ 40%。因此，BMR 的测量是临床诊断甲状腺疾病的重要辅助方法。

表 7 - 4　我国正常人 BMR 平均值 $[kJ/ (m^2 \cdot h)]$

年龄（岁）	11~15	16~17	18~19	20~30	31~40	41~50	51 以上
男性	195.5	193.4	166.2	157.8	158.6	154.0	149.0
女性	172.5	181.7	154.0	146.5	146.9	142.4	138.6

第二节　体　　温

人和动物的机体都具有一定的温度，这就是体温。鸟类、哺乳动物和人的体温是相对稳定的，故称为恒温动物。低等动物，如爬虫类、两栖类动物的体温则随环境温度的变化而变化，因而称为变温动物。在机体的生命活动中，包含很多复杂的由各种酶催化的生物化学反应，酶的活性将随体温过高或过低而变化，继而影响体内生物化学反应的正常进行，严重者可导致机体死亡，所以恒温动物保持正常的体温是机体进行新陈代谢和生命活动的必要条件。

一、人体正常体温及其生理变动

（一）体表温度与体核温度

人体的温度可分为体表温度和体核温度。体表温度是指体表及体表下结构（如皮肤、皮下组织等）的温度。由于易受环境温度或机体散热的影响，体表温度波动幅度较大，且身体各部位的表层温度也不同，越向肢体远端温度越低。体核温度是指人体深部（如内脏）的温度。体核温度比体表温度高，且相对稳定，但由于代谢水平不同，各内脏器官的温度也略有差异：肝脏温度为 38℃ 左右，在全身中最高；脑温度接近 38℃，十二指肠等温度略低，直肠温则更低。由于血液不断循环，遂使深部各个器官的温度经常趋于一致，故机体深部血液的温度可以代表内脏器官温度的平均值。

生理学所说的体温，是指机体深部的平均温度，即体核温度。由于体核温度特别是血液温度不易测试，所以临床上通常用直肠、口腔和腋下等处的温度来代表体温。测直肠温度是将温度计插入直肠 6cm 以上，所测得的温度值比较接近体核温度，其正常值为 36.9℃ ~37.9℃。测定口腔温度时将体温计放在舌下，这样测温度值比较准确，测量也较为方便，但易受吸入空气的影响，其正常值为 36.7℃ ~37.7℃。腋下皮肤表面温度较低，故不能正确反映体温，只有在上臂紧贴胸廓使腋窝密闭的情况下，机体内部的热量才能逐渐传导过来，使腋下的温度逐渐升高至接近于体核温度。因此，测定腋下温度时，时间至少需要 10 分钟，而且在测温时还应保持腋下干燥。测量腋下温度的优点是不易发生交叉感染。腋下温度的正常值为 36.0℃ ~37.4℃。

此外，还有一种远红外测温仪，优点是方便、快速、卫生，现在机场等公共场所广泛使用，不仅用于测皮肤温度，临床也用于测鼓膜温度。鼓膜温度大致与下丘脑温度的变化一致，可反映机体深部的温度。

（二）体温的生理变动

人的体温是相对稳定的，但在生理情况下，可随昼夜、年龄、性别等因素的不同而在一定范围内变化。

1. **昼夜波动**　在一昼夜中，人体体温呈周期性波动。清晨 2 ~6 时体温最低，午后 1 ~6 时最高。波动幅度一般不超过 1℃。体温的这种昼夜周期性波动称为昼夜节律（circadian rhythm）。研究结果表明，体温的昼夜节律与下丘脑的生物钟功能有关，是由一种内在的生物节律（biorhythm）决定的。

2. **性别差异**　成年女子的体温平均比男子高约 0.3℃，这可能与女性皮下脂肪较多，散热较少有关。女性体温随月经周期发生变动（图 7-3）：月经期和月经后的前半期较低，排卵日最低，排卵后又复升高（0.3℃ ~0.6℃）。这种现象主要是由于卵巢的黄体所分泌的孕激素作用于下丘脑所致，因此，测定成年女性的基础体温有助于了解卵巢的排卵功能。

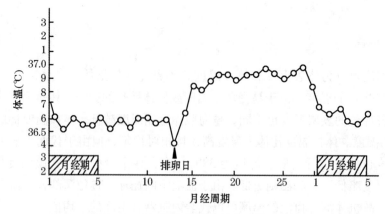

图 7 - 3　女子月经周期中的基础体温曲线

3. 年龄因素　儿童、青少年的体温较高，随着年龄的增长，体温逐渐降低，老年人的体温低于青壮年人。新生儿，特别是早产儿，由于其体温调节机制发育还不完善，调节体温的能力差，他们的体温容易受环境因素的影响而变动。因此，对婴幼儿应加强保温护理。老年人因基础代谢率低，其他系统的功能降低，对外界温度变化的代偿能力较差，因而也应注意保温。

4. 肌肉活动　可使体温升高。肌肉活动增强时，能量代谢会增强，产热量因而增加，结果导致体温升高。所以，测体温时应先安静一段时间。

此外，环境温度变化、进食等对体温也均有影响。麻醉药物可降低体温，所以对麻醉手术后的病人要注意保暖。情绪激动、精神紧张时，肌张力增加以及激素的作用，也可使产热增多，体温增高。

二、机体的产热和散热

人体在代谢过程中不断地产热，同时又不断地将热量向外界散发出去。机体在体温调节机制的调控下，使产热和散热两个生理过程达到动态平衡，即体热平衡，从而维持体温的相对稳定。

（一）产热过程

1. 主要的产热器官　体内的热量是由三大营养物质在各组织器官中进行分解代谢而产生的。由于新陈代谢水平的不同，各组织器官的产热量并不相同。安静时，人体主要的产热器官是内脏和脑。在内脏中，肝脏的代谢最旺盛，产热量最大，肝血液的温度比主动脉高 $0.4℃ \sim 0.8℃$。运动和劳动时，骨骼肌代谢明显增加，其产热量可占机体总产热量的 90%。

2. 机体的产热形式　人在寒冷环境中，散热量明显增加，机体要维持体温的相对稳定，通过战栗产热（shivering thermogenesis）和非战栗产热（non - shivering thermogenesis）两种形式来增加产热量。

（1）**战栗产热**　战栗又称寒战，是指在寒冷环境中骨骼肌发生不随意的节律性收缩。战栗的特点是屈肌和伸肌同时收缩，所以不做外功，但产热量很高。发生战栗时，代谢率可增加 4~5 倍。实际上，机体在寒冷环境中，通常在发生战栗之前先出现寒冷性肌紧张或称战栗前肌紧张，此时代谢率就有所增加；随后由于寒冷刺激的继续作用，便在寒冷性肌紧张的基础上出现战栗，产热量大大增加。这样有利于维持机体在寒冷环境中的体热平衡。

（2）非战栗产热　又称代谢产热，是一种通过提高组织代谢率来增加产热的形式。虽然机体的所有组织器官都有代谢产热的功能，但以褐色脂肪组织的产热量为最大，约占非战栗产热总量的 70%。新生儿不发生战栗，但有较多的褐色脂肪贮存，所以非战栗产热对于新生儿来说，意义尤为重要。

3. 产热活动的调节　产热活动的调节包括体液调节和神经调节。

（1）体液调节　甲状腺激素是调节产热活动的最重要的体液因素。如果机体暴露于寒冷环境中几周，甲状腺的活动即明显增强，并分泌大量的甲状腺激素，使代谢率增加 20%~30%。甲状腺激素的特点是作用缓慢，但持续时间长。肾上腺素和去甲肾上腺素以及生长激素等也可刺激产热，其特点是作用迅速，但维持时间短。

（2）神经调节　寒冷刺激可通过兴奋机体的交感神经系统，继而引起肾上腺髓质活动增强，最终导致肾上腺素和去甲肾上腺素释放增多，产热增加。实际上，前述寒冷对于甲状腺激素释放的影响也是首先作用于中枢神经系统，通过促进下丘脑释放促甲状腺激素释放激素，刺激腺垂体促甲状腺激素的释放来加强甲状腺的活动而实现的。

（二）散热过程

人体的散热部位有呼吸道、消化道、泌尿道和皮肤，主要散热部位是皮肤。当环境温度低于人的皮肤温度时，体内大部分热量可以通过皮肤的辐射、传导和对流等方式向外界发散，一小部分则随呼气及尿、粪等排泄物而散发。当环境温度等于或高于皮肤温度时则通过蒸发散热。

1. 散热方式

（1）辐射散热　（thermal radiation）是指人体以热射线（红外线）的形式将体热传给外界的散热形式，是机体在常温和安静状态下最主要的散热方式，大约占总散热量的 60%。辐射散热量的多少主要与皮肤温度和周围环境的温度差、有效辐射面积等因素有关。

（2）传导散热　（thermal conduction）是指机体的热量直接传给同它接触的温度较低的物体的一种散热方式。传导散热量的多少与所接触物体的面积、温度和导热性有关。如果所接触的物体较冷，导热性较好，则传导散热量大。由于衣服或棉被等导热性均较差，故有保暖作用。水的比热大，导热性较好，所以临床上常用冰帽、冰袋等使高热病人通过传导散热而降温。

（3）对流散热　（thermal convection）是指通过气体及液体的流动来交换热量的一种散热方式，是传导散热的一种特殊形式。人体周围总有一薄层被体热加温了的空气，由于空气不断流动，热空气被带走，冷空气则填补其位置，体热便不断散发到空间。对流散热量的多少，受空气对流速度和空气温度的影响较大，对流速度越快，空气温度越低，则散热量越大。

（4）蒸发散热　（thermal evaporation）是机体通过体表水分的蒸发而散失体热的一种形式。当环境温度等于或高于皮肤温度时，机体已不能用辐射、传导和对流等方式进行散热，蒸发散热便成为唯一有效的散热形式。据测定，在常温下，蒸发 1g 水可使机体散发 2.43kJ 的热量。

蒸发散热分为不感蒸发和发汗两种形式。不感蒸发是指体内水分直接渗透到体表汽化蒸发的现象，不为人们所觉察，并持续不断地进行，即使处在低温环境中也同样存在。人体每日不感蒸发量一般为 1000mL 左右，其中通过皮肤蒸发的水为 600～800mL，另有 200～400mL 的水随呼吸而蒸发。婴幼儿不感蒸发的速率大于成人，故当机体发生缺水时，婴幼儿更易发生严重脱水。发汗是通过汗腺主动分泌汗液的过程，汗液蒸发可有效地带走热量。因汗腺分泌汗液是人可以感觉到的，所以又称可感蒸发。当环境温度达 30℃ 以上或人在进行劳动、运动时，汗腺便分泌汗液。但汗液必须在皮肤表面汽化，才能吸收体内的热量，达到散热的效果。发汗受环境温度、空气对流速度、空气湿度等因素的影响。环境温度越高，发汗速度越快，但人若在高温环境中停留时间过久，其发汗速度会因汗腺疲劳而明显减慢；空气对流速度越快，汗液越易蒸发；环境湿度大时，汗液不易蒸发，体热因而不易散失，结果会反射性地引起大量出汗。

2. 散热的调节反应　机体散热的调节反应主要有发汗和皮肤血流量的改变两种形式。

（1）发汗　是通过反射而引起的汗腺分泌活动。人体的汗腺有大汗腺和小汗腺。大汗腺主要集中于腋窝和外阴等处，开口于毛根附近。小汗腺分布于全身皮肤，但其分布密度因部位而异，掌心、足跖最多，额部、手背、四肢和躯干最少，然而分泌能力却以躯干和四肢最强。与蒸发散热有关的是小汗腺。

人体汗腺主要接受交感胆碱能纤维的支配，其分泌可被阿托品阻断。环境温度升高或剧烈运动时通过乙酰胆碱促进汗腺分泌的作用，称为温热性发汗，见于全身，它的生理意义在于增加蒸发散热，调节体温。下丘脑的发汗中枢在温热性发汗中起重要作用。部分手掌、足跖及前额等处的汗腺受肾上腺素能纤维的支配，情绪激动和精神紧张引起这些部位的发汗称为精神性发汗，与体温调节无关。

汗液中水分占 99%，固体成分不到 1%。在固体成分中，大部分为 NaCl，也有少量 KCl、尿素等。汗腺细胞分泌出的汗液渗透压与血浆渗透压相等，当汗液流经汗腺导管时，在醛固酮的作用下 NaCl 被重吸收，最后排出的汗液是低渗的。大量发汗时，机体丧失的水分比电解质多，引起体液的晶体渗透压升高，导致高渗性脱水。另外，大量发汗也会损失较多的 NaCl，在补充水分的同时要补充 NaCl，否则会引起电解质紊乱。

（2）皮肤血流量的改变　皮肤温度与散热的关系十分密切。机体可通过交感神经系统调节皮肤血管的口径，改变皮肤血流量，从而改变皮肤温度来控制散热。在炎热的环境中，交感神经的紧张性降低，皮肤血管舒张，动-静脉吻合支开放，皮肤血流量因而大大增加，于是较多的体热从机体深部被带到机体表层，皮肤温度升高，散热作用增强。此时汗腺的活动也是增强的，因为皮肤血流量的增加也给汗腺分泌提供了必要的条件。反之，在寒冷的环境中，交感神经紧张性增强，皮肤血管收缩，动－静脉吻合支关闭，皮肤血流量剧减，散热作用减弱。

三、体温调节

人和其他恒温动物的体温之所以在环境温度变化的情况下能保持相对稳定，是由于机体内存在体温的调节机制。在体温调节机制的控制下，通过增减皮肤的血流量、发汗、战栗等生理调节反应，使体温在正常情况下能维持在一个相对稳定的水平，这是体温调节的基础，即自主性体温调节（autonomic thermoregulation）。另一方面，机体在不同环境中的姿势和行为，特别是人为保温或降温所采取的措施，如增减衣物等，则称为行为性体温调节（behavioral thermoregulation）。后者以前者为基础，两者不能截然分开。例如，人在严寒中如果衣着不暖，在发生肌肉战栗的同时，还会有意识地采取拱肩缩背、踏步或跑步等御寒行为。所以，人的行为性体温调节是有意识的，是对自主性体温调节反应的补充。以下主要讨论自主性体温调节。

自主性体温调节由温度感受器、体温调节中枢、效应器共同完成。如图 7 - 4 所示，下丘脑体温调节中枢（thermotaxic center）属于控制系统，它的传出信息控制产热器官，如肝脏、骨骼肌以及散热机构，如皮肤、汗腺等受控系统的活动，使机体深部温度维持在一个相对稳定的水平。而体温总会受到内外环境，如代谢率、气温、湿度、风速等因素的干扰。这些干扰通过温度检测器（皮肤及深部温度感受器）将信息反馈至脑，经过体温调节中枢的整合，再调整受控系统的活动，建立当时条件下的体热平衡，使体温保持相对稳定。

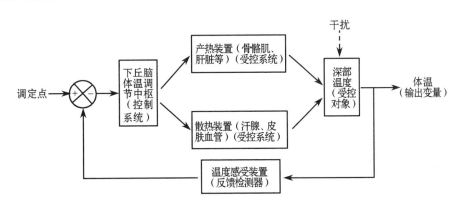

图 7 - 4　体温调节自动控制示意图

（一）温度感受器

温度感受器是感受机体各个部位温度变化的特殊结构。按其分布的位置可分为外周温度感受器和中枢温度感受器；按其感受的刺激又可分为冷感受器和热感受器。

1. 外周温度感受器　此种感受器广泛分布于皮肤、黏膜和内脏中。当局部温度升高时，热感受器兴奋，反之，冷感受器兴奋。这两种感受器各自对一定范围的温度敏感。皮肤温度在30℃以下时使人产生冷觉，皮肤温度在35℃左右则引起温觉。皮肤的冷感受器数量较多，约为热感受器的4~10倍，这提示皮肤温度感受器在体温调节中主要感受外界环境的冷刺激，以防止体温下降。此外，皮肤的温度感受器对温度的变化速率更为敏感。

2. 中枢温度感受器 指分布于脊髓、延髓、脑干网状结构以及下丘脑等处对温度变化敏感的神经元。其中有些神经元在局部组织温度升高时发放冲动的频率增加，称为热敏神经元；有些神经元在局部组织温度降低时发放冲动的频率增加，称为冷敏神经元。实验研究表明，在脑干网状结构和下丘脑的弓状核中以冷敏神经元居多，而在视前区－下丘脑前部（preoptic－anterior hypothalamus area，PO/AH），热敏神经元较多。当局部脑组织温度变动0.1℃，这两种神经元的放电频率就会发生改变，而且不出现适应现象。

（二）体温调节中枢

调节体温的中枢结构存在于从脊髓到大脑皮层的整个中枢神经系统内，下丘脑是体温调节的基本中枢。研究显示：破坏PO/AH区，体温调节的散热和产热反应都将明显减弱或消失；PO/AH区既能感受局部温度的微小变化，也可以汇聚机体各个部位传入的温度信息而引起相应的体温调节反应；致热原等化学物质直接作用于PO/AH区的温度敏感神经元，能引起体温调节反应。实验表明，PO/AH不仅具有中枢温度感受器的作用，也是体温调节中枢的关键部位。

由PO/AH区发出的传出信号可通过自主神经系统参与血管舒缩反应、发汗反应；通过躯体神经系统参与行为性调节活动和骨骼肌紧张性的改变；以及通过内分泌系统参与代谢性调节反应以维持体温的稳定。

（三）体温调节机制——调定点学说

体温调节机制目前主要用调定点学说加以解释。该学说认为，体温的调节类似于恒温器的调节，PO/AH区中有一个控制体温的调定点（set point），PO/AH区的温度敏感神经元是起调定点作用的结构基础。体温调定点是将机体温度设定在一个温度值，如37℃，当体温处于这一温度值时，机体的产热和散热过程就处于平衡状态，体温能维持在调定点设定的温度水平。中枢的局部温度稍高于调定点的水平时，中枢的调节活动立即使产热活动降低，散热活动加强；反之，中枢的局部温度稍低于调定点的水平时，中枢的调节活动会使产热活动加强，散热活动降低。当感染病菌后，由于致热原的作用，PO/AH区热敏神经元的反应阈值升高，调定点因而上移，因此，先出现恶寒、战栗等产热反应，直到体温升高到新的调定点水平以上时才出现散热反应。阿司匹林等退热药能阻断致热原的作用，使调定点回降到正常水平，因此可起到退热作用。

思 考 题

1. 影响能量代谢的因素有哪些?
2. 影响人体体温的因素有哪些?
3. 人体体温的测定方法有哪些? 其正常值各是多少?
4. 人体有哪几种散热方式? 影响因素是什么?
5. 简述体温的调节机制。

第八章　尿液的生成和排出

重点导读

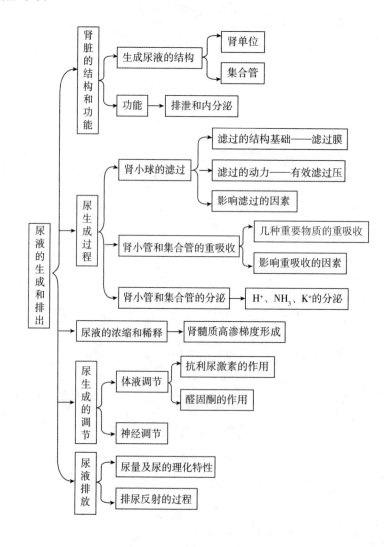

第一节　概　　述

一、排泄的概念及途径

排泄（excretion）是指机体将新陈代谢过程中产生的代谢终产物以及进入机体的异物和体内过剩的物质，经血液循环运输至排泄器官并排出体外的过程。不经血液循环、未进入内环境而排出的物质，不属于排泄，例如消化吸收后的食物残渣排出体外。排泄器官包括肾脏、呼吸器官、消化器官、皮肤、汗腺等，其排泄途径和主要排泄物质见表8-1。其中肾脏是机体最主要的排泄器官，其排出的代谢产物种类最多，数量最大。

表 8-1　人体的排泄途径和主要排泄物质

排泄途径	排泄物质
肾脏	水、无机盐、尿素、尿酸、肌酐、药物、色素等
呼吸道	CO_2、少量水、挥发性物质等
消化道	胆色素、水、无机盐、毒物等
皮肤及汗腺	水、无机盐、少量尿素等

二、肾脏的功能

肾脏的主要功能是生成尿液，实现排泄功能。肾脏还能根据机体的需要有选择地保留对机体有利的营养物质和电解质，进而可调节人体水盐代谢，维持渗透压、电解质、酸碱平衡和内环境稳态。其次，肾脏具有内分泌功能：合成和分泌肾素，参与动脉血压的调节；产生促红细胞生成素，调节骨髓红细胞的生成；肾脏中的 1α-羟化酶使 25-羟维生素 D_3 转化为 1，25-二羟维生素 D_3，参与调节钙的吸收和血钙水平；产生激肽、前列腺素，参与调节局部或全身的血管活动。此外，肾脏是糖异生的场所之一。因此，肾脏具有多种功能，本章主要介绍其排泄功能。

三、肾脏的功能结构和血液循环

（一）肾脏的功能结构

1. 肾单位和集合管　肾单位（nephron）是肾脏的基本结构和功能单位。集合管不属于肾单位，但其功能与远端小管有许多相似之处，与肾单位共同完成尿的生成过程。人类每侧肾脏约有 10^6 个肾单位，每个肾单位由肾小体和肾小管构成（图8-1），其组成如下。

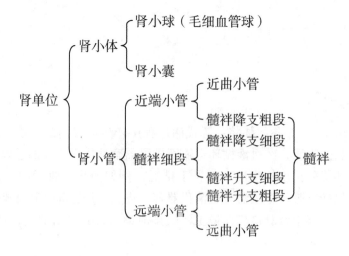

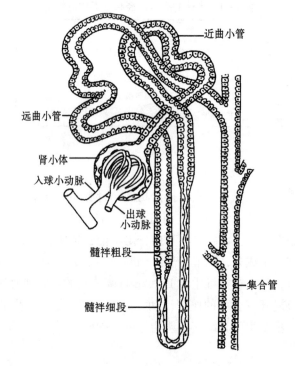

图 8-1　肾单位示意图

肾单位按其所在的部位可分为皮质肾单位和近髓肾单位两类（图 8-2）。皮质肾单位约占肾单位总数的 85% ~ 90%，主要参与尿的生成，并且是肾素产生的主要部位。其特点有：①髓袢较短，只达外髓质层，有的甚至不到髓质；②肾小球体积较小；③入球小动脉口径比出球小动脉口径大；④出球小动脉分支形成肾小管周围毛细血管网，包绕在肾小管周围，有利于肾小管的重吸收。近髓肾单位约占肾单位总数的 10% ~ 15%，主要参与尿的浓缩和稀释。其特点有：①髓袢长，可伸入到内髓质层，有的甚至可达肾乳头部；②肾小球体积较大；③入球小动脉口径与出球小动脉口径无明显差别；④出球小动脉除形成包绕在邻近的近曲小管和远曲小管周围的毛细血管外，还形成细而长的 U 形直小血管。

集合管与远曲小管的末端相连，可收集多条远曲小管输送来的小管液并形成尿液。集合管在尿生成的过程中，特别是在尿浓缩与稀释的过程中起着重要作用。

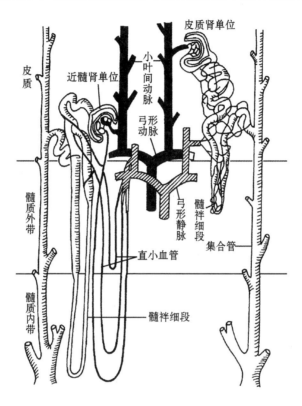

图 8 - 2 两类肾单位和肾血管示意图

2. 球旁器 又称为近球小体，主要分布于皮质肾单位，由球旁细胞、球外系膜细胞和致密斑三部分组成（图 8 - 3）。球旁细胞是位于入球小动脉中膜内的肌上皮样细胞，细胞内含分泌颗粒，故又称为颗粒细胞，能合成、储存和释放肾素。致密斑位于

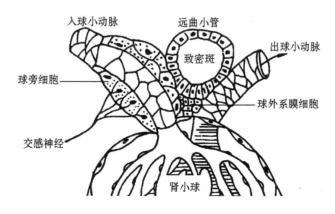

图 8 - 3 球旁器结构示意图

远曲小管的起始部，由高柱状上皮细胞所构成，它与球旁细胞和球外系膜细胞相接触，能感受小管液中 NaCl 含量的变化，并将信息传递至球旁细胞，从而调节肾素的分泌。球外系膜细胞分布于入球小动脉、出球小动脉和致密斑之间，具有吞噬和收缩等功能。

（二）肾血流量的特点及其调节

1. 肾血流量的特点

（1）肾血流量大　正常成年人安静时约有 1200mL/min 的血液流经两肾，相当于心输出量的20% ~25% 。

（2）肾血液分布不均匀　肾血流量的94%分布在肾皮质，约5%分布于外髓，不到1%分布于内髓。

（3）肾毛细血管两次成网，内压差异大　血液依次要流过肾小球毛细血管网和肾小管周围毛细血管网，其中肾小球毛细血管血压较高，有利于肾小球滤过；肾小管周围毛细血管的血压低，有利于肾小管的重吸收。

2. 肾血流量的调节　肾血流量在不同状态下的变化很大，安静时可保持相对稳定，紧急状态时则急剧减少。其调节包括自身调节、神经和体液调节。

（1）自身调节　在离体肾灌流实验中观察到，当肾动脉灌注压在 80 ~ 180mmHg（10. 7 ~24. 0kPa）的范围内变动时，肾血流量保持相对稳定（图 8 - 4）。

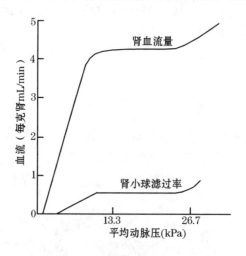

图 8 - 4　肾血流量的自身调节

肌源学说认为，当肾血管的灌注压降低时，肾入球小动脉平滑肌紧张性降低，血管舒张，阻力减小，进入入球小动脉的血流量不致减少；反之，当肾血管的灌注压升高时，肾入球小动脉收缩，口径缩小，阻力增大，以保持肾血流量相对恒定。这种在没有外来神经和体液因素影响的情况下，动脉血压在一定范围内变动时肾血流量能保持相对稳定的现象称为肾血流量的自身调节。当动脉血压的变动超出肾脏自身调节的能力时，肾血流量会发生相应的变化。肾血流量的自身调节有利于维持肾小球滤过率的相对稳定，故肾对 Na^+、水和其他物质的排泄不致因血压波动而发生较大的变化，对肾生成尿的功能具有重要意义。

（2）神经和体液调节　入球小动脉和出球小动脉的血管平滑肌受肾交感神经的支配。安静状态下，肾交感神经的紧张性活动使平滑肌维持一定程度的收缩。肾交感神经兴奋时，通过释放去甲肾上腺素，使肾血管强烈收缩，肾血流量减少。体液因素中，肾上腺素和去甲肾上腺素、血管升压素和血管紧张素Ⅱ、内皮素等都能使肾血管收缩，肾血流量减少；而肾组织中生成的前列腺素、一氧化氮和缓激肽等可舒张肾血管，使肾血流量增加。

一般情况下，肾主要依靠自身调节来维持肾血流量的相对稳定，以保证其正常的泌尿功能。在紧急情况下，如大出血、中毒性休克、缺氧等状态时，通过神经体液因素的调节使肾血流量减少，全身血液重新分配，这对维持心、脑等重要器官的血液供应有重要意义。

第二节　尿生成的过程

尿液生成的部位是肾单位和集合管，尿液的生成过程共包括三个基本环节：①肾小球的滤过；②肾小管和集合管的重吸收；③肾小管和集合管的分泌。

一、肾小球的滤过功能

肾小球的滤过（glomerular filtration）是指当血液流经肾小球毛细血管时，除血细胞和蛋白质外的其他血浆成分被滤过而进入肾小囊腔形成原尿的过程。微穿刺实验证明，原尿的化学成分与去蛋白血浆极为相似（表 8-2）。由此可见，原尿是血浆的超滤液。

表 8-2　血浆、原尿和终尿成分比较

成分	血浆（g/L）	原尿（g/L）	终尿（g/L）	尿中浓缩倍数
水	900	980	960	1.1
Na^+	3.30	3.30	3.50	1.1
K^+	0.20	0.20	1.50	7.5
Cl^-	3.70	3.70	6.00	1.6
$H_2PO_4^-$，HPO_4^{2-}	0.04	0.04	1.50	37.5
尿素	0.30	0.30	18.0	60.0
尿酸	0.04	0.04	0.50	12.5
肌酐	0.01	0.01	1.00	100.0
蛋白质	70~90	0.30	微量	—
葡萄糖	1.00	1.00	极微量	—

单位时间内（每分钟）两肾生成的原尿量或者超滤液量称为肾小球滤过率（glomerular filtration rate，GFR）。据测定，正常成年人的肾小球滤过率平均为 125mL/min，

故每天两肾生成的原尿总量可达 180L。肾小球滤过率与肾血浆流量的比值称为滤过分数（filtration fraction，FF）。正常安静情况下，肾血浆流量为 660mL/min，则滤过分数约为 19%。这表明流经肾小球毛细血管的血浆约有 1/5 形成原尿，其余 4/5 进入出球小动脉。肾小球滤过率和滤过分数是评价肾小球滤过功能的指标。

（一）滤过的结构基础——滤过膜

血浆经肾小球毛细血管滤过进入肾小囊，其间通过的结构称为滤过膜（图 8 - 5）。它由肾小球毛细血管内皮细胞、基膜和肾小囊脏层上皮细胞构成，每层结构上都存在着不同直径的孔道，构成了滤过膜的机械屏障（表 8 - 3）。由于滤过膜各层均含有带负电荷的物质（主要为糖蛋白），因此可起到电学屏障的作用，能限制带负电荷的大分子物质（如血浆白蛋白）滤过。

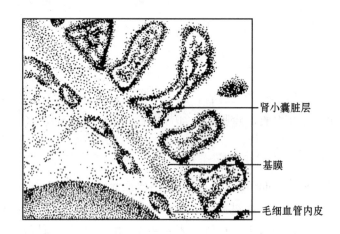

图 8 - 5　肾小球滤过膜示意图

表 8 - 3　滤过膜的组成和机械屏障

	组成	机械屏障作用
内层	毛细血管内皮细胞	其上有直径 50 ~ 100nm 的窗孔，可允许血浆蛋白通过，血细胞不能通过
中层	基膜层	其上的网孔直径为 4 ~ 8nm，决定了滤过分子的大小，蛋白质很难通过，是机械屏障的主要部位
外层	肾小囊上皮细胞	上皮细胞上覆盖的裂孔膜上有直径 4 ~ 14nm 的微孔，对血浆蛋白有阻止作用

正常人两侧肾脏总的肾小球滤过面积达 1.5m² 左右，且保持相对稳定。不同物质通过滤过膜的能力取决于被滤过物质分子的大小及其所带的电荷。一般来说，分子有效半径小于 2.0nm 的带正电荷或呈电中性的物质，可以自由滤过，如葡萄糖、水、Na^+ 等；有效半径大于 4.2nm 的物质则不能滤过；有效半径介于 2.0 ~ 4.2nm 之间的各种物质随着有效半径的增加，其滤过量逐渐降低。滤过膜的通透性不仅取决于滤过膜上孔道的大小，还取决于滤过膜所带的电荷，并且以前者为主。因此，滤过膜的机械屏障和电学屏障决定了原尿中没有血细胞和蛋白质，其他成分与血浆相似。

（二）滤过的动力——有效滤过压

肾小球有效滤过压（图 8 - 6）与组织液生成的有效滤过压相似，它是滤过的动力与阻力两部分的差值。滤过的动力是肾小球毛细血管血压和肾小囊内超滤液的胶体渗透压；阻力是血浆胶体渗透压和肾小囊内压。有效滤过压可用公式表示：

肾小球有效滤过压 =（肾小球毛细血管血压 + 囊内胶体渗透压）-（血浆胶体渗透压 + 肾小囊内压）

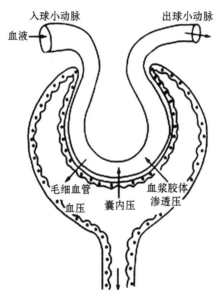

图 8 - 6　肾小球有效滤过压示意图

由于肾小囊超滤液中的蛋白含量极低，故囊内胶体渗透压几乎为 0mmHg，公式可转化为：

肾小球有效滤过压 = 肾小球毛细血管血压 -（血浆胶体渗透压 + 肾小囊内压）

由于入球小动脉粗而短，血流阻力小，出球小动脉细而长，血流阻力大，所以血液在流经肾小球毛细血管时血压下降不多，入球小动脉端的血压和出球小动脉端的血压几乎相等，即肾小球毛细血管血压为 45mmHg。囊内压较为恒定，约为 10mmHg。肾小球毛细血管内的血浆胶体渗透压并非固定不变，当血液流经肾小球毛细血管时，水和晶体物质不断被滤过，生成超滤液，造成血浆中蛋白质的浓度逐渐升高，因此血浆胶体渗透压也随之升高。入球小动脉端的血浆胶体渗透压约为 25mmHg，出球小动脉端的血浆胶体渗透压约为 35mmHg，故：

入球端　　有效滤过压 = 45mmHg -（25 + 10）mmHg = 10mmHg　　有滤液生成
出球端　　有效滤过压 = 45mmHg -（35 + 10）mmHg = 0mmHg　　无滤液生成

由此可见，当滤过阻力等于滤过动力时，有效滤过压下降到零，此时滤过作用停止，无滤液生成，即达到滤过平衡。因此，尽管平时两肾所有的肾单位都在活动，但并非肾小球毛细血管全长都有滤过，只有从入球小动脉端到滤过平衡点的这一段毛细血管才产生了滤过作用。滤过平衡越靠近入球小动脉端，有滤过作用的毛细血管长度就越短，肾小球滤过率降低；反之，滤过平衡越远离入球小动脉端，有滤过作用的毛细血管长度就越长，肾小球滤过率升高。因此，在其他因素不变时，肾小球滤过率取决于有滤过作用的毛细血管长度，而有滤过作用的毛细血管长度取决于血浆胶体渗透压上升的速度和达到滤过平衡的位置。

（三）影响肾小球滤过的因素

肾小球的滤过受很多因素的影响，其中主要包括滤过膜的面积及其通透性、有效滤过压和肾血浆流量。

1. 滤过膜的面积和通透性　正常情况下，滤过膜的面积和通透性保持相对稳定。但在某些病理情况下，可发生变化。如急性肾小球肾炎时，因肾小球毛细血管管腔狭窄或阻塞，使肾小球滤过膜面积减少，滤过率降低，可出现少尿甚至无尿。此外，某些肾脏疾病、缺血、缺氧等可使滤过膜上带负电荷的糖蛋白减少或消失，或者导致滤过膜的结构被破坏，最终使滤过膜的机械屏障和电学屏障作用减弱，其通透性增大，使血浆蛋白甚至血细胞漏出，出现蛋白尿、血尿。

2. 有效滤过压　主要由三个因素组成，因此凡是影响肾小球毛细血管血压、血浆胶体渗透压和肾小囊内压的因素都可改变有效滤过压，从而影响肾小球滤过。

（1）肾小球毛细血管血压　前已述及，正常情况下，当动脉血压在 80～180mmHg 范围内变动时，由于肾血流量的自身调节，肾小球毛细血管血压可保持相对稳定，故肾小球滤过率基本不变。但若动脉血压超出了自身调节的范围，肾小球滤过率就会发生相应的改变。如动脉血压低于 80mmHg、剧烈运动、情绪激动时，可引起交感神经兴奋，使肾脏入球小动脉收缩，肾血流量、肾小球毛细血管血量和毛细血管血压下降，从而使肾小球滤过率减少，出现少尿甚至无尿。

（2）肾小囊内压　正常情况下，囊内压比较稳定。病理情况下，如肾盂或输尿管结石、肿瘤压迫或其他原因引起输尿管阻塞时，会导致小管液或者终尿不能排出，从而逆行性导致肾小囊内压升高，最终使肾小球滤过率减少。

（3）血浆胶体渗透压　正常人血浆胶体渗透压变动范围不大，对肾小球滤过率影响不明显。但当在静脉输入大量生理盐水，或病理情况下，如肝功能严重受损使血浆蛋白合成减少，或毛细血管通透性增大使血浆蛋白丢失时，都会造成血浆胶体渗透压下降，有效滤过压增大，从而使肾小球滤过率增加，尿量增多。

3. 肾血浆流量　在其他条件不变时，肾血浆流量与肾小球滤过率呈正变关系。当肾血浆流量增加时，如在静脉大量输入生理盐水时，肾小球毛细血管内血浆胶体渗透压上升的速度减慢，滤过平衡靠近出球小动脉端，有效滤过压和滤过面积增加，肾小球滤过率也将随之增加。相反，肾血浆流量减少时，血浆胶体渗透压的上升速度加快，滤过平衡就靠近入球小动脉端，有效滤过压和滤过面积就减少，肾小球滤过率也减少。在剧烈运动、失血、缺氧和中毒性休克等情况下，由于肾交感神经强烈兴奋，可引起肾血流量和肾血浆流量显著减少，于是肾小球滤过率也显著减少。

二、肾小管和集合管的重吸收功能

肾小球滤过形成的原尿进入肾小管后，称为小管液。小管液在流经肾小管和集合管后形成终尿，与原尿相比较，终尿的质和量均发生了明显的变化（表 8 - 2）。由此可知，肾小管和集合管具有选择性重吸收和分泌的作用。肾小管上皮细胞将小管液中的物质转运至血液的过程称为肾小管和集合管的重吸收（reabsorption）。

（一）肾小管和集合管的重吸收方式和特点

肾小管和集合管的重吸收方式主要有主动转运和被动转运两种（其机制详见第二章）。被动转运包括渗透和扩散；主动转运分为原发性主动转运和继发性主动转运。其中原发性主动转运包括钠泵、质子泵和钙泵等；继发性主动转运包括 Na^+ - 葡萄糖、Na^+ - 氨基酸、K^+ - Na^+ - $2Cl^-$ 同向转运以及 Na^+ - H^+、Na^+ - K^+ 逆向转运等。

肾小管和集合管的重吸收具有选择性。其中氨基酸、葡萄糖全部被重吸收，水和电解质大部分被重吸收，尿素只有小部分被重吸收，而肌酐则完全不被重吸收（图 8 - 7）。此外，肾小管各段对物质的重吸收能力不同，其中近端小管是重吸收的主要部位，其重吸收的物质种类最多，数量最大。正常情况下，小管液中的葡萄糖、氨基酸等营养物质，几乎全部在近端小管被重吸收；HCO_3^-、水和 Na^+、K^+、Cl^- 等也在此大部分被重吸收，余下的水和盐类绝大部分在髓袢、远端小管和集合管被重吸收，少量随尿排出。

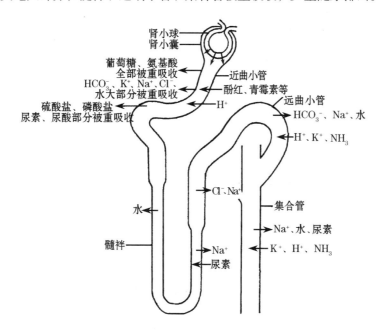

图 8 - 7　肾小管和集合管重吸收与分泌示意图

（二）几种重要物质的重吸收

由于肾小管和集合管各段的结构和功能不同，因此对小管液中物质的转运方式及转运机制等亦有不同。以下讨论几种重要物质的重吸收。

1. NaCl 和水的重吸收　除髓袢降支细段外，肾小管各段和集合管对 Na$^+$ 均有重吸收能力；除髓袢升支外，肾小管各段和集合管对水也都有重吸收能力。因此，小管液中99% 以上的 NaCl 和水被重吸收入血，而 65%~70% 的 NaCl 和水是在近端小管被重吸收；其中约 2/3 在近端小管的前半段经跨细胞转运途径被重吸收，余下的 1/3 在近端小管的后半段经细胞旁途径被重吸收（图 8-8）。在近端小管的前半段，由于上皮细胞基底侧膜上钠泵的作用，Na$^+$ 被泵至细胞间隙，使细胞内 Na$^+$ 浓度降低，因此，小管液中的 Na$^+$ 顺浓度梯度进入上皮细胞内。此外，小管液中的 Na$^+$ 还可由管腔膜上的 Na$^+$-H$^+$ 交换体进行逆向转运，以及由 Na$^+$-葡萄糖、Na$^+$-氨基酸同向转运体被转运入上皮细胞内。随后这些细胞内的 Na$^+$ 又被基底侧膜上的钠泵泵出细胞，进入细胞间隙。由于细胞间隙的 Na$^+$ 浓度升高，使渗透压升高，在渗透压的作用下，小管液中的水通过跨上皮细胞和紧密连接（即细胞旁路）两种途径不断进入细胞间隙。由于上皮细胞在管腔膜的紧密连接是相对密闭的，因此细胞间隙中的静水压升高，促使 Na$^+$ 和水被重吸收进管周毛细血管。在近端小管的后半段，由于 HCO$_3^-$ 重吸收速度明显大于 Cl$^-$ 的重吸收，Cl$^-$ 便留在小管液中，小管液中 Cl$^-$ 浓度比细胞间隙液中的浓度高 20%~40%。因此，Cl$^-$ 顺浓度梯度经细胞旁路进入细胞间隙而被动重吸收。由于 Cl$^-$ 的被动重吸收，导致小管液中正离子相对增多，造成管腔内带正电荷，管腔外带负电荷，在这种电位差的作用下，Na$^+$ 顺电位梯度也经细胞旁路被重吸收。由于水在整个近端小管的重吸收是通过渗透作用实现的，因此该段物质的重吸收是等渗性重吸收，小管液为等渗液。

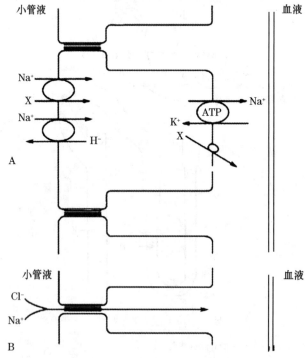

图 8-8　近端小管重吸收 NaCl 示意图

A. 近端小管的前半段 X 代表葡萄糖、氨基酸、磷酸盐和 Cl$^-$ 等

B. 近端小管的后半段的细胞旁途径转运

在髓袢，小管液中约 20% 的 NaCl 被重吸收，约 15% 的水被重吸收。其中，髓袢降支细段对 NaCl 的通透性极低，但对水的通透性很高。因此，水被不断渗透到管周组织液，使小管液的渗透压逐渐升高。而髓袢升支对 NaCl 的通透性很高，对水几乎不通透，因此使该段小管液的渗透压逐渐降低。髓袢升支细段和粗段重吸收 NaCl 有不同的机制。细段是顺浓度差的被动扩散；而粗段重吸收 NaCl 则通过 $K^+ - Na^+ - 2Cl^-$ 同向转运实现（图 8 - 9），属继发性主动转运。呋塞米可抑制 $K^+ - Na^+ - 2Cl^-$ 同向转运，所以能抑制 Na^+、Cl^- 的重吸收，有利尿作用。

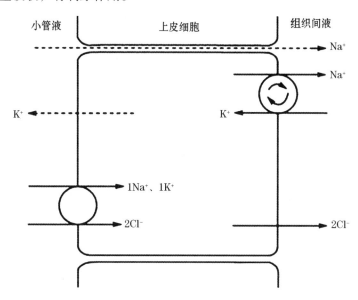

图 8 - 9　髓袢升支粗段重吸收 Na^+、K^+、Cl^- 示意图

在远端小管和集合管，约 12% 的 NaCl 被重吸收，对 NaCl 及水的重吸收可根据机体的水、盐平衡状况进行调节。其中 Na^+ 的重吸收主要受醛固酮的调节，水的重吸收则主要受抗利尿激素的调节。该段水的重吸收量对终尿尿量的影响很大。噻嗪类利尿剂可抑制远端小管和集合管对 Na^+ 的重吸收，从而发挥利尿作用。

2. HCO_3^- 的重吸收　正常由肾小球滤过的 HCO_3^- 约有 80% 在近端小管被重吸收。由于小管液中的 HCO_3^- 不易通过管腔膜，因此它先与肾小管分泌的 H^+ 结合生成 H_2CO_3，再分解为 CO_2 和水。由于 CO_2 是高脂溶性的，故以单纯扩散的形式迅速通过管腔膜进入上皮细胞内，在碳酸酐酶的催化下生成 H_2CO_3，H_2CO_3 又解离出 H^+ 和 HCO_3^-。H^+ 通过 $Na^+ - H^+$ 逆向转运进入到小管液中，HCO_3^- 与 Na^+ 形成 $NaHCO_3$，被重吸收回血液（图 8 - 10）。由此可见，小管液中的 HCO_3^- 是以 CO_2 的形式被动重吸收，而且在近端小管中 HCO_3^- 的重吸收比 Cl^- 优先。碳酸酐酶抑制剂乙酰唑胺可抑制 H^+ 的分泌。

3. K^+ 的重吸收　小管液中 65% ~ 70% 的 K^+ 在近端小管重吸收，25% ~ 30% 在髓袢重吸收。远曲小管和集合管既能重吸收 K^+ 也能分泌 K^+，终尿中的 K^+ 主要就是由远端小管和集合管分泌的。此外，K^+ 的重吸收是主动重吸收，至于其机制尚不清楚。

4. 葡萄糖的重吸收　原尿中的葡萄糖浓度和血糖浓度相等，但正常情况下，终尿中几乎不含葡萄糖，这说明原尿中的葡萄糖在流经肾小管时全部被重吸收。实验表明，葡萄糖的重吸收部位仅限于近端小管,特别是近端小管的前半段,其余各段肾小管都没有重吸收葡萄糖的能力。

近端小管上皮细胞的管腔膜上有 Na^+ – 葡萄糖同向转运体,当小管液中的 Na^+ 和葡萄糖与转运体结合后,就被转运入细胞内,此属继发性主动转运(图 8 – 11)。进入细胞内的葡萄糖则通过易化扩散被转运至细胞间隙,然后被重吸收回血。

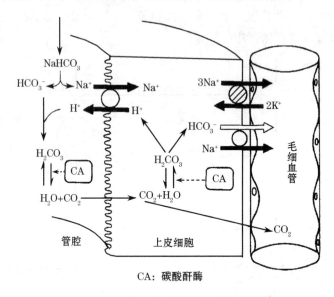

CA:碳酸酐酶

图 8 – 10　近端小管重吸收 HCO_3^- 示意图

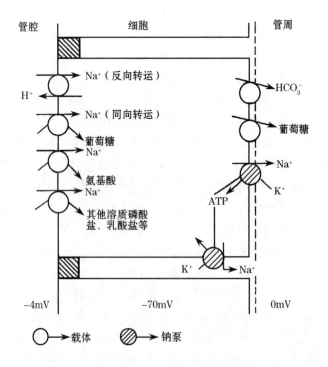

图 8 – 11　Na^+ 转运与其他溶质转运之间的伴联关系

由于近端小管细胞膜上同向转运体的数量有限，近端小管对葡萄糖的重吸收是有一定限度的。当血液中葡萄糖的浓度高于 $8.88 \sim 9.99 \text{mmol/L}$ 时，就超出了肾小管重吸收葡萄糖的能力，未被重吸收的葡萄糖将随尿排出，出现尿糖。通常将这种尿中刚出现葡萄糖时的最低血糖浓度称为肾糖阈（renal glucose threshold）。随着血糖浓度的升高，原尿中葡萄糖的含量也进一步增加，当超过肾糖阈时，尿糖的排除率则随血糖浓度的升高而平行增加。

5. 其他物质的重吸收 小管液中的氨基酸、HPO_4^{2-}、SO_4^{2-} 等物质的重吸收机制与葡萄糖相似，需要 Na^+ 的帮助，属继发性主动转运（图 8-11）。

（三）影响肾小管和集合管重吸收的因素

1. 小管液中溶质的浓度 小管液中溶质所形成的渗透压，是对抗肾小管重吸收水分的力量。如果小管液溶质浓度高，渗透压大，就会妨碍肾小管对水的重吸收，结果使终尿量增多。这种由于渗透压升高而对抗肾小管重吸收水分所引起的尿量增多的现象，称为渗透性利尿（osmotic diuresis）。糖尿病患者的多尿，就是由于血糖浓度增高，超过肾糖阈，肾小管不能将葡萄糖完全重吸收回血，小管液渗透压因而增高，妨碍了水的重吸收而造成的。临床上给某些水肿病人甘露醇等高渗药物，就是利用它能被肾小球滤过而不被肾小管重吸收来提高小管液中溶质的浓度，从而对抗肾小管对水的重吸收，达到利尿和消肿的目的。

2. 球-管平衡 近端小管对溶质和水的重吸收随肾小球滤过率的变动而发生变化。肾小球滤过率增大，近端小管对 Na^+ 和水的重吸收率也增大；反之，肾小球滤过率减少，近端小管对 Na^+ 和水的重吸收率也减少。实验证明，不论肾小球滤过率增大还是减小，近端小管是定比重吸收，即近端小管的重吸收率始终占肾小球滤过率的 65% ~ 70%，这种现象称为球-管平衡。其生理意义在于使尿中排出的 Na^+ 和水不致因肾小球滤过率的增减而发生大幅度的变化。但在某些情况下，球-管平衡可被破坏，如渗透性利尿时，肾小球滤过率不变，但近端小管重吸收减少，尿量明显增多。

三、肾小管和集合管的分泌功能

肾小管和集合管的分泌（secretion）是指肾小管和集合管上皮细胞将自身产生的物质或血液中的物质转运入小管液的过程。肾小管和集合管主要分泌 H^+、NH_3 和 K^+，这对调节体内电解质、酸碱平衡具有重要意义。

（一）H^+ 的分泌

肾小管和集合管的上皮细胞均可分泌 H^+，但主要在近端小管分泌。H^+ 的分泌有两种机制，即在近端小管通过 Na^+-H^+ 交换实现，在远曲小管和集合管则通过 H^+ 泵实现，两种机制中以前者为主。

在近端小管上皮细胞内主要通过 Na^+-H^+ 逆向转运实现 H^+ 的分泌，Na^+ 进入细胞，H^+ 则被分泌到小管液中（图 8-10）。如前所述，由于在 Na^+-H^+ 交换的过程中，

每分泌一个 H^+，就可重吸收一个 Na^+ 和一个 HCO_3^-。因此，H^+ 的分泌与 HCO_3^- 的重吸收密切相关，H^+ 的分泌可促进 HCO_3^- 的重吸收，起到排酸保碱的作用，这对维持体内的酸碱平衡具有非常重要的意义。

（二）NH_3 的分泌

NH_3 是肾小管上皮细胞在代谢过程中经谷氨酰胺脱氨后产生的，其分泌主要发生在远曲小管和集合管。NH_3 是脂溶性物质，可通过细胞膜自由扩散而被分泌到小管液中。进入小管液的 NH_3 与其中的 H^+ 结合成 NH_4^+，NH_4^+ 的生成可降低小管液中 NH_3 和 H^+ 的浓度，这样既加速 NH_3 向小管液的继续扩散，也促进 H^+ 的继续分泌。生成的 NH_4^+ 则与强酸盐（如 $NaCl$）的负离子结合形成铵盐（NH_4Cl），随尿排出。而强酸盐的正离子（Na^+）则通过 $Na^+ - H^+$ 交换进入肾小管上皮细胞，然后和细胞内的 HCO_3^- 一起被重吸收回血（图 8 - 12）。由此可见，NH_3 的分泌与 H^+ 的分泌密切相关，NH_3 的分泌不仅促进 H^+ 的分泌而排酸，也促进 $NaHCO_3$ 的重吸收；反之，若 H^+ 的分泌被抑制，则 NH_3 的分泌减少，而在慢性酸中毒时，NH_3 的分泌则会增加。因此，NH_3 的分泌是肾脏调节酸碱平衡的重要机制之一。

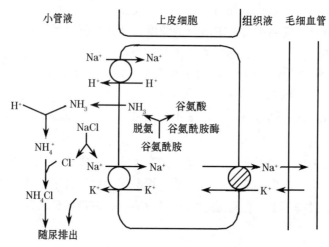

图 8 - 12 H^+、NH_3 和 K^+ 分泌关系示意图

（三）K^+ 的分泌

尿中的 K^+ 主要是由远端小管和集合管的上皮细胞所分泌。K^+ 的分泌与 Na^+ 的重吸收密切相关，即以 $Na^+ - K^+$ 交换的形式进行。小管液中的 Na^+ 被主动重吸收入细胞内的同时，K^+ 被分泌到小管液中。在远端小管和集合管，由于 $Na^+ - K^+$ 交换和 $Na^+ - H^+$ 交换都依赖 Na^+，故二者有竞争性抑制现象。如在酸中毒时，H^+ 生成增多，$Na^+ - H^+$ 交换增强，而 $Na^+ - K^+$ 交换减弱，故尿 K^+ 排出减少，引起血 K^+ 浓度升高。反之，高血钾的患者，由于血中 K^+ 浓度增高，$Na^+ - K^+$ 交换增强，而 $Na^+ - H^+$ 交换减弱，最终导致血液中 H^+ 浓度升高。正常情况下，机体中 K^+ 的代谢特点是：多吃多排，少吃少

排，不吃也排。因此，临床上对于长期不能进食或肾功能不全的病人，要注意监测血钾浓度，保持 K⁺ 浓度的相对稳定。此外，K⁺ 的分泌还受机体其他因素（如醛固酮）的调节。

（四）其他物质的分泌

肌酐及对氨基马尿酸，既能从肾小球滤过，又能由肾小管排泄。进入体内的某些物质如青霉素、酚红等，则主要通过肾小管的排泄排出体外。这些物质主要是由近端小管主动分泌的，因此，临床上常用酚红排泄试验来检查肾小管的排泄功能是否正常。

第三节　尿液的浓缩和稀释

尿液的浓缩和稀释是根据尿液渗透压与血浆渗透压相比较而确定的。终尿的渗透压高于血浆渗透压，称为高渗尿，表示尿液被浓缩；终尿的渗透压低于血浆渗透压，称为低渗尿，表示尿液被稀释；终尿的渗透压与血浆渗透压相等，称为等渗尿，提示肾的浓缩和稀释能力严重减退。肾脏对尿液的浓缩和稀释有利于维持体液渗透压的稳定和机体水的平衡。

一、尿液浓缩和稀释的机制

尿液的浓缩和稀释主要是在髓袢、远曲小管和集合管中进行的。在肾皮质，组织液的渗透压与血浆相等，在肾髓质，组织液的渗透压高于血浆，且从外髓部到内髓部，其渗透压逐渐升高，在乳突部可高达血浆渗透压的 4 倍（图 8-13）。这种肾髓质高渗梯度的存在促进远曲小管和集合管重吸收水分，是尿液得以浓缩的基础。

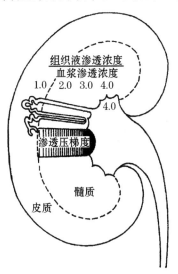

图 8-13　肾髓质渗透压梯度示意图

（一）肾髓质高渗梯度形成的过程及机制

因为肾小管各段和集合管对水和溶质的通透性不同，因此肾髓质高渗梯度形成的过程及机制主要为：①髓袢升支粗段对水不通透，但可主动重吸收 NaCl，故小管液在流经该段时，随着 NaCl 的主动重吸收，小管液的浓度和渗透压均逐渐降低，而升支粗段管周组织液的渗透压逐渐升高形成髓质高渗。因此，外髓部组织高渗是 NaCl 主动重吸收形成的。越靠近皮质部，渗透压越低；越靠近内髓部，渗透压越高，于是形成了外髓部的高渗梯度。②髓袢降支细段，水易通透，但 NaCl 和尿素不易通透，在内髓组织高渗透压的作用下，小管液中的水分不断被重吸收，使小管液中 NaCl 的浓度和渗透压逐渐增高，在髓袢折返处达到最高值。③髓袢升支细段对水不通透，对 NaCl 能通透，对尿素中等度通透。当小管液从内髓部向皮质方向流动时，NaCl 不断向组织间液扩散，结果小管液的 NaCl 浓度越来越低。尿素除在近端小管被重吸收外，髓袢升支对尿素中等度通透，内髓部集合管对尿素高度通透，其余部位对尿素几乎不通透。因此，当小管液流经远曲小管时，由于水的重吸收，小管液中尿素的浓度逐渐升高，到达内髓部集合管时，尿素顺浓度差迅速向内髓部组织液扩散，使内髓部渗透压增高。因此内髓部组织高渗是由尿素和 NaCl 共同形成的。由于升支细段对尿素有一定的通透性，且小管液中尿素的浓度比管外组织液低，故髓质组织液中的尿素可扩散进入升支细段小管液，随小管液重新进入内髓部集合管，再扩散到内髓部组织液，这样就形成尿素的再循环。尿素的再循环有助于内髓高渗梯度的形成和进一步加强。由此可见，髓袢升支粗段对 NaCl 的主动重吸收是整个肾髓质高渗梯度形成的主要动力，而尿素和 NaCl 是建立髓质高渗梯度的主要物质（图 8 - 14）。

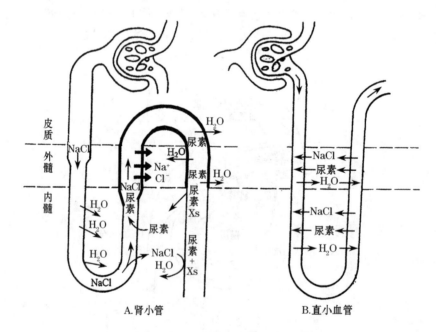

图 8 - 14 尿液浓缩和稀释的机制

粗箭头表示升支粗段主动重吸收 Na$^+$ 和 Cl$^-$；粗线表示髓袢升支粗段

和远曲小管前段对水不通透；Xs 表示未被重吸收的溶质

（二）直小血管在维持肾髓质高渗中的作用

肾髓质主要靠直小血管的逆流交换作用，保持高渗梯度。直小血管与髓襻平行，呈U 形，对水和溶质都有高度的通透性。当血液经直小血管降支下行时，由于其周围组织液中的 NaCl 和尿素的浓度逐渐增高，故顺浓度差扩散入直小血管，直小血管中的水则渗出到组织液中，结果造成越靠近内髓部，直小血管中的血浆渗透压越高，到折返处达最高值。当直小血管内血液沿升支回流时，由于其中的 NaCl 和尿素浓度比同一水平的组织液高，因此 NaCl 和尿素不断地向组织液扩散，而水又重新渗透入直小血管。这样，NaCl 和尿素就可不断地在直小血管降支和升支之间循环运行，不致被血流带走过多，最终能保存在肾髓质内。同时组织间液中的水分能不断随血液返回体循环，不会过多停留于肾髓质中，使肾髓质始终保持高渗透梯度状态。可见，直小血管的逆流交换作用对保持肾髓质的高渗状态具有重要作用。

二、尿液浓缩和稀释的过程

（一）尿液的稀释

尿液的稀释是由于小管液中的溶质被重吸收而水不易被重吸收造成的，其主要发生在远端小管和集合管。髓襻升支粗段的上皮细胞对水和尿素不易通透，但能主动重吸收NaCl，由于 NaCl 不断被重吸收，故小管液渗透压逐渐下降成为低渗溶液。如果机体内水过多造成血浆晶体渗透压下降，可使抗利尿激素的释放减少，远曲小管和集合管对水的通透性下降，水不能被重吸收，而小管液中的 NaCl 继续被重吸收，因此小管液的渗透压进一步下降形成低渗尿。若抗利尿激素完全缺乏或肾小管和集合管缺乏抗利尿激素受体时，机体每天可排出高达 20L 的低渗尿，从而出现尿崩症。

（二）尿液的浓缩

尿液的浓缩也发生在远端小管和集合管，是由于小管液中的水被重吸收而溶质留在小管液中造成的。肾能够对水重吸收，就必须要求小管周围组织液是高渗的。如前所述，肾髓质从外层到乳头部，组织液的渗透压逐渐升高，形成肾髓质高渗梯度。当低渗的小管液流经远曲小管和集合管时，由于管周组织液为高渗，加上抗利尿激素的作用，水便不断被重吸收，小管液被高度浓缩，形成高渗尿。因此，肾髓质的高渗梯度是尿浓缩的必备条件。

三、影响尿液浓缩和稀释的因素

（一）髓襻的结构和功能

髓襻是形成髓质高渗梯度的重要结构，髓襻越长，形成肾髓质高渗梯度的能力就越强。某些肾脏疾病，比如慢性肾盂肾炎引起肾髓质纤维化、肾囊肿引起肾髓质萎缩等，都将使髓襻功能受损，尿液的浓缩能力下降。呋塞米可抑制髓襻升支粗段对 NaCl 的重吸收，降低外髓组织的高渗程度，从而降低管内、外渗透的浓度梯度，使水的重吸收减少，产生利尿作用。

（二）尿素的浓度

尿素作为蛋白质的代谢产物，是形成内髓部高渗的重要物质之一。某些营养不良的病人，由于蛋白质摄入不足，尿素的生成减少，以致肾髓质高渗梯度降低，尿液浓缩能力减弱。

（三）直小血管的血流量

肾髓质高渗梯度的维持有赖于直小血管的逆流交换作用，而直小血管的这一作用与血流量有关。当直小血管的血流量增加时，可带走更多的肾髓质溶质，从而使髓质部的渗透梯度变小；当直小血管的血流量减少时，肾髓质的供氧能力下降，特别是髓袢升支粗段主动重吸收 NaCl 的功能减弱，因而髓质部的高渗梯度也就不能维持。

（四）远曲小管和集合管的功能

当远曲小管和集合管对水的通透性增加时，水的重吸收量就增加，小管液的渗透浓度就升高，尿液就浓缩，反之亦然。决定远曲小管和集合管上皮细胞对水通透性的最重要的激素是抗利尿激素，因此抗利尿激素的释放量是决定尿浓缩程度的关键因素。

第四节　尿生成的调节

凡是能影响尿生成三个基本过程的因素都会影响尿的生成。影响肾小球滤过的因素前文已述，本节主要讨论影响肾小管、集合管重吸收和分泌的因素，主要包括体液调节和神经调节。

一、体液调节

（一）抗利尿激素

抗利尿激素（antidiuretic hormone，ADH）又称为血管升压素，是由 9 个氨基酸残基组成的多肽，在下丘脑视上核和室旁核神经元胞体内合成。其生理作用主要是提高远曲小管和集合管上皮细胞对水的通透性，从而增加水的重吸收，使尿液浓缩，尿量减少（抗利尿）。

抗利尿激素的分泌和释放受多种因素的调节，其中主要影响因素是血浆晶体渗透压和循环血量的改变。

1. **血浆晶体渗透压**　其改变是调节抗利尿激素释放的最重要的因素。当血浆晶体渗透压升高时，可刺激下丘脑视上核和室旁核及其周围区域的渗透压感受器，使抗利尿激素的合成和释放增加。人体大量出汗或发生严重的呕吐、腹泻时，可引起机体水的丢失多于溶质的丢失，从而使血浆晶体渗透压升高，刺激抗利尿激素的分泌，远曲小管和集合管上皮细胞对水的通透性增加，从而增加水的重吸收，使尿量减少，尿液浓缩；相反，人体大量饮用清水后，体液被稀释，血浆晶体渗透压降低，使抗利尿激素合成和释放减少或停止，远曲小管和集合管上皮细胞对水的通透性减小，水的重吸收减少，使尿量增多，尿液稀释。这种大量饮用清水后，尿量明显增多的现象称为水利尿。如果饮用的是等渗盐水（0.9% NaCl 溶液），则尿量不出现如上述饮清水后的变化。

2. 循环血量　位于左心房和胸腔大静脉的容量感受器可感受循环血量的变化，并通过迷走神经反射性地调节抗利尿激素的合成和释放。当循环血量增多时，容量感受器所受的刺激增强，沿迷走神经传入的冲动增多，从而抑制下丘脑抗利尿激素的合成和释放，远曲小管和集合管上皮细胞对水的通透性减小，水的重吸收减少，使尿量增加，血容量回降。反之，当循环血量减少时，容量感受器所受的刺激减弱，经迷走神经传入中枢的冲动减少，对下丘脑的抑制解除，结果抗利尿激素的合成和释放增多，远曲小管和集合管上皮细胞对水的通透性增加，从而增加水的重吸收，尿量减少，有利于血容量的恢复。

3. 其他因素　当动脉血压升高时，可刺激颈动脉窦压力感受器，反射性地抑制抗利尿激素的合成和释放；当动脉血压低于正常水平时，抗利尿激素释放增加。此外，疼痛、应激刺激、低血糖、血管紧张素 Ⅱ 及某些药物（如吗啡）等，均可刺激抗利尿激素的释放，而乙醇可抑制抗利尿激素的释放。

（二）醛固酮

醛固酮是由肾上腺皮质球状带细胞分泌的一种激素。它的主要作用是促进远曲小管和集合管上皮细胞对 Na^+ 的主动重吸收，同时促进 Cl^- 和水的重吸收以及 K^+ 的排泄。因此，醛固酮有保钠、保水、排钾，维持细胞外液容量稳定的作用。

醛固酮的分泌主要受肾素 – 血管紧张素 – 醛固酮系统和血钾、血钠浓度的调节。

1. 肾素 – 血管紧张素 – 醛固酮系统　肾素主要由球旁细胞分泌。它是一种蛋白水解酶，能催化血浆中的血管紧张素原，使之生成血管紧张素 Ⅰ（十肽）。血管紧张素 Ⅰ 有刺激肾上腺髓质使之释放肾上腺素的作用。血液和组织中，特别是在肺组织中存在着丰富的血管紧张素转换酶，它可使血管紧张素 Ⅰ 降解，生成血管紧张素 Ⅱ（八肽）。血管紧张素 Ⅱ 对循环系统的作用强（在循环章节已述及），同时它可刺激肾上腺皮质球状带合成和分泌醛固酮。血管紧张素 Ⅱ 进一步被氨基肽酶水解为血管紧张素 Ⅲ（七肽），它也能刺激球状带醛固酮的合成和分泌。由于血中血管紧张素 Ⅲ 浓度较低，因此，机体内刺激醛固酮合成和分泌中起主要作用的是血管紧张素 Ⅱ。此外，血管紧张素 Ⅱ 还能直接刺激近端小管对 NaCl 的重吸收，同时能够促进 ADH 的分泌，增强远曲小管和集合管对水的重吸收。

血管紧张素的生成依赖于肾素的作用，肾素的释放量决定着血浆中血管紧张素的浓度。当血中肾素 – 血管紧张素的浓度升高或降低时，血中醛固酮的浓度也随之发生相应的变化。肾素 – 血管紧张素 – 醛固酮三者在血浆中的水平变动是一致的，因此将此三者看成是相互连接的功能系统，称为肾素 – 血管紧张素 – 醛固酮系统（图 8 – 15）。

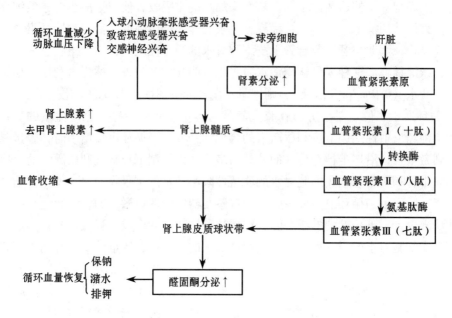

图 8 – 15　肾素 – 血管紧张素 – 醛固酮系统示意图

肾素的分泌受多方面因素的调节。目前认为，肾内有两种感受器与肾素分泌的调节有关：一是入球小动脉处的牵张感受器，一是致密斑感受器。当动脉血压由于某种原因降低时，肾入球小动脉的压力随之下降，于是对小动脉壁的牵张刺激减弱，从而激活牵张感受器，促使肾素释放量增加；同时，由于入球小动脉的压力降低和血流量减少，肾小球滤过率减少，滤过的 Na^+ 量和通过致密斑的 Na^+ 量均减少，于是激活致密斑感受器，使肾素释放量增加。此外，球旁细胞外的小动脉壁内有交感神经末梢支配，肾交感神经兴奋时也能引起肾素的释放量增加。肾上腺素和去甲肾上腺素也可直接刺激球旁细胞，促使肾素释放增加。

2. 血钾和血钠的浓度　当血钾浓度升高或血钠浓度降低时，可直接刺激肾上腺皮质球状带细胞分泌醛固酮，反之，血钾浓度降低或血钠浓度升高，则抑制醛固酮的分泌。

实验证明，血钾浓度的变化对醛固酮的分泌调节更为灵敏。

二、神经调节

肾脏的血管主要受交感神经的支配，其兴奋时节后神经纤维末梢释放去甲肾上腺素，作用于肾脏血管，有明显的缩血管效应，由于它对入球小动脉的作用比出球小动脉明显，故可使肾小球毛细血管血流量和毛细血管血压下降，导致肾小球滤过率降低。交感神经兴奋还能促进球旁细胞分泌肾素，通过肾素 – 血管紧张素 – 醛固酮系统，使 NaCl 和水的重吸收增加。另外，分布在肾小管上的交感神经兴奋时，可以增加近端小管和髓袢上皮细胞对 Na^+、Cl^- 和水的重吸收。

第五节　尿液及其排放

一、尿量及尿的理化特性

尿液的质和量除反映肾脏本身的结构及功能状态外，还可反映机体其他各个方面的功能变化。因此，临床上将尿量及尿液理化性质的检验作为很重要的检查指标。

（一）尿量

正常成人尿量为 1000 ~ 2000mL/d，平均为 1500mL/d。正常成人每天产生的固体代谢产物约为 35g，至少需要 500mL 尿量才能将其溶解并排出。如尿量长期保持在 2500mL/d 以上，称为多尿；尿量在 100 ~ 500mL/d，称为少尿；尿量少于 100mL/d，称为无尿，以上均属异常尿量。长期多尿会使机体丢失大量水分，引起脱水；少尿或无尿会造成机体内代谢产物的堆积，从而破坏内环境的稳态。

（二）尿液的理化特性

正常尿液为淡黄色，透明，比重为 1.015 ~ 1.025。尿少或存放时间较长时，尿液颜色会加深且变浑浊。服用某些药物或在某些病理情况下，尿液的颜色也可发生变化，如出现血尿、血红蛋白尿和乳糜尿等。尿液的主要成分是水，占 95% ~ 97%，其余是溶质，溶质以电解质和非蛋白含氮化合物为主。正常人尿液中的糖和蛋白质的含量极少，用临床的常规方法难以测出。如尿中检测出含有糖或蛋白质，在排除生理性原因外则为异常。尿液的 pH 值为 5.0 ~ 7.0，其酸碱度主要与饮食有关，荤素杂食者，因尿中硫酸盐和磷酸盐较多，尿液偏酸性，pH 值约为 6.0。素食者，因尿中酸性物质较少而碱性物质较多，尿液偏碱性。

二、排尿反射

尿的生成是个连续不断的过程。生成的尿液，经集合管、肾盏、肾盂和输尿管被送入膀胱。当尿液在膀胱内贮存达到一定量时，即可引起排尿反射，将尿液经尿道排出体外。

（一）膀胱和尿道的神经支配

支配膀胱和尿道的神经有盆神经、腹下神经、阴部神经（图 8 - 16）。

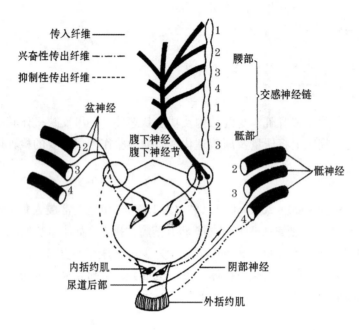

图 8 - 16　膀胱和尿道的神经支配示意图

1. 盆神经　起自骶髓 2 ~ 4 节段侧角，属副交感神经，它兴奋时引起膀胱逼尿肌收缩、尿道内括约肌舒张，促进排尿。

2. 腹下神经　起自脊髓腰段，属交感神经，兴奋时可引起膀胱逼尿肌舒张、尿道内括约肌收缩，抑制排尿。

3. 阴部神经　起自骶髓，属躯体运动神经，因此，其所支配的尿道外括约肌的活动可受意识的控制。阴部神经兴奋时，引起尿道外括约肌收缩。排尿反射时，可反射性抑制阴部神经的活动，引起尿道外括约肌舒张。

上述三种神经都含有感觉传入纤维。盆神经能感受膀胱壁被牵拉的程度，可传导膀胱充盈的感觉；腹下神经中含有可传导膀胱痛觉的传入神经；阴部神经含有传导尿道感觉的传入神经。

（二）排尿反射过程

排尿是一个脊髓反射的过程，但受高位脑中枢的随意控制。当膀胱内尿量达到 400 ~ 500mL 时，膀胱壁上的牵张感受器受到刺激，特别是后尿道的感受器受刺激而兴奋，冲动沿盆神经传入排尿反射的初级中枢即脊髓骶段，同时，冲动上传到脑干和大脑皮层的排尿反射高级中枢，并产生尿意。如条件允许，排尿反射高级中枢发出的冲动将加强初级中枢的兴奋，使盆神经传出的冲动增多，引起膀胱逼尿肌收缩、尿道内括约肌舒张，于是尿液被压向后尿道。进入后尿道的尿液又刺激后尿道感受器，冲动沿传入神经再次传至初级中枢，可进一步反射性地加强初级中枢的活动，使膀胱逼尿肌收缩更强、尿道外括约肌舒张，于是尿液被排出。由此可见，排尿反射是一个正反馈过程，而且这一正反馈过程可反复进行，直至排完膀胱内的尿液为止（图 8 - 17）。若条件不允许排尿，则机体可有意识地通过高级中枢的活动来抑制排尿，即通过使腹下神经和阴部神经传出冲动增多以抑制排尿。小儿因大脑皮层尚未发育完善，对排尿反射初级中枢的控制能力较弱，故排尿次数多，易发生遗尿。

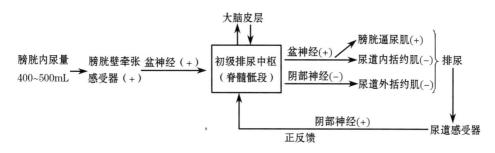

图 8-17　排尿反射示意图

（三）排尿异常

排尿反射弧中的任何一个环节发生障碍，或者排尿的初级中枢与高级中枢失去联系都可导致排尿异常，临床上常见的排尿异常有尿频、尿潴留和尿失禁。当膀胱有炎症或受机械性刺激（如膀胱结石）时，排尿次数过多，称为尿频。如果脊髓骶段受损、传出神经盆神经或阴部神经功能障碍，以及尿道压迫、阻塞等都可使膀胱中的尿液充盈过多而不能排出，称为尿潴留。当脊髓骶段以上受损或机体处于昏迷时，虽然脊髓排尿反射的反射弧完好，但骶髓初级排尿中枢与高位中枢失去功能联系，排尿便失去了意识控制，可出现尿失禁。

思 考 题

1. 皮质肾单位和近髓肾单位在结构和功能上有什么差异？
2. 尿是如何生成的？
3. 影响肾小球滤过的因素有哪些？
4. 试述抗利尿激素、醛固酮的合成部位、生理作用及其分泌调节。
5. 一次性饮大量清水对尿量有何影响？为什么？
6. 给家兔静脉注射20%的葡萄糖5mL对尿量有何影响？为什么？
7. 简述排尿反射的过程。

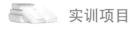　实训项目

影响尿生成的因素

【实验目的】

学习收集家兔尿液的实验方法；观察不同因素对家兔尿生成的影响。

【实验对象和用品】

家兔，生物信号采集处理系统，压力换能器，记滴器，保护电极，哺乳类动物手术

器械，兔手术台，照明灯，动脉夹，动脉插管，输尿管插管2根，注射器（1mL、5mL、20mL），试管，有色丝线，纱布，棉花，生理盐水，20%氨基甲酸乙酯，20%葡萄糖溶液，1:10000去甲肾上腺素，呋塞米，垂体后叶激素，肝素，尿糖检验试纸。

【实验步骤】

1. 麻醉和固定　由家兔耳缘静脉缓慢注射20%氨基甲酸乙酯（5mL/kg体重），麻醉后使其仰卧固定在兔手术台上。

2. 手术

（1）颈部手术　气管插管、分离右迷走神经、左颈总动脉插管和血压描记同第四章实训项目。

（2）腹部手术　腹部剪毛，在耻骨联合上方沿正中线做4cm的皮肤切口。然后沿腹白线剪开腹壁，暴露膀胱，用手将膀胱轻拉出腹腔，在膀胱底部找出双侧输尿管，小心地分离两侧输尿管3cm左右，下穿2根线，在近膀胱端结扎，向肾脏方向在输尿管上剪一小口，插入输尿管插管，用另一备用线结扎固定，再与膀胱端结扎线一起将输尿管插管再次结扎固定。2根导管共同连至记滴器。手术结束后，关闭腹腔，用38℃的温生理盐水纱布覆盖切口。

3. 实验装置的连接与使用　尿液记滴器和压力换能器与生物信号采集系统的通道接口连接，刺激电极与系统的刺激输出连接。打开生物信号采集系统，进入"尿生成调节"实验，记录尿量和血压。

4. 观察项目

（1）记录实验前基础尿量（滴/分钟）和一段正常动脉血压曲线，并做尿糖定性实验。

（2）经耳缘静脉注入生理盐水20mL，同步观察尿量和血压的变化。

（3）静脉注射1:10000去甲肾上腺素0.5mL，同步观察尿量和血压的变化。

（4）经耳缘静脉注入20%葡萄糖溶液5mL，同步观察尿量和血压的变化，等尿量明显变化后取2滴尿液做尿糖定性实验。

（5）经耳缘静脉注射垂体后叶素2U，同步观察尿量和血压的变化。

（6）经耳缘静脉注射呋塞米（5mg/kg），同步观察尿量和血压的变化。

（7）剪断右迷走神经，用保护电极反复刺激其外周端，使血压下降并维持在6.65kpa左右约30s，观察尿量的变化。

【实验提示】

1. 手术操作要轻柔，避免损伤性尿闭，输尿管插管一定要插到管腔内。

2. 注意保护耳缘静脉，穿刺从耳尖开始，逐步移向耳根。

3. 每进行一项实验，都要等血压和尿量基本恢复后再进行，以供前后对照。

第九章　感觉器官的功能

 重点导读

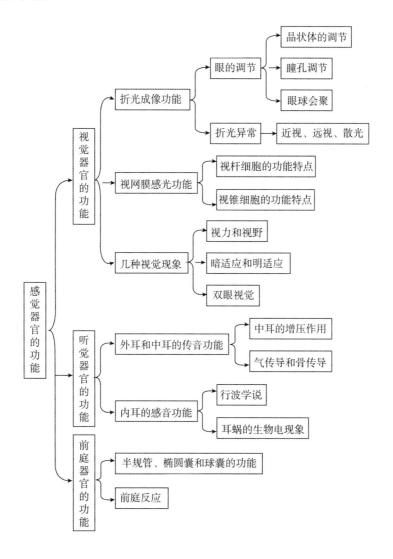

　　人类生活在不断变化的内外环境中。这些变化首先作用于机体的各种感受器或感觉器官，再转化为相应的神经冲动，经过一定的神经传导通路到达大脑皮层的特定部位，大脑皮层的各种感觉中枢对传来的神经冲动加以分析、处理，产生相应的感觉。感觉是客观物质世界在人脑中的主观反映，主要由感受器或感觉器官、神经传导通路和皮层中枢三部分的共同活动来完成。人体的主要感觉有视觉、听觉、嗅觉、味觉，以及躯体感觉和内脏感觉。本章主要讨论眼、耳等感觉器官的生理功能。

第一节　概　　述

一、感受器、感觉器官的定义和分类

　　感受器（receptor）是指机体内专门感受内、外环境变化的结构或装置。感受器的结构形式多种多样，有些感受器就是游离的神经末梢，如痛觉感受器和温度感受器；有些则是在裸露的神经末梢外包绕一些其他结构，如肌梭和环层小体等；还有一些高度分化了的感受细胞，如视网膜中的感光细胞和内耳的毛细胞等。感觉器官（sense organ）就是由这些在结构和功能上高度分化的感受细胞和与之连接的附属结构构成，简称感官。人体的主要感觉器官有眼（视觉）、耳（听觉）、前庭（平衡觉）、鼻（嗅觉）和舌（味觉）等。

　　感受器的分类方法有多种。根据感受器所在的部位可分为外感受器和内感受器。外感受器多分布在体表，感受外环境的变化信息，通过感觉神经传到中枢，可引起清晰的主观感觉。如声、光、触、味等感受器，它们对人类认识客观世界和适应外环境具有重要意义。内感受器存在于身体内部的器官或组织中，感受内环境变化的信息，如颈动脉窦的压力感受器、颈动脉体的化学感受器等。内感受器发出的冲动传到中枢后，往往不引起主观意识上的感觉，或只产生模糊的感觉，它们对维持机体功能的协调统一和内环境稳态起着重要作用。根据所感受刺激的性质，又可将感受器分为机械感受器、温度感受器、伤害性感受器、电磁感受器和化学感受器等。

二、感受器的一般生理特性

（一）感受器的适宜刺激

　　一种感受器通常只对某种特定形式的刺激最为敏感，这种形式的刺激称为该感受器的适宜刺激（adequate stimulus）。例如，一定波长的电磁波是视网膜感光细胞的适宜刺激；一定频率的机械振动是耳蜗毛细胞的适宜刺激。当机体内、外环境发生某些变化时，这些变化所形成的刺激往往只引起与它相对应的感受器发生反应，使机体能够准确地对内、外环境中那些有意义的变化进行灵敏的感受。但是感受器并不是只能感受适宜刺激，对非适宜刺激也可能感受，只是需要的刺激强度要比适宜刺激大得多，例如，按压眼球也可能产生光感，对肿瘤机械压迫也可产生耳鸣等。

（二）感受器的换能作用

感受器感受刺激时，能将各种形式的刺激能量转换为传入神经的动作电位，这种能量的转换称为感受器的换能作用。因此可以把感受器看成是生物换能器。在换能过程中，一般不是直接把刺激能量转变为神经冲动，而是先在感受器细胞或感觉神经末梢产生一种过渡性的电位变化，前者称为感受器电位，后者称为发生器电位。感受器电位或发生器电位属于局部电位，具有局部电位的全部特性，即在一定范围内大小与刺激强度成正比、非"全或无"式的、可以总和、以电紧张形式扩布等。因此，感受器电位或发生器电位可通过其幅度、持续时间和波动方向的改变，反映和转换外界刺激信号所携带的信息。

感受器电位或发生器电位的产生并不意味着感受器功能的完成，只有当这些过渡性电位变化使该感受器的传入神经纤维发生去极化并产生"全或无"式的动作电位时，才标志着这一感受器或感觉器官作用的完成。

（三）感受器的编码作用

感受器在将刺激信号转换成动作电位的过程中，不仅发生能量的转换，而且把刺激所包含的环境变化的信息转移到传入神经的动作电位的序列之中，这就是感受器的编码作用。感受器编码作用的机制尚不清楚，可能是通过传入神经纤维上动作电位频率的高低和参与传导这一信息的神经纤维的数量来进行的。

（四）感受器的适应现象

当某一恒定强度的刺激持续作用于感受器时，传入神经纤维上动作电位的频率会逐渐下降，这一现象称为感受器的适应现象。根据适应现象发生的快慢，可将感受器分为快适应感受器和慢适应感受器两大类。快适应感受器以皮肤触觉感受器和嗅觉感受器为代表，快适应现象有利于感受器接受新的刺激，增强机体适应环境的能力。慢适应感受器以肌梭、颈动脉窦压力感受器和关节囊感受器为代表，慢适应现象有利于机体对某些功能状态如姿势、血压等进行长期的监测和调节，或者向中枢持续发放有害刺激的信息以达到保护机体的目的。

第二节　视觉器官的功能

眼是人的视觉器官，由折光系统和感光系统构成，分别发挥折光成像和感光换能的作用。图 9-1 是人右眼水平切面的示意图。折光系统包括角膜、房水、晶状体、玻璃体等眼的附属结构，其中晶状体的曲度是可以调节的；感光系统主要包括视网膜的感光细胞以及与其相联系的双极细胞和视神经节细胞，其中视网膜上的视锥细胞和视杆细胞是真正起感光作用的感光细胞。人眼的适宜刺激是波长为 380~760nm 的电磁波，在这个可见光谱的范围内，来自外界物体的光线，经过折光系统的折射，在视网膜上形成清晰的物像，视网膜上的视杆细胞和视锥细胞能将外界光刺激所包含的视觉信息转变成电信号，并在视网膜内进行编码、加工，由视神经传入视觉中枢，产生视觉。

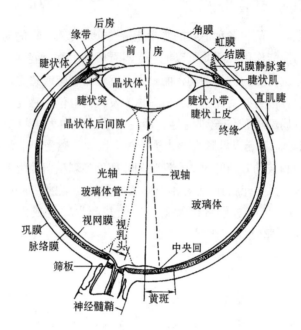

图 9 - 1　右眼的水平切面示意图

一、眼的折光系统及其调节

（一）眼的折光与成像

眼的折光系统是一个复杂的光学系统，由折射率不同的光学介质和不同曲率半径的折射面组成，包括角膜、房水、晶状体和玻璃体。光线射入眼后，在视网膜上形成物像的过程与凸透镜成像的过程相似，但要复杂得多。为了便于了解和应用，通常用简化眼模型来描述眼的折光成像情况（图 9 - 2）。简化眼的假定眼球由均匀媒质组成，折射率为 1.333，眼球由一个前后径为 20mm 的单球面折光体组成，折光界面只有一个，即角膜表面，角膜表面的曲率半径定为 5mm，该球面的中心即为节点（在角膜前表面的后方 5mm 处），通过节点的光线不折射。节点至视网膜的距离为 15mm。这个模型和正常安静时的人眼一样，正好使物体的平行光线聚焦在视网膜上，形成清晰的物像。

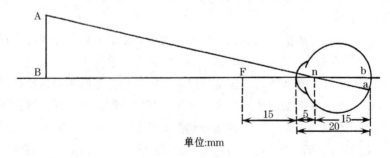

图 9 - 2　简化眼成像示意图

根据物理学凸透镜成像原理，利用简化眼可以很方便地计算出远近不同的物体在视网膜上成像的大小（图9-2）。物像的大小可根据对顶角的两个相似三角形算出，用下式表示：

$$\frac{AB(物体的高度)}{Bn(物体到节点的距离)} = \frac{ab(物像的高度)}{bn(节点到视网膜的距离)}$$

式中 bn 固定不变，相当于15mm，因此，根据物体的大小和它与眼的距离，就可算出物像的大小。例如，距离眼球10m处有一高30cm的物体，求其在视网膜上所成物像的大小，依据上述公式可求得该物像为0.45mm。

（二）眼的调节

眼看远物（6m以外）时，由于远处物体发出的光线近似平行，对正常眼来说，不需任何调节就可在视网膜上形成清晰的物像。当物体从6m以外移向6m以内时，入眼的光线由平行变为辐散，经折射物像聚焦于视网膜之后，视觉将变模糊。但实际上，随着物体的移近，眼进行了一系列的调节，使物像仍能成像在视网膜上，这称为眼的调节。视近物时，眼的调节包括晶状体的调节、瞳孔的调节和双眼球会聚三个方面，其中晶状体的调节最为重要。

1. 晶状体的调节 晶状体呈双凸透镜形，富有弹性，其周边由悬韧带将其与睫状体相连。睫状体内有平滑肌，称为睫状肌，受动眼神经中的副交感神经纤维支配。当眼视远物时，睫状肌松弛，悬韧带拉紧，晶状体亦被拉成扁平状，其曲率半径变小，折光力减弱。当眼视近物时，视网膜上模糊物像的信息传到皮层视觉中枢，反射性地引起动眼神经中的副交感纤维兴奋，使睫状肌收缩，悬韧带松弛，晶状体因自身弹性回位而变凸，曲率半径增加，折光能力增强，从而使近物光线聚焦前移，成清晰物像于视网膜上（图9-3）。

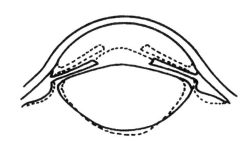

图9-3 视近物时晶状体和瞳孔的调节示意图
实线：调节前；虚线：调节后

晶状体的调节能力取决于晶状体的弹性，弹性越好，调节能力越强，所能看清物体的距离就越近。晶状体的最大调节能力可以用近点来表示。近点是指眼做最大调节时所能看清物体的最近距离。近点越近，说明晶状体的弹性越好。随着年龄的增长，晶状体的弹性逐渐减弱，导致眼的调节能力降低。这种现象称为老视。例如，8岁左右的儿童近点约为8.6cm，20岁的青年人近点约为10.4cm，老年人晶状体的弹性显著减退，60

岁时可增大到 83.3cm 或以上。

2. 瞳孔的调节 正常人眼瞳孔的直径变动范围为 1.5 ~ 8.0mm，瞳孔的大小可调节入眼内的光量。瞳孔的调节包括两种反射：①瞳孔近反射，即眼视近物时，在晶状体凸度增加的同时，瞳孔反射性地缩小，以减少进入眼内的光量，减小球面像差和色像差，使视网膜成像更清晰；②瞳孔对光反射，即强光照射时瞳孔反射性地缩小，光线变弱时瞳孔则反射性地扩大。瞳孔对光反射与视近物无关，它是眼的一种重要的适应功能，其意义是调节进入眼内的光量，有助于强光时保护视网膜，弱光时也能形成较清晰的视觉。瞳孔对光反射的效应是双侧性的，即强光照射一侧眼时，两眼瞳孔同时缩小，称为互感性对光反射或对侧对光反射。瞳孔对光反射的中枢在中脑，临床上常通过检查瞳孔对光反射来判断中枢神经系统病变的部位、病情危重的程度以及麻醉的深度等。

3. 眼球会聚 当远处物体逐渐向眼球移近时，可见双眼球同时向鼻侧聚合。其意义是使视网膜成像对称，避免复视，以产生清晰单一的视觉。

（三）眼的折光异常

正常人眼无须做任何调节就可使平行光线聚焦于视网膜上，因而可看清远处的物体；看近物时，只要物距不小于近点的距离，经过调节也能看清 6m 以内的物体，这种眼称为正视眼。如果眼的折光能力异常或眼球形态异常，使外来的平行光线不能在视网膜上形成清晰的物像，统称为非正视眼，如近视、远视和散光（图 9 - 4）。

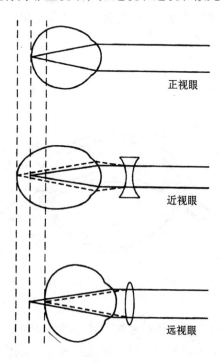

图 9 - 4 眼的折光异常及其矫正

虚线为矫正后的折光

1. 近视（myopia） 近视是由于眼球前后径过长或折光系统的折光力过强，平行光线聚焦于视网膜之前，而在视网膜上只能形成模糊的物像。近视眼看近物时，由于近物发出的光线是辐散的，故眼不需调节或只需做较小程度的调节，就能使光线聚焦于视网膜上，所以近视眼的近点比正视眼近。近视可以通过佩戴适度的凹透镜进行矫正。

2. 远视（hyperopia） 远视是由于眼球前后径过短或折光力太弱，平行光线聚焦于视网膜之后，在视网膜上只能形成模糊的物像。远视眼不论看远、近物体都需要进行调节，视近物时需要进行更大程度的调节才能看清，故易发生视疲劳。矫正远视眼的方法是佩戴凸透镜。远视眼与老花眼虽然均用凸透镜矫正，但两者属于不同的概念。老花眼的晶状体弹性下降，而远视眼的晶状体弹性正常。老花眼只是在看近物时才需要用凸透镜矫正，而远视眼不管看近物还是远物均需用凸透镜矫正。

3. 散光（astigmia） 正常眼折光系统的各个折光面都呈正球面，散光多数是由于角膜表面不同方位的曲率半径不等，角膜表面不呈正球面，使平行光线不能聚焦于视网膜，造成视物不清或物像变形。散光可以通过佩戴圆柱形透镜矫正。

二、视网膜的感光功能

眼的感光系统由视网膜构成，其功能是感受光的刺激，并将光能转变成电信号，最终转化成视神经的动作电位。

（一）视网膜的结构特点

视网膜是位于眼球最内层的一层透明的神经组织膜，厚仅 0.1 ~ 0.5mm，但结构复杂，自外向内主要可分为四层：色素细胞层、感光细胞层、双极细胞层和神经节细胞层（图 9 - 5）。

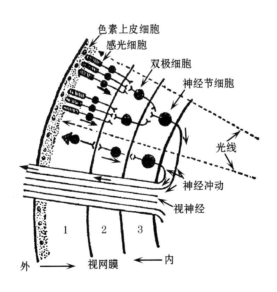

图 9 - 5 视网膜的细胞层次模式图

色素细胞层含有黑色素颗粒和维生素 A，对感光细胞起营养和保护作用。感光细胞层有视杆和视锥两种感光细胞，都含有特殊的感光色素，是真正的光感受细胞。两种感光细胞都通过终足与双极细胞层中的双极细胞发生突触联系，双极细胞再与神经节细胞联系，神经节细胞的轴突构成视神经。在视神经穿出视网膜的部位形成视乳头，该处无感光细胞，故无感光功能，是生理上的盲点。如果一个物体的成像正好落在此处，人将看不到该物体。因为正常人为双眼视物，一侧视野中的盲点可被另一侧视野所弥补，所以人们并不感觉到视野中盲点的存在。

视锥细胞和视杆细胞在视网膜上的分布并不均匀，在中央凹处的感光细胞几乎全部是视锥细胞，而且此处的视锥细胞与双极细胞、神经节细胞的联系方式多数是一对一的"单线联系"，形成视锥细胞到大脑的"专线"。视杆细胞主要分布在视网膜的周边部分，一般是多个视杆细胞与一个双极细胞联系，再由多个双极细胞与一个神经节细胞联系，形成细胞间传递信息的聚合式通路。因此，分别以视锥细胞与视杆细胞为主构成了两个不同的感光换能系统。一种是视杆系统，由视杆细胞和与之相联系的双极细胞和神经节细胞等组成。视杆系统对光的敏感性高，能感受弱光刺激，但对物体细微结构的分辨能力差，只能看清物体的粗略轮廓，不能分辨颜色，专司夜光觉。另一种是视锥系统，由视锥细胞和与之相联系的双极细胞及神经节细胞等组成。视锥系统对光的敏感性差，只能感受强光刺激，但能分辨颜色，且有高的分辨能力，能看清物体的细微结构，专司昼光觉。有些动物如鸡、鸽等，视网膜中以视锥细胞为主，故只有明视觉；而另一些动物如猫头鹰等，视网膜中只有视杆细胞，故只有暗视觉。

（二）视杆细胞的感光原理

感光细胞是如何感光换能的，其机制至今尚未完全弄清楚。但可以肯定的是，光照时感光细胞内部发生了一系列的光化学反应，其中对视杆细胞的光化学反应研究得较多，这里略做介绍。

视杆细胞的感光物质是视紫红质（rhodopsin）。它对蓝绿光敏感，吸收峰为 500 nm。视紫红质是一种由一分子视蛋白和一分子 11 - 顺型视黄醛的生色基团组成的结合蛋白质。视紫红质在光照时迅速分解为视蛋白和视黄醛，其颜色也由红色变为黄色，最后变为白色。视黄醛分子在光照作用下由 11 - 顺型视黄醛转变为全反型视黄醛。视黄醛分子的这一光异构改变，导致它与视蛋白分子之间的构型不贴切而相互分离，视蛋白分子的变构可经过较复杂的信号转导系统的活动，诱发视杆细胞出现感受器电位。

目前认为，视杆细胞的感受器电位是一种超极化型的电位变化，当视网膜未经光照时，视杆细胞的静息电位只有 $-30 \sim -40\text{mV}$，比一般细胞小得多，这是因为细胞膜上有相当数量的 Na^+ 通道处于开放状态，发生持续的 Na^+ 内流，同时，细胞膜上的钠泵不断地将细胞内的 Na^+ 移出胞外，从而维持膜内外 Na^+ 的平衡。当视网膜受到光照时，可使部分 Na^+ 通道关闭，Na^+ 的内流相对少于 Na^+ 的外向转运，于是引起超极化型的电位变化。视杆细胞的这种超极化型感受器电位的产生，是使光刺激在视网膜中转换为电信号的关键一步。该电位不能发展成动作电位（在所有被研究过的发生器或感受器电位中是比较特殊的），但它以电紧张的形式扩布，将光刺激的信息传递给双极细胞和水平细胞，最后在神经节细胞诱发动作电位，传向视觉中枢，引起视觉。

生理情况下，视紫红质的光化学反应是可逆的，在暗处又可重新合成，其反应的平衡点取决于光照的强度。当受到光线照射时，视紫红质分解为视蛋白和全反型视黄醛，合成时视黄醛首先由全反型转变为 11 - 顺型，再与视蛋白结合成视紫红质（图 9 - 6）。弱光下，合成速度大于分解速度，视杆细胞内的视紫红质增多，从而对光线的感受能力增强，能感受弱光刺激，相反，强光下，视紫红质的分解速度远远大于合成速度，视杆细胞内的视紫红质含量很少，使视杆细胞对光线的刺激不敏感，甚至失去感光功能。

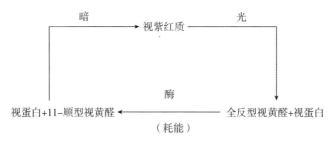

图 9 - 6　视紫红质的光化学反应示意图

此外，维生素 A 与视黄醛的化学结构相似，在异构酶的作用下转变为 11 - 顺型视黄醇，最后再转变为 11 - 顺型视黄醛，并与视蛋白结合，形成视紫红质。在视紫红质分解和再合成的过程中，有一部分视黄醛被消耗，依赖食物进入血液循环（相当部分储存于肝）中的维生素 A 来补充。因此，如果维生素 A 长期摄入不足，会影响人的暗视觉，引起夜盲症。

（三）视锥细胞的感光原理与色觉

视锥细胞内也含有特殊的感光色素。在人的视网膜中，有三种不同的视锥色素，分别存在于三种不同的视锥细胞中，即为感红、感绿和感蓝的视锥细胞。三种视锥色素都含有同样的 11 - 顺型视黄醛，只是视蛋白的分子结构稍有不同。正是由于视蛋白分子结构中的这种微小差异，决定了与它结合在一起的视黄醛分子对某种波长的光线最为敏感。光线作用于视锥细胞时，也发生同视杆细胞类似的超极化型感受器电位，最终在相应的神经节细胞上产生动作电位，其感光原理与视杆细胞类似。

视锥细胞功能的重要特点是它具有辨别颜色的能力。色觉主要是不同波长的光线作用于视网膜后在人脑引起不同的主观映象。正常视网膜可分辨波长为 380 ~ 760nm 之间约 150 种不同的颜色，每种颜色都与一定波长的光线相对应，但视网膜中并不存在上百种对不同波长的光线起反应的视锥细胞或感光色素。关于颜色视觉的形成原理，可以用三原色学说来解释，该学说认为，当不同波长的光线作用于视网膜时，可以一定的比例使三种视锥细胞分别产生不同程度的兴奋，这样的信息传至中枢，就产生不同颜色的感觉。如果红、绿、蓝三种色光按不同的比例做适当的混合，就会产生任何颜色的感觉。

三原色学说可以用来解释色盲和色弱的产生机制。色盲是一种对全部颜色或某些颜色缺乏分辨能力的色觉障碍，可分为全色盲和部分色盲。色盲绝大多数是由遗传因素引起的，只有极少数是由视网膜病变引起的。有些色觉异常的产生并非由于缺乏某种视锥细胞，而是由于某种视锥细胞的反应能力较弱，这就使患者对某种颜色的识别能力较正常人稍差（辨色功能不足），这种色觉异常称为色弱。色弱常由后天因素引起。

三、几种视觉现象

（一）视力

视力又称为视敏度（visual acuity），是指眼对物体细微结构的分辨力，一般以眼能分辨两点间的最小距离为衡量标准。通常临床检查视敏度是以视角的倒数来表示，国际标准视力表就是根据这一原理设计的。视角是指物体的两点所发出的光线投射入眼中，通过节点交叉所形成的夹角。在良好的光照条件下，不同的人眼所能辨别物体两点的最小视角是不同的，视角越大，表示两光点间距离越大，在视网膜上形成的像也就越大。当人眼能看清5m远处视力表上第10行E字形的缺口方向时，此时视角为1分角，定为正常视力，以1.0表示。若同样距离，只能看清视角为2分角的E字形缺口时，其视力为1/2=0.5。人眼之所以能分辨两个光点，是因为视角为1分角时，在视网膜上形成的两点间距离为4~5μm，稍大于一个视锥细胞的平均直径，此时两点间恰好隔着一个未被兴奋的视锥细胞（图9-7）。在视网膜的中央凹处，视锥细胞比较密集，直径较小，因此该处的视敏度可超过1.0，达到1.5或更高。

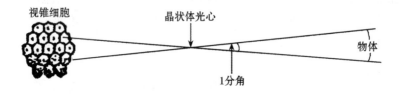

图9-7　视敏度原理示意图

（二）视野

单眼固定注视正前方一点不动，该眼所能看到的空间范围称为视野（visual field）。在同一光照条件下，不同颜色的视野大小不同，白色＞黄蓝＞红色＞绿色（图9-8）。视野的大小可能与各类感光细胞在视网膜上的分布有关。另外，由于面部结构（鼻和额）阻挡视线，也影响视野的大小和形状。如一般人颞侧和下方的视野较大，而鼻侧与上方的视野较小。临床上检查视野可辅助诊断视神经、视觉传导通路和视网膜的疾患。

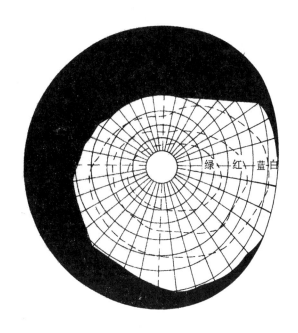

绿—红—蓝—白

图 9 - 8　人右眼视野图

（三）暗适应与明适应

当人从亮处突然进入暗处时，起初看不清任何物体，经过一定时间后，才逐渐恢复暗处的视力，这种现象称为暗适应。相反，当人从暗处突然进入亮处，最初只感到一片耀眼光亮，也不能看清物体，需经过一定时间才能恢复明亮处的视觉，这种现象称为明适应。

暗适应是由于在亮处，视杆细胞中的视紫红质大量分解，剩余量少，不足以产生兴奋，待到暗处视紫红质合成增强，量增多时，暗视觉才逐步恢复。明适应的进程很快，通常在几秒钟内即可完成，是由于在暗处蓄积起来的视紫红质在亮处迅速分解，故首先产生耀眼光感，以后随着视紫红质急剧减少，视锥细胞恢复了昼光觉。

（四）双眼视觉

双眼视觉是指两眼同时看物体时所产生的视觉。人和高等哺乳动物的双眼都在面部前方，视物时两眼视野的像又各循自己特有的神经通路传向中枢，但正常人主观感觉是只产生一个"物"。两眼视物而只产生一个视觉形象的前提条件是：由物质同一部分发出的光线，应成像在两侧视网膜的相称点上。其意义是可以扩大视野，互相弥补单眼视野中的生理性盲点，增加对物体距离和形态判断的准确性，并可产生立体视觉。

第三节　听觉器官的功能

耳分为外耳、中耳和内耳（图 9 - 9），外耳、中耳和内耳中的耳蜗部分组成听觉器官。人耳的适宜刺激是 20 ~ 20000Hz 的声波振动。声波经过外耳道和中耳传到内耳，引起内耳淋巴的振动，再经过耳蜗的感音换能作用，将声波转变为听神经纤维上的神经冲动传到大脑皮层听觉中枢而形成听觉。因此，听觉是由耳、听神经和听觉中枢的共同活动完成的。

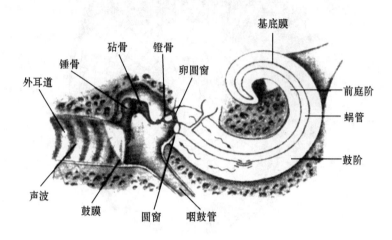

图 9 - 9　中耳和耳蜗关系示意图

一、外耳和中耳的传音功能

（一）外耳的功能

外耳由耳郭和外耳道组成。耳郭的形状有利于收集声波，许多动物的耳郭还能运动，帮助辨别声源方向。外耳道是声波传导的通道，其一端开口于耳郭，另一端终止于鼓膜。

（二）中耳的功能

中耳由鼓膜、鼓室、听骨链和咽鼓管等结构组成，其主要功能是将空气中的声波振动能量高效地传递到内耳淋巴液中，其中鼓膜和听骨链的作用尤其重要。

1. 鼓膜　为椭圆形稍向鼓室凹陷的薄膜，面积为 $50 \sim 90 mm^2$，厚度约 0.1mm。鼓膜就像电话机受话器中的振膜，是一个压力承受装置，具有较好的频率响应和较小的失真度，能与声波同步振动，将声波的振动如实地传递给听骨链。

2. 听骨链　由三块听小骨构成，从外到内依次为锤骨、砧骨和镫骨。锤骨柄附着于鼓膜，镫骨底与卵圆窗膜相连，砧骨居中，形成一个固定角度的杠杆。听骨链的作用是将声波引起的鼓膜振动传递给卵圆窗膜，从而将声波由外耳传递到内耳。在听骨链传递声波的过程中，可使振动的幅度减小而声压增大，这就是中耳的增压作用。其原因主要有以下两个方面：一方面是由于鼓膜面积和卵圆窗膜面积的差别造成的，鼓膜振动时，实际发生振动的面积为 $55 mm^2$，而卵圆窗膜的面积只有 $3.2 mm^2$，二者之比为 17.2∶1。若听骨链传递时总压力不变，那么通过鼓膜传递后，压强将增大 17.2 倍。另一方面是由于听骨链的杠杆原理造成的，在听骨链的杠杆系统中，长臂与短臂的长度比约为 1.3∶1，这样经杠杆作用后，短臂一侧的压力将增大到原来的 1.3 倍。通过以上两个方面的作用，在整个中耳传递过程中总的增压效应为 17.2 × 1.3 倍，即 22.4 倍，从而大大提高了传音的效率。

3. 咽鼓管　是连通鼓室和鼻咽部的通道，主要功能是调节鼓室内空气的压力，使之与外界大气压保持平衡，这对于维持鼓膜的正常位置、形态和振动性能具有重要的意义。如果由于某种原因（如炎症等）使咽鼓管发生阻塞，鼓室内的空气将由于被吸收而使内压降低，导致鼓膜内陷，使听力受到影响。在日常生活中，由于某些情况，造成空气的压力快速升高或降低（如飞机起飞时），如果此时咽鼓管鼻咽部的开口不能及时开放，就会引起鼓室内外压力的不平衡。当吞咽、打哈欠或打喷嚏时，由于某些肌肉的收缩，可使咽鼓管开放。

（三）声波传入内耳的途径

声音是通过气传导与骨传导两种途径传入内耳的，在正常情况下，以气传导为主。

1. 气传导　声波经外耳、鼓膜、听骨链和卵圆窗传入内耳，称为气传导，气传导是声波传入内耳的主要途径。此外，鼓膜振动可引起鼓室内空气的振动，再经过圆窗传入内耳。这一途径在正常情况下并不重要，但当听骨链损伤或运动障碍时，可以起到一定的代偿作用。

2. 骨传导　声波直接引起颅骨振动，从而引起耳蜗内淋巴振动，称为骨传导。骨传导敏感性低，在正常听觉形成中几乎不起作用。在平时，我们接触到的一般的声音，不足以引起颅骨的振动，只有较强的声波，或者是自己的说话声，才能引起颅骨较明显的振动。

临床工作中，常用音叉检查患者气传导和骨传导的情况，帮助诊断听觉障碍的病变部位和性质。例如，当外耳道或中耳病变时，气传导途径受损，引起的听力障碍称为传音性耳聋，此时气传导的作用减弱而骨传导的作用相对增强；当耳蜗发生病变导致听力障碍时，气传导和骨传导都受损，即为感音性耳聋。

二、内耳的感音功能

内耳包括耳蜗和前庭器官两部分，其中感受声音的装置位于耳蜗内，耳蜗的作用是将机械振动转变为听神经纤维的神经冲动。

耳蜗是由一条骨质管腔围绕一锥形骨轴旋转 $2\frac{1}{2} \sim 2\frac{3}{4}$ 周所构成的，在其横断面上，耳蜗被一斜行的前庭膜和一横行的基底膜分隔成三个腔，即前庭阶、鼓阶和蜗管（图9－10）。前庭阶和鼓阶中充满着外淋巴液，两者在耳蜗顶部相通。蜗管是一个充满内淋巴液的盲管。基底膜上有声音感受器，称为螺旋器或柯蒂器，螺旋器内的毛细胞是真正的声波感受细胞。毛细胞的顶部与内淋巴相接触，其底部则与外淋巴相接触。毛细胞的底部有丰富的听神经末梢。

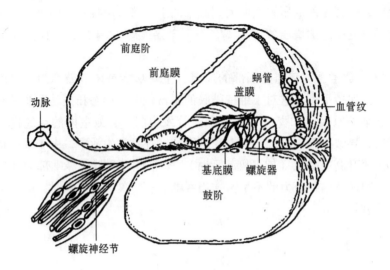

图 9 – 10 耳蜗管的横断面

（一）基底膜的振动和行波学说

当声波振动通过听骨链到达卵圆窗膜时，压力变化立即传给耳蜗内的淋巴和膜性结构。如果膜内移，前庭膜和基底膜则下移，最后鼓阶的外淋巴压迫圆窗膜，使圆窗膜外移；相反，当膜外移时，整个耳蜗内的淋巴和膜性结构又做相反方向的移动，如此反复，就形成了基底膜的振动。研究表明，振动起始于基底膜的底部，按照所谓行波的方式向耳蜗的顶部方向传播，就像有人在抖动一条绸带时，有行波沿绸带向其远端传播一样。不同频率的声波引起的行波都是从基底膜的底部开始，但声波频率不同，行波传播的远近和最大幅度出现的部位也会不同。声波频率愈高，行波传播愈近，最大振幅出现的部位愈靠近处；相反，声波频率愈低，行波传播的距离愈远，最大振幅出现的部位愈靠近蜗顶。因此，对每一个振动频率来说，在基底膜上都有一个特定的行波传播范围和最大振幅区，位于该区域的毛细胞受到的刺激最强，与这部分毛细胞相联系的听神经纤维的传入冲动也最多。起自基底膜不同部位的听神经纤维的冲动传到听觉中枢的不同部位，可产生不同的音调感觉。以上就是耳蜗对声音频率进行初步分析的基本原理。在动物实验和临床研究中都已证实，当耳蜗底部受损时对高频声音的听力会发生障碍，而当耳蜗顶部受损时主要影响低频听力。

（二）耳蜗的生物电现象

基底膜的振动引起螺旋器上毛细胞顶部听毛的形变，这种机械变化会引起耳蜗及与之相连的神经纤维产生一系列的电变化。这种电变化主要有以下三种：

1. 耳蜗静息电位 实验发现耳蜗未受到声波刺激时，从内耳不同的部位中，可以引导出不同的电位。如果把一个电极放在鼓阶（外淋巴）中，并接地使之保持在零电位，将测量电极插入蜗管（内淋巴）内，可测得电位为 +80mV 左右，称为内淋巴电位。如将此测量电极插入螺旋器的毛细胞内，则可引导出 – 70 ～ – 80mV 的电位，此为毛细胞的静息电位。这样蜗管内（ + 80mV）与毛细胞内（ – 70mV）的静息电位差就是 150mV。耳蜗静息电位是产生其他电变化的基础。

2. 耳蜗微音器电位 当耳蜗接受声音刺激时，在耳蜗及其附近的结构可记录到一种与声波的频率和振动幅度完全一致的电位变化，称为耳蜗微音器电位（cochlear microphonic potential）。微音器电位无真正的阈值，没有潜伏期和不应期，可以总和，不易疲劳，不发生适应现象；在听域范围内，微音器电位的振幅随声压的增大而增大；它对缺氧和深麻醉不敏感，在听神经纤维变性时仍能出现。耳蜗微音器电位是耳蜗受到声波刺激时，由多个毛细胞产生的感受器电位的复合型电位变化，它可以诱发蜗神经纤维产生动作电位。

3. 蜗神经动作电位 是耳蜗对声音刺激的一系列反应中最后出现的电变化，是由耳蜗微音器电位触发产生的，是耳蜗对声波刺激进行换能和编码作用的总结果，其作用是向听觉中枢传递声音信息。蜗神经动作电位的波幅和形状并不能反映声音的特征，但它可以通过神经冲动的节律、频率以及发放冲动的听神经纤维在基底膜上起源的部位等，来传递不同形式的声音信息。在自然情况下，作用于人耳的声音频率和强度的变化是十分复杂的，因此基底膜的振动形式和由此引起蜗神经纤维的兴奋及其组合也是千差万别的，传入中枢后，人脑便可依据其中特定的规律来区分不同的音量、音调、音色等信息。

（三）听阈和听域

人耳的适宜刺激是空气振动产生的疏密波，但振动的频率必须在一定的范围内，并且达到一定强度，才能引起听觉。通常人耳能感受的振动频率范围是 20 ～ 20000Hz，而且对于其中每一种频率，都有一个刚好能引起听觉的最小振动强度，称为听阈（auditory threshold）。当振动强度在听阈以上继续增加时，听觉的感受也相应增强，但当振动强度增加到某一限度时，它引起的将不单是听觉，同时还会引起鼓膜疼痛的感觉，这个限度称为最大可听阈。由于对每一个振动频率都有自己的听阈和最大可听阈，因而就能绘制出表示人耳对振动频率和强度的感受范围的坐标图（图 9 – 11）。其中下方曲线表示不同频率振动的听阈，上方曲线表示它们的最大可听阈，两者所包含的面积则称为听域。人耳最敏感的声波频率为 1000 ～ 3000Hz，而人类日常语言的频率较此略低，为 300 ～ 3000Hz。语音的强度则在听阈和最大可听阈之间的中等强度处。

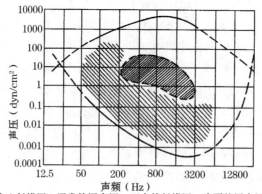

中心斜线区：通常的语言区；下方的斜线区：次要的语言区

图 9 – 11　人的正常听域图

第四节　前庭器官的功能

人和动物生活在外界环境中，必须保持正常的姿势，这是人和动物进行各种活动的必要条件。正常姿势的维持依赖于前庭器官、视觉器官和本体感觉感受器的协同活动来完成，其中前庭器官的作用最为重要。前庭器官由内耳中的三个半规管、椭圆囊和球囊组成，是人体对自身姿势、运动状态和头部在空间位置的感受器，对保持身体的平衡起重要作用。

一、前庭器官的感受装置和适宜刺激

（一）前庭器官的感受细胞

前庭器官的感受细胞都是毛细胞，具有类似的结构和功能。这些毛细胞有两种纤毛，其中位于细胞顶端一侧边缘处最长的一条，称为动纤毛；其余的纤毛较短，数量较多，每个细胞约有 60 ~ 100 条，称为静纤毛。毛细胞底部有感觉神经末梢分布。在一个半规管壶腹中的毛细胞上做实验，当动纤毛和静纤毛都处于自然状态时，细胞膜内外存在着约为 –80mV 的静息电位，同时在与此毛细胞相接触的神经纤维上有中等频率的持续放电；此时如果用外力使毛细胞顶部的静纤毛倒向动纤毛一侧，可看到细胞的电位去极化到约为 –60mV 的水平，同时有神经冲动发放频率的增加，表现为兴奋效应；与此相反，当外力使纤毛由动纤毛一侧倒向静纤毛一侧时，毛细胞会发生超极化反应，神经冲动频率降低，表现为抑制效应（图 9 – 12）。这是前庭器官中所有毛细胞感受刺激的一般规律。正常情况下，由于各前庭器官中毛细胞的所在位置和附属结构的不同，机体的运动状态和头在空间位置的变化都能以特定的方式改变毛细胞纤毛的倒向，使相应的神经纤维冲动频率发生改变，这些信息传到中枢，就引起特定的运动觉和位置觉，并可引起身体和内脏功能的反射性变化。

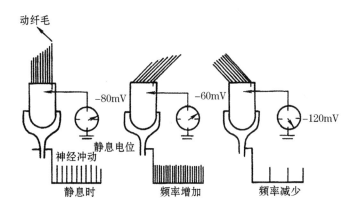

图 9 - 12　前庭器官中毛细胞顶部纤毛的受力情况与电位变化关系示意图

（二）半规管的功能

人体两侧内耳各有上、外、后三个半规管，它们各自所处的平面都互相垂直。每个半规管的一端都有一个膨大的部分，称为壶腹。壶腹内有一块隆起的结构，称为壶腹嵴。壶腹嵴中含有一排毛细胞，面对管腔。毛细胞顶部的纤毛都埋植在一种胶质性的圆顶形壶腹帽之中。毛细胞上动纤毛和静纤毛的相对位置是固定的。在水平半规管内，当内淋巴由管腔朝向壶腹的方向移动时，能使毛细胞的静纤毛向动纤毛一侧弯曲，引起毛细胞兴奋；而内淋巴离开壶腹时，静纤毛向相反的方向弯曲，使毛细胞受到抑制。在上半规管和后半规管，因毛细胞排列的方向不同，内淋巴流动的方向与毛细胞反应的方式刚好相反，离开壶腹方向的流动引起毛细胞兴奋，朝向壶腹的流动引起毛细胞抑制。

半规管的适宜刺激是感受旋转变速运动。当身体围绕不同方向的轴做旋转运动时，相应半规管壶腹中的毛细胞因管腔中内淋巴的惯性运动而受到冲击，顶部纤毛向某一方向弯曲；当旋转停止时，又由于管腔中内淋巴的惯性作用，使顶部纤毛向相反的方向弯曲。这些信息经前庭神经传入中枢，可引起眼震颤和躯体、四肢骨骼肌紧张性的改变，以调整姿势、保持平衡；同时冲动上传到大脑皮层，引起旋转的感觉。

（三）椭圆囊和球囊的功能

椭圆囊和球囊是膜质的小囊，内部充满内淋巴液。囊内各有一个特殊的结构，分别称为椭圆囊斑和球囊斑，两种囊斑的结构相似。毛细胞存在于囊斑之中，其纤毛埋植在一种称为耳石膜的结构内。耳石膜内含有许多微细的耳石，主要由碳酸钙组成，其比重大于内淋巴。椭圆囊和球囊中的囊斑所处的空间状态有所不同。当人体直立时，椭圆囊的囊斑处于水平位，即毛细胞的纵轴与地面垂直，顶部朝上，耳石膜顶在纤毛的上方；球囊的囊斑则处于垂直位，毛细胞的纵轴与地面平行，顶部朝外，耳石膜悬在纤毛的外侧。

椭圆囊和球囊的适宜刺激是感受头部的空间位置和直线变速运动。因为在两种囊斑中，各个毛细胞顶部静纤毛和动纤毛的相对位置都不同，因此能够感受各个方向上的变化。当头部的空间位置发生改变时，由于重力的作用，耳石膜与毛细胞的相对位置会发生改变；或者躯体做直线变速运动时，由于惯性的作用，耳石膜与毛细胞的相对位置也会发生改变。以上两种情况均可使纤毛发生弯曲，倒向某一方，从而使相应的传入神经纤维发放的冲动发生变化，这种信息传入中枢后，可产生头部空间位置的感觉或直线变速运动的感觉，同时引起姿势反射，以维持身体平衡。

二、前庭反应和眼震颤

当前庭器官受刺激而兴奋时，其传入冲动到达有关的神经中枢后，除引起一定的位置觉、运动觉以外，还能引起各种不同的骨骼肌和内脏功能的改变，这种现象称为前庭反应。

（一）前庭器官与姿势反射

当进行直线变速运动时，可刺激椭圆囊和球囊，反射性地改变颈部和四肢肌紧张的强度。例如，当行驶中的汽车突然停止时，会引起颈背肌紧张性增强，防止身体前倾以保持身体的平衡；车突然加速时则出现相反的情况。这些是前庭器官对直线变速运动反应做出的姿势反射，其意义在于维持机体一定的姿势和保持身体平衡。同样，在做旋转变速运动时，可刺激半规管，反射性地改变颈部和四肢肌紧张的强度，以维持姿势的平衡。例如，当人体向左侧旋转时，可反射性地引起左侧上、下肢伸肌和右侧屈肌的肌紧张加强，使躯干向右侧偏移，以防歪倒；而旋转停止时，可使肌紧张发生反方向的变化，使躯干向左侧偏移。

从上述的例子可以看出，当发生直线变速运动或旋转变速运动时，产生的姿势反射的结果，常同发动这些反射的刺激相对抗，其意义在于有利于使机体尽可能地保持在原有的空间位置上，以维持一定的姿势和保持平衡。

（二）前庭器官与内脏反应

人类前庭器官受到过强或过久的刺激，常可引起自主神经系统功能的改变，表现出一系列相应的内脏反应，如头痛、冒冷汗、眩晕、面色苍白、心率加快、血压下降甚至恶心、呕吐等不适症状，称为前庭自主神经反应，也称晕动症。如果情况严重的话，患者会完全失去协调性，这种现象多在乘坐车、船、飞机等运载工具时出现（晕车、晕船或晕机）。前庭自主神经反应产生的原因主要是其前庭器官过于敏感。

（三）眼震颤

躯体做旋转运动时，可引起眼球做往返运动，这种现象称为眼震颤（nystagmus）。眼震颤主要是由于半规管受到刺激，反射性地引起眼外肌肉规律性的活动，从而造成眼球规律性的往返运动。眼震颤的形式有多种，以水平震颤最为常见。水平震颤包括两个运动时相：先是两眼球向一侧缓慢移动，当到达眼裂的顶端时，再突然快速返回到眼裂的中心位置。前者称为慢动相，后者称为快动相（图9-13）。例如，当头部保持前倾

30°的姿势，人体以垂直方向为轴向左旋转，开始时因内淋巴的惯性滞后移位使左侧壶腹嵴的毛细胞受到刺激而兴奋，右侧则相反，于是出现两侧眼球先缓慢向右侧移动，然后突然返回到眼裂正中，接着又出现新的震颤。当继续匀速旋转时，由于内淋巴的惯性滞后作用消除，眼球不再震颤而居于正中。当旋转减速或停止时，内淋巴因惯性不能立刻停止运动，使壶腹嵴产生与旋转开始时相反的压力变化，又可出现与旋转开始时方向相反的眼震颤。临床上，常用检查眼震颤的方法来判断前庭器官的功能是否正常。

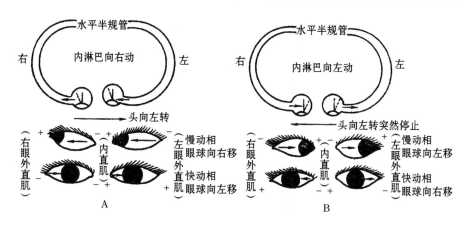

图 9-13　旋转变速运动时两侧水平半规管壶腹嵴毛细胞的受刺激情况和眼震颤方向示意图
A：头前倾 30°，旋转开始时的眼震颤方向；B：旋转突然停止后的眼震颤方向

思 考 题

1. 正常人看近物时，眼是如何进行调节的？
2. 眼的折光异常有哪些？如何矫正？
3. 视网膜上两种感光细胞的分布和功能有何不同？视杆细胞的光化学反应过程如何？
4. 什么是明适应和暗适应？其产生机制如何？
5. 声波是如何传到内耳的？

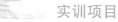 实训项目

视野测定；瞳孔对光反射；声波的传导途径

一、视野测定

【实验目的】
学习视野计的使用方法，测定正常人的各色视野。
【实验对象和用品】
人，视野计，各色视标，视野图纸，铅笔。

【实验步骤】

1. 熟悉视野计的构造 视野计的样式有很多，常用的是弧形视野计（图9－14）。此为一个半圆弧形金属板，安在支架上，可绕水平轴做360°的旋转，旋转的角度可从分度盘上读出。圆弧外面有刻度，表示由该点射向视网膜周边的光线与视轴所夹的角度，视野界限就是以此角度来表示。在圆弧内面中央装有一面小镜作为目标物，其对面的支架附有托颌架与眼眶托。此外，还附有各色视标。

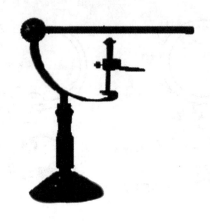

图9－14 弧形视野计的结构示意图

2. 测定视野

（1）将视野计对着充足的光线放好，受试者把下颌放在托颌架上，眼眶下缘靠在眼眶托上。调整托颌架的高度，使眼恰与弧架的中心点位于同一水平面上。先将弧架摆在水平位置，测试眼注视弧架的中心点，遮住另一眼。实验者首先选择白色视标，从周边向中央慢慢移动，随时询问受试者是否看见了视标。当受试者回答看见时，就将受试者刚能看到视标时的视标所在点标在视野图纸的相应经纬度上。

（2）将弧架转动45°角，重复上项操作。如此继续下去，共操作4次，得出8个点。将视野图纸上的8个点依次连接起来，就得出视野的范围。

（3）按照相同的操作方法，测出红、黄、绿各色视觉的视野，分别用红、黄、绿三色在视野图纸上标出。

（4）依照同样的方法，测定另一眼的视野。

【实验提示】

1. 在测定的过程中，受试者始终盯视弧架中心点，眼球不能随意转动，只能用眼的"余光"观察视标。

2. 测试视野时，以受试者确实看到视标为准，即测试结果必须客观。

二、瞳孔对光反射

【实验目的】

学会瞳孔对光反射的检查。

【实验对象和用品】

人，手电筒，遮光板。

【实验步骤】

1. 直接对光反射 在较暗处，先观察受试者两眼瞳孔的大小，然后用手电筒照射一侧眼睛，立即可见其瞳孔缩小；停止照射，瞳孔又放大。

2. 间接对光反射 受试者用遮光板沿鼻梁将两眼视野分开，检查者用手电筒照射一侧眼睛，另一侧眼睛的瞳孔也缩小。

【实验提示】

1. 受试者应注视 5m 以外处，不可注视手电筒，否则可影响检查结果。

2. 瞳孔大小可参考下列数据：正常瞳孔的平均直径为 2 ~ 3mm，小于 2mm 为瞳孔缩小，大于 3mm 为中等瞳孔，大于 5mm 为瞳孔扩大。

三、声波的传导途径

【实验目的】

比较声音气传导和骨传导的特点；了解临床上常用的鉴别传导性耳聋和神经性耳聋的实验方法和原理。

【实验对象和用品】

人，音叉（频率为 256Hz 或 512Hz），棉球，橡皮锤。

【实验步骤】

1. 比较同侧耳的气传导和骨传导（任内试验）

（1）任内试验阳性 室内保持肃静，受试者取坐位，检查者振动音叉后，立即将音叉柄置于受试者一侧的颞骨乳突部，此时受试者可听到音叉响声，随着时间推移，响声逐渐减弱。当受试者刚听不到声音时，立即将音叉移到同侧外耳道口处，受试者又可听到响声。反之，先置音叉于外耳道口处，待刚听不到响声时，立即将音叉移到颞骨乳突处，受试者却仍听不到声音。这说明正常人气传导的时间比骨传导的时间长，临床上称为任内试验阳性。

（2）任内试验阴性 用棉球塞住受试者的同侧外耳道（模拟气传导途径障碍），重复上述实验步骤，会出现气传导时间等于或小于骨传导时间，临床上称为任内试验阴性。

2. 比较两耳骨传导（魏伯试验）

（1）检查者将震动的音叉柄置于受试者前额正中发际处或颅顶正中处，令其比较两耳的声音强度。正常人两耳所感受的声音强度是相等的。

（2）用棉球塞住受试者的一侧外耳道，重复上述实验，询问受试者两耳听到的声音强度是否一样，偏向哪一侧。

临床上根据上述任内试验和魏伯试验的结果，大致可判断耳聋的性质，见表 9 - 1。

表 9 - 1　声音传导测试结果判断

试验类型	正常人	传导性耳聋	神经性耳聋
任内试验	气导 > 骨导	骨导 > 气导	均缩短，但气导 > 骨导
魏伯试验	两耳相等	偏向患侧	偏向健侧

【实验提示】

音叉严禁在硬物上敲击，叩击音叉不可用力过猛，以防损坏。

第十章 神经系统的功能

 重点导读

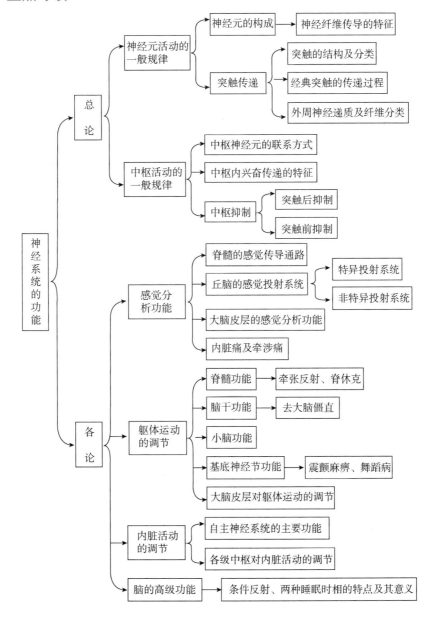

　　神经系统（nervous system）是人体内占主导地位的调节系统，控制着全身其他各系统的功能活动，使机体成为一个有序的整体，以适应各种内、外环境的变化。神经系统可分为中枢神经系统和周围神经系统。中枢神经系统包括脑和脊髓，周围神经系统由脑神经和脊神经两部分构成。神经系统，特别是中枢神经系统的结构和功能十分复杂。组成神经系统的细胞主要是神经细胞和神经胶质细胞，通过这些细胞之间复杂的结构和功能联系，来实现神经系统对全身各器官系统功能的调节。

第一节　神经元活动的一般规律

一、神经元与神经纤维

（一）神经元

　　神经细胞是神经系统最基本的结构和功能单位，故称之为神经元（neuron）。神经元由胞体和突起两部分构成（图 10 – 1）。突起又分为树突和轴突两种。典型的神经元树突多而短，多分支；轴突较长，只有一个。轴突被髓鞘或神经膜包裹，称为神经纤维（nerve fiber）。一般认为，树突是接受信息的部位，胞体是接受、处理信息的部位，轴突的起始部分（始段）是产生动作电位的部位，轴突是传导动作电位的部位。神经系统对机体功能的调节，是通过大量神经元之间复杂的功能联系来实现的。

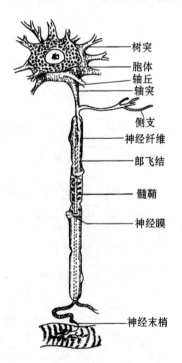

图 10 – 1　神经元的结构

（二）神经纤维

神经纤维根据髓鞘的有无分为有髓鞘神经纤维和无髓鞘神经纤维，神经纤维的末端称为神经末梢。

1. 神经纤维的分类　根据神经纤维上冲动传导速度的差异，可将周围神经纤维分为 A、B、C 三类，其中 A 类纤维又分为 α、β、γ、δ 四个亚类。根据纤维的直径和来源可将感觉神经分为 Ⅰ、Ⅱ、Ⅲ、Ⅳ 四类，其中 Ⅰ 类纤维再分为 I_a 和 I_b 两个亚类。目前，前一种分类法多用于传出纤维，后一种分类法多用于传入纤维（表10-1）。

表 10-1　神经纤维的分类

纤维类型	传导速度 （m/s）	纤维直径 （μm）	功能	相当于传入 纤维的类型
A 类（有髓鞘）				
α	70 ~ 120	13 ~ 22	肌梭、腱器官传入纤维、梭外肌的传出纤维	I_a、I_b
β	30 ~ 70	8 ~ 13	皮肤的触、压觉传入纤维	Ⅱ
γ	15 ~ 30	4 ~ 8	支配梭内肌的传出纤维	
δ	12 ~ 30	1 ~ 4	皮肤痛、温觉传入纤维	Ⅲ
B 类（有髓鞘）	3 ~ 15	1 ~ 3	自主神经节前纤维	
C 类（无髓鞘）				
后跟	0.6 ~ 2.3	0.4 ~ 1.2	后根中痛觉传入纤维	Ⅳ
交感	0.3 ~ 2.3	0.3 ~ 1.3	自主神经节后纤维	

I_a 类纤维直径稍粗，为 13 ~ 22μm；I_b 类纤维直径略细，为 12μm。

2. 神经纤维兴奋传导的特征　神经纤维的主要功能是传导神经冲动。神经冲动是指沿神经纤维传导的兴奋，即动作电位。神经纤维传导兴奋有以下特征：

（1）完整性　神经纤维传导兴奋的必要条件是结构和功能的完整性。如果神经纤维受损伤或被切断，或局部使用麻醉药，均可使兴奋传导受阻。

（2）绝缘性　一根神经干中含有许多神经纤维，但各纤维传导兴奋基本上互不干扰。这是因为神经纤维间没有细胞质的沟通，局部电流主要在一条纤维上构成回路，加上神经纤维胶质细胞的绝缘作用，使兴奋能精确地沿神经通路传导。

（3）双向性　人为刺激神经纤维上任何一点引起的兴奋均可同时向两端传导，因为局部电流可在刺激处的两端发生。但在整体内，由于突触传递只能由突触前膜传向突触后膜，因而神经冲动总是由胞体传向末梢，表现为传导的单向性。

（4）相对不疲劳性　实验中连续电刺激神经纤维数小时至十几个小时，神经纤维依然保持传导兴奋的能力。相对于突触传递而言，神经纤维的兴奋传导表现为不易发生疲劳，这是因为神经冲动在神经纤维上传导时消耗的能量少，且不涉及递质耗竭的问题。

3. 神经纤维的传导速度　神经纤维的传导速度与神经纤维的粗细、有无髓鞘、髓鞘的厚度和温度有关。一般来说，神经纤维的直径越大，传导速度越快，这是因为直径较大时，内阻较小；粗纤维上 Na⁺ 通道密度高，Na⁺ 电流大。有髓鞘的神经纤维比无髓鞘的神经纤维传导速度快，因为前者的传导方式是跳跃传导。温度在一定范围内升高可使传导速度加快，温度降低，传导速度减慢，温度过低时，神经传导发生阻滞，这是临床上低温麻醉的基础。当外周神经发生病变或损伤时，传导速度下降，在临床，测定神经纤维的传导速度有助于诊断神经纤维的疾患和估计神经损伤的预后。

4. 神经纤维的轴浆运输　神经纤维的细胞浆，又称为轴浆。轴浆在轴突与胞体之间具有往返流动性能，发挥着物质运输作用，称为轴浆运输。轴浆运输可分为自胞体向轴突末梢的顺向轴浆运输和自轴突末梢到胞体的逆向轴浆运输两类。前者主要参与递质囊泡的运输，后者可能对胞体蛋白质的合成起反馈调节作用。

5. 神经纤维的功能

（1）**功能性作用**　神经纤维将兴奋传导到神经末梢，通过释放神经递质来改变其所支配组织的功能活动，称为神经纤维的功能性作用，即传导兴奋或传导神经冲动的作用。

（2）**营养性作用**　通常情况下，神经末梢还可释放某些营养因子，从而持久性地影响和调整其所支配组织的结构和内在的代谢活动，称为神经的营养性作用。神经的营养性作用与神经冲动关系不大。神经的营养性作用在正常情况下不易被觉察，但在神经损伤后，就能明显地表现出来。例如实验中切断运动神经，其支配的肌肉会逐渐萎缩；脊髓灰质炎患者，由于脊髓前角运动神经元受损，其支配的肌肉也会发生萎缩。

二、突触传递

在神经系统内的各种联系方式中，最基本、最重要的结构是突触。突触（synapse）是指神经元之间、神经元与效应器细胞之间传递信息的关键部位。突触部位缺乏胞质的直接沟通。信息在突触传递的基本方式有化学性突触传递和电突触传递。化学性突触传递又分为定向突触传递和非定向突触传递，其中，定向突触传递在神经系统中最为重要，也称为经典突触传递。

（一）经典突触传递

1. 突触的结构　经典突触由突触前膜、突触后膜和突触间隙三部分组成（图10 - 2）。突触前神经元的末梢分成许多分支，每个分支末端膨大，形成突触小体；突触小体内含有大量的囊泡（突触小泡），囊泡内含有高浓度的神经递质。突触前膜是突触前神经元突触小体的膜。突触后膜是与突触前膜相对应的突触后神经元的膜。在突触后膜上，有特异的受体。前、后膜之间的间隙称突触间隙。间隙内充满着细胞外液。

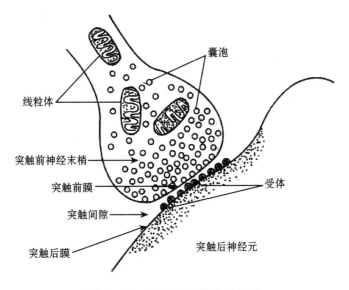

图 10 − 2 经典突触的结构示意图

2. 突触的分类 根据接触部位，可分为轴突 – 胞体、轴突 – 树突与轴突 – 轴突三种类型的突触（图 10 – 3）；按突触传递对突触后神经元的影响，可分为兴奋性突触和抑制性突触。

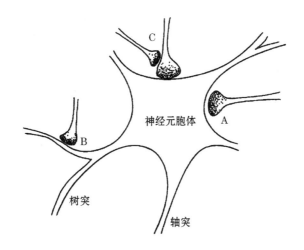

图 10 −3 突触的分类

A：轴突 – 胞体突触；B：轴突 – 树突突触；C：轴突 – 轴突突触

3. 突触传递的过程 突触传递是指信息从突触前神经元传递到突触后神经元的过程。突触的传递过程是连续的，可分为以下几个阶段：①突触前膜去极化：当突触前神经元的兴奋传导到达轴突末梢时，突触前膜去极化。②Ca^{2+} 流入突触小体：突触前膜的去极化使前膜上电压门控性 Ca^{2+} 通道开放，Ca^{2+} 内流，其作用是促进囊泡向前膜靠近，并与之发生融合。③递质释放：储存在囊泡中的递质发生倾囊式释放，扩散到间隙与后膜。④递质与受体结合：释放的递质与后膜上相应的受体或配体门控通道结合，引起后膜离子通透性的改变。⑤产生突触后电位：突触后膜上离子通道的通透性增大，离子进入，继而引起突触后膜的膜电位改变。这种发生在突触后膜上的局部电位称为突触后电位。⑥递质的灭活：释放到突触间隙的神经递质通过不同途径被及时清除或灭活，其意义在于保证突触部位信息传递的精确性和特异性。突触传递其实包括了电 - 化学 - 电三个基本过程，它可以产生两种结果，即出现兴奋性突触后电位（excitatory postsynaptic potential，EPSP）和抑制性突触后电位（inhibitory postsynaptic potential，IPSP）。

（1）兴奋性突触后电位　EPSP 的产生是由于突触前膜释放兴奋性递质，当递质，与后膜上的受体结合后，提高了后膜对 Na^+、K^+，特别是 Na^+ 的通透性，使细胞外液中的 Na^+ 进入细胞内，后膜出现局部去极化所致。由于该电位是局部电位，因此可以总和。若总和后达到阈电位水平，则在轴突起始部位产生动作电位，进而扩布到整个神经元；若没有达到阈电位水平，则不能引起动作电位，但能使膜电位与阈电位的距离变近，导致突触后神经元的兴奋性升高（图 10 - 4）。

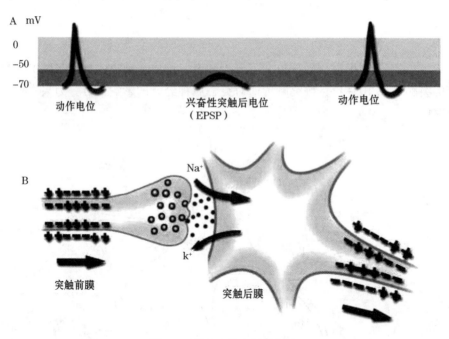

图 10 - 4　兴奋性突触后电位

（2）抑制性突触后电位　IPSP 的产生是由于突触前膜释放抑制性递质，当递质与后膜上的受体结合后，提高了后膜对 Cl^-、K^+，主要是 Cl^- 的通透性，Cl^- 内流进入细胞内，后膜出现超极化所致。抑制性突触后电位也可以总和，它使突触后神经元难以产生动作电位而出现抑制效应（图 10 - 5）。

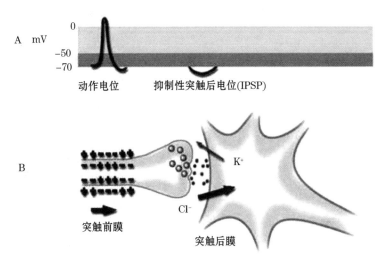

图 10 – 5　抑制性突触后电位

（二）电突触传递

电突触的结构基础为缝隙连接（gap junction）。在两个神经元紧密接触的部位，两层膜仅隔 2～3nm，膜上有沟通两细胞胞浆的水相通道蛋白，允许带电离子和其他小分子物质通过，称为电突触传递。电突触传递的特点是：兴奋传递快，几乎不存在潜伏期；信息传递是双向的。电传递主要在同类神经元之间发生，其功能在于促进其同步活动。

（三）神经递质与受体

1. 神经递质　化学性突触传递必须要有递质的参与。神经递质（neurotransmitter）是指由突触前膜释放的具有在神经元之间或神经元与效应细胞之间传递信息功能的特殊化学物质。神经系统中存在着很多化学物质，但并不一定是神经递质。确定一种神经递质必须符合一定的条件。在神经系统中还有一类化学物质，虽由神经元产生，也作用于特定的受体，但它们并非在神经元之间起直接传递信息的作用，而是调节信息传递的效率，增强或削弱递质的效应，这类化学物质称为神经调质（neuromodulator），调质所发生的作用称为调制作用。

神经递质可根据其存在部位的不同，分为中枢神经递质和外周神经递质。

（1）中枢神经递质　在中枢神经系统内参与突触传递的化学物质，称为中枢神经递质。脑内可作为中枢神经递质的化学物质有几十种，主要有乙酰胆碱（ACh）、单胺类（包括去甲肾上腺素、多巴胺、5 – 羟色胺）、氨基酸类、肽类等。主要中枢神经递质的分布和功能见表 10 – 2。

表 10 – 2　主要中枢神经递质的分布和功能

名称	主要分布部位	功能特点
ACh	脊髓、脑干网状结构、丘脑、边缘系统	与感觉、运动、学习和记忆等活动有关
单胺类：		
去甲肾上腺素	低位脑干	与觉醒、睡眠、情绪活动等有关
多巴胺	黑质 – 纹状体通路、中脑 – 边缘系统通路和结节 – 漏斗部通路	与躯体运动、精神情绪活动及内分泌功能调节有关
5 – 羟色胺	脑干中缝核	与睡眠、体温调节、情绪反应及痛觉有关
氨基酸类：		
γ – 氨基丁酸	脑干、基底神经节、小脑和大脑皮层	抑制性神经递质
甘氨酸	脊髓前角	抑制性神经递质
谷氨酸	脊髓背侧部、大脑皮层	兴奋性神经递质
肽类：		
下丘脑调节肽	下丘脑	调节自主神经等活动
阿片肽	脑内	调节痛觉
脑 – 肠肽	胃肠和脑内	与摄食活动的调节等有关

（2）外周神经递质　由外周传出神经末梢（自主神经系统传出神经和躯体运动神经）所释放的递质，称为外周神经递质，主要包括 ACh 和去甲肾上腺素（NE）（表10 – 3）。凡末梢释放乙酰胆碱的神经纤维称为胆碱能纤维；末梢释放去甲肾上腺素的神经纤维称为肾上腺素能纤维。胆碱能纤维和肾上腺素能纤维在周围神经系统中的分布情况见表10 – 3。

表 10 – 3　胆碱能纤维和肾上腺素能纤维在周围神经系统中的分布

纤维名称	释放递质	分布
胆碱能纤维	ACh	全部的交感和副交感神经节前纤维
		大部分副交感神经节后纤维
		少部分交感神经节后纤维（支配汗腺和骨骼肌血管的交感神经节后纤维）
		躯体运动神经纤维
肾上腺素能纤维	NE	大部分交感神经节后纤维

（3）递质的代谢　在神经递质中，对其代谢过程研究得比较清楚的有以下几种：①ACh：由胆碱与乙酰辅酶 A 在胆碱乙酰化酶的催化下在胞浆内生成。胆碱由血液供给，乙酰辅酶 A 由葡萄糖氧化产生。ACh 合成后，进入小泡内贮存。ACh 被释放到突触间隙，与后膜受体结合发挥作用后，主要经胆碱酯酶水解失活。水解产生的乙酸即进入血液，部分胆碱可被神经末梢摄取利用。②NE：合成以酪氨酸为原料，在胞浆内经酪氨酸羟化酶的作用生成多巴，再在多巴脱羧酶的作用下生成多巴胺。多巴胺进入小泡，小泡内的多巴胺在 β – 羟化酶的作用下合成 NE，贮存在小泡中。NE 被释放与相应的受体结合产生效应后，大部分被前膜摄取，并贮存于小泡内以备再用；小部分在效应细胞被

酶破坏失活；另一小部分进入血液循环，在肝、肾中失活。

2. 受体　一般是指存在于细胞膜上或细胞内能与某些化学物质（如递质、激素）特异性结合并诱发生物效应的特殊物质结构。凡能与 ACh 结合的受体称为胆碱能受体（cholinergic receptor）；凡能与 NE 或 Ad 结合的受体称为肾上腺素能受体（adrenergic receptor）。一些与递质相类似的物质也可以和受体结合。与受体结合后产生生物效应的称为受体激动剂，与受体结合后不产生生物效应的称为受体阻断剂（拮抗剂）。

（1）胆碱能受体　根据其药理学特性，胆碱能受体可分为毒蕈碱受体（muscarinic receptor，M 受体）和烟碱受体（nicotinic receptor，N 受体）。①M 受体。既可以和 ACh 结合，也可以和毒蕈碱结合，它们产生相同的效应，ACh 的这种作用称为毒蕈碱样作用。M 受体广泛地分布于绝大多数副交感节后纤维支配的效应器以及部分交感胆碱能纤维支配的效应器（汗腺、骨骼肌血管）的细胞膜上。ACh 与 M 受体结合后，可产生一系列自主神经节后胆碱能纤维兴奋的效应，包括心脏活动的抑制，支气管、消化道平滑肌、膀胱逼尿肌和瞳孔括约肌的收缩，消化腺和汗腺分泌增加，以及骨骼肌血管的舒张等。阿托品是 M 受体的阻断剂。②N 受体。既可以和 ACh 结合，也可以和烟碱结合，它们产生相同的效应，ACh 的这种作用称为烟碱样作用。N 受体又分为 N_1 和 N_2 两种亚型。现已知道，N 型受体实际上是一种 ACh 门控通道。N_1 受体存在于自主神经节突触后膜上，N_2 受体存在于神经 – 肌肉接头的终板膜上，ACh 与之结合时可分别引起节后神经元的兴奋和骨骼肌细胞的兴奋。箭毒能阻断 N_1 和 N_2 受体；六烃季铵主要阻断 N_1 受体、十烃季铵主要阻断 N_2 受体。

（2）肾上腺素能受体　可分为 α 和 β 两种。α 受体又分为 α_1 和 α_2 两种亚型；β 受体又分成 β_1、β_2 和 β_3 三种亚型。肾上腺素能受体的分布极为广泛。多数交感节后纤维末梢到达的效应器细胞膜上具有肾上腺素能受体，但在某一效应器官上不一定都有 α 和 β 受体，有的仅有 α 受体，有的仅有 β 受体，也有的二者兼有（表 10 – 4）。肾上腺素能受体不仅与交感神经末梢的递质相结合，也可与肾上腺髓质分泌的肾上腺素（E）和 NE，以及进入体内的儿茶酚胺类药物结合发生效应。①α 受体。α_1 受体主要分布于平滑肌。儿茶酚胺与之结合后产生的效应主要是兴奋性的，包括血管收缩、子宫收缩和扩瞳肌的收缩等。近年来发现心肌细胞上也存在 α_1 受体，当其被激活时可介导儿茶酚胺的缓慢正性变力作用。α_2 受体主要分布于肾上腺素能纤维末梢的突触前膜，对突触前 NE 的释放进行负反馈调节。哌唑嗪是 α_1 受体阻断剂，育亨宾是 α_2 受体阻断剂，酚妥拉明可同时阻断 α_1 和 α_2 受体。②β 受体。β_1 受体主要分布于心脏组织中，其效应是兴奋性的。肾球旁细胞上也有 β_1 受体，当其被激活时引起肾素分泌增加。β_2 受体主要分布于平滑肌，其效应是抑制性的，包括支气管平滑肌、胃肠道平滑肌、子宫平滑肌以及血管平滑肌（主要在冠状动脉、骨骼肌血管）舒张。β 受体阻断剂已广泛应用于临床。普萘洛尔能阻断 β_1 和 β_2 受体，阿替洛尔为选择性 β_1 受体阻断剂。心动过速或心绞痛的患者，应用普萘洛尔可降低心肌的代谢与活动，达到治疗目的；但对伴有呼吸系统疾病的患者，应用后易引发支气管痉挛，应选用阿替洛尔。儿茶酚胺类物质激活肾上腺素能受体的作用是不同的，NE 对 α 受体作用强，对 β_2 受体作用弱；E 对 α 和 β 受体的作用都强；异丙基肾上腺素（人工合成药物）主要对 β_2 受体有强烈的作用。

表 10 - 4　肾上腺素能受体的分布及效应

器官	效应器	受体	效应
眼	虹膜辐射状肌	α_1	收缩（扩瞳）
	睫状体肌	β_2	舒张
心	窦房结	β_1	心率加快
	传导系统	β_1	传导加快
	心肌	β_1	收缩力加强
血管	冠状血管	α_1	收缩
		β_2（主要）	舒张
	皮肤、黏膜血管	α_1	收缩
	骨骼肌血管	α_1	收缩
		β_2（主要）	舒张
	脑血管	α_1	收缩
	腹腔内脏血管	α_1（主要）	收缩
		β_2	舒张
支气管	平滑肌	β_2	舒张
胃肠	胃平滑肌	β_2	舒张
	小肠平滑肌	β_2	舒张
	括约肌	α_1	收缩
膀胱	逼尿肌	β_2	舒张
	三角区和括约肌	α_1	收缩
子宫	平滑肌	α_1	收缩（有孕子宫）
		β_2	舒张（无孕子宫）
皮肤	竖毛肌	α_1	收缩
代谢	糖酵解	β_2	增加
	脂肪分解	β_1	增加

第二节　中枢活动的一般规律

一、中枢神经元的联系方式

中枢神经系统由数以千亿计的神经元组成，它们之间的联系非常复杂。归纳起来主要有辐散式、聚合式、链锁式与环式四种最基本的方式（图 10 - 6）。

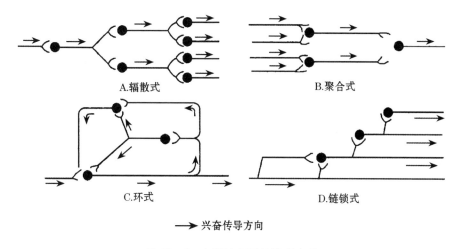

→ 兴奋传导方向

图 10 – 6　中枢神经元的联系方式

（一）辐散式

一个神经元的轴突末梢可通过分支与其他许多神经元建立突触联系，称为辐散式联系。这种联系方式可使一个神经元的兴奋引起许多神经元的同时兴奋或抑制，从而扩大神经元的影响范围。辐散式联系在传入通路中较多见。

（二）聚合式

许多神经元的轴突末梢共同与同一个神经元的胞体和树突建立突触联系，称为聚合式联系。这种联系方式使许多神经元的作用集中到同一神经元，从而发生整合或总和作用。聚合式联系在传出通路中较多见。

（三）链锁式

神经元一个接一个依次连接，构成链锁式联系。兴奋通过链锁式联系，可以在空间上加强或扩大作用范围。

（四）环式

一个神经元通过其轴突侧支与中间神经元建立突触联系，而中间神经元又通过其本身的轴突，回返性地与原来的神经元建立突触联系，形成一个闭合环路，称环式联系。若中间神经元为兴奋性神经元，兴奋通过环式联系增强了效应，延续了时间，产生正反馈效应，此效应称为后发放；若中间神经元为抑制性神经元，通过环式联系减弱或终止了效应，产生负反馈效应。

二、中枢内兴奋传递的特征

兴奋在中枢内传递时，往往要经过一次以上的突触接替，由于突触结构、神经元之间的联系方式以及化学递质参与等因素的影响，兴奋在中枢内的传递要比在神经纤维上复杂得多。

（一）单向传递

兴奋通过突触只能做单向传递，即从突触前神经元传向突触后神经元而不能逆向传递，这是因为神经递质只能由突触前膜释放来影响突触后膜。但是近年来的研究指出，突触后的靶细胞也能释放一些化学物质，如一氧化碳、前列腺素、多肽等，逆向作用于突触前膜，影响突触前神经元的递质释放。因此从突触前后信息沟通的角度看，影响是双向的。

（二）中枢延搁

在反射过程中，兴奋通过中枢部分时，传递比较缓慢，称为中枢延搁。据测定，兴奋通过一个突触耗时 0.3～0.5ms，比兴奋在神经纤维上传导同样的距离要慢得多，这是因为突触传递的过程比较复杂，包括突触前膜释放递质、递质扩散、递质作用于突触后膜等多个环节。在多突触反射中，兴奋所通过的突触数目越多，中枢延搁时间就越长。

（三）总和

在突触传递中，突触前膜兴奋时，一次释放的递质量所产生的 EPSP 很小，必须加以总和才能使突触后膜的电位变化达到阈电位水平。兴奋的总和包括时间性总和和空间性总和。如果总和未达到阈电位，此时膜电位与静息状态下相比，兴奋性有所提高，表现为易化。如有的突触是抑制性突触，则在突触后膜产生 IPSP。突触后神经元是否能产生动作电位，取决于所有的 EPSP 和 IPSP 最后的总和效应。

（四）兴奋节律的改变

在同一反射活动中，传出神经传导兴奋的频率与传入纤维兴奋的频率不同的现象，称为兴奋节律的改变。这是因为传出神经的频率不仅要受传入纤维频率的影响，而且还要受到中间神经元性质、联系方式以及自身功能状态的影响，最后传出冲动的频率是各种因素综合作用的结果。

（五）后发放

在反射活动中，当传入刺激停止后，传出神经仍继续发放冲动，使效应器活动持续一段时间，这种现象称为后发放。发生后发放的结构基础是兴奋性中间神经元的环式联系。

（六）对内环境变化的敏感和易疲劳

突触部位易受内环境理化因素变化的影响（如缺氧、二氧化碳增多、麻醉剂以及某些药物）而改变突触传递的能力。例如，酸中毒可使突触传递能力下降，而碱中毒可使突触传递能力增强。突触部位是反射弧中最易发生疲劳的环节。实验表明，用较高频率的电刺激连续刺激突触前神经元时，几秒钟后突触后神经元的放电频率下降，而突触前神经元在数小时内放电频率不会减少，突触传递易疲的原因可能与递质耗竭有关。

三、中枢抑制

反射中枢内既有兴奋过程，也有抑制过程，中枢抑制和中枢兴奋一样，都是中枢内重要的生理过程。二者的对立统一是反射活动协调的基础。中枢抑制通过突触传递来实现，所以也称为突触抑制。突触抑制发生在突触后膜，称为突触后抑制；发生在突触前膜，称为突触前抑制。

（一）突触后抑制

突触后抑制（postsynaptic inhibition）是由于突触后膜的膜电位增大，兴奋性降低引起的，是一种超极化抑制。突触后抑制由一个抑制性中间神经元引起，抑制性中间神经元释放抑制性递质，使突触后膜超极化，产生 IPSP。根据抑制性神经元功能与联系方式的不同，分为传入侧支性抑制与回返性抑制。

1. 传入侧支性抑制　冲动沿传入神经进入中枢后，一方面通过突触联系去兴奋某一中枢神经元产生传出效应；另一方面经其传入侧支兴奋另一抑制性中间神经元，通过该抑制性神经元的活动，转而抑制另一中枢神经元，这种抑制称为传入侧支性抑制（afferent collateral inhibition），又称交互抑制。例如屈肌反射的传入神经进入脊髓后，一方面可直接兴奋屈肌运动神经元，同时经侧支兴奋抑制性中间神经元，通过突触后抑制作用抑制伸肌运动神经元，以使在屈肌收缩的同时，伸肌舒张（图 10 - 7）。传入侧支性抑制是中枢神经系统最基本的活动方式之一，其意义在于使互相拮抗的两个中枢活动协调起来。

2. 回返性抑制　一个中枢神经元的兴奋，可通过其轴突侧支兴奋另一抑制性中间神经元，后者反过来抑制原先发动兴奋的神经元及同一中枢的其他神经元，称为回返性抑制（recurrent inhibition）。例如，脊髓前角运动神经元的轴突通常发出返回侧支，兴奋闰绍细胞，而闰绍细胞的轴突反过来抑制该前角运动神经元（图 10 - 8），这是一种负反馈抑制，其意义在于及时终止该神经元的兴奋。士的宁与破伤风毒素可破坏闰绍细胞的功能，阻断回返性抑制，导致骨骼肌痉挛。

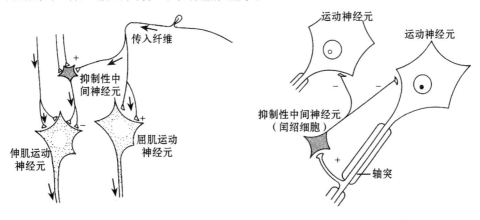

图 10 - 7　传入侧支性抑制示意图　　　　图 10 - 8　回返性抑制示意图

（二）突触前抑制

突触前抑制（presynaptic inhibition）的结构基础是具有轴突－轴突式的突触联系。这种抑制形式的产生机制比较复杂。目前认为突触前抑制的发生是由于一个兴奋性突触的突触前末梢与另一神经元发生了轴突－轴突式突触联系。如图10－9所示，当神经元B兴奋时，其末梢释放的递质使神经元C产生10mV的EPSP（图10－9A），但由于神经元A的兴奋在先，使神经元B的末梢发生了部分去极，膜电位减少，当轴突B的兴奋传来时，形成的动作电位幅度因之减小，Ca^{2+}内流也少，于是神经元B的末梢释放的兴奋性递质减少，导致神经元C上产生的EPSP明显减小，兴奋性提高有限（图10－9B）。由于这种抑制是使突触前膜发生去极化后兴奋性递质释放数量减少，使后膜EPSP减小所造成的传递抑制，故称为突触前抑制。又因为这种抑制发生时，突触后膜产生的不是超极化，而是去极化，形成的不是IPSP，而是EPSP的减小，所以也称为去极化抑制。突触前抑制在中枢内广泛存在，尤其多见于感觉传入途径中，对调节感觉传入活动具有重要作用。

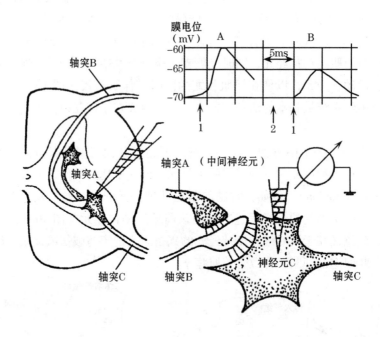

图10－9　突触前抑制示意图

第三节　神经系统的感觉分析功能

感觉是神经系统的重要功能。体内、外的各种刺激，首先是由感受器或感觉器官所感受，然后将其转化为传入神经上的神经冲动，通过特定的神经通路传向中枢，再通过大脑皮层的分析形成各种各样的感觉。

一、脊髓的感觉传导功能

来自各种感受器的传入冲动，除通过脑神经传入中枢外，大部分经脊神经后根进入脊髓。脊髓是感觉传导通路中的一个重要神经结构。

（一）浅感觉传导通路

浅感觉传导痛觉、温度觉和轻触觉，其传入纤维由后根的外侧进入脊髓，在后角更换神经元后，再发出纤维在中央管前交叉到对侧，分别经脊髓 – 丘脑侧束（传导痛觉、温度觉）和脊髓 – 丘脑前束（传导轻触觉）上行抵达丘脑。

（二）深感觉传导通路

深感觉指肌肉本体的感觉和深部压觉，其传入纤维由后根内侧进入脊髓后，即在同侧后索上行，抵达延髓下部薄束核与楔束核，更换神经元后，再发出纤维交叉到对侧，经内侧丘系至丘脑。

因此，浅感觉传导通路是先交叉后上行，而深感觉传导通路是先上行后交叉。当脊髓出现半离断损伤时，浅感觉障碍出现在离断的对侧，而深感觉障碍发生在离断的同侧（图 10 – 10），同时出现离断侧的运动障碍，临床上称为脊髓半切综合征。

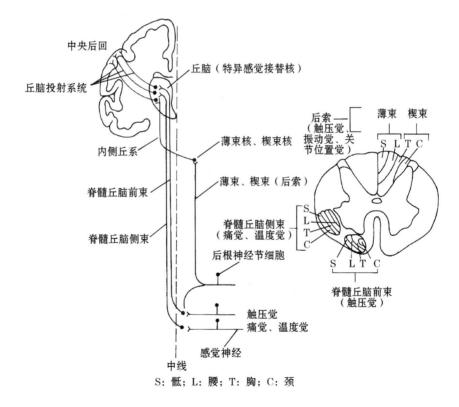

图 10 – 10　脊髓感觉传导通路

二、丘脑及其感觉投射系统

对于大脑皮层不发达的动物，丘脑是感觉的最高级中枢。对于大脑皮层发达的动物，丘脑成为重要的感觉传导的换元接替站。丘脑是一个由大量神经元组成的神经核群，除嗅觉以外的各种感觉传导通路都要在此更换神经元，同时也能对传入的感觉进行初步分析与综合判断。

（一）丘脑的核团

丘脑内有很多神经核团，根据其功能特点，可分为以下三大类。

1. 感觉接替核 接受感觉的二级感觉投射纤维，换元后投射到大脑皮层的特定感觉区。例如后腹核接受躯干、肢体、头面部来的纤维，换元后投射到大脑皮层的感觉运动区。内侧膝状体为听觉传导通路的换元站，外侧膝状体为视觉传导通路的换元站。

2. 联络核 接受感觉接替核和其他皮质下中枢来的纤维（但不直接接受感觉投射纤维），换元后投射到大脑皮层的某一特定区域。其功能与各种感觉在丘脑和大脑皮层之间的联系、协调有关。主要包括丘脑枕核、外侧腹核和丘脑前核等。

3. 髓板内核群 是丘脑的古老部分，位于靠近中线的内髓板，这类核群接受脑干网状结构上行纤维的投射，经多突触接替后，弥散地投射到整个大脑皮层，起着维持和改变大脑皮层兴奋状态的作用。主要包括中央中核、束旁核和中央外侧核等。

（二）丘脑的感觉投射系统

根据丘脑各部分向大脑皮层投射特征的不同，可把感觉投射系统分为以下两类（图10－11）。

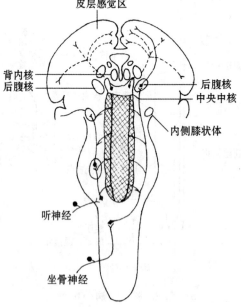

图 10－11 丘脑的感觉投射系统示意图

网线区代表脑干网状结构，实线代表特异投射系统，虚线代表非特异投射系统

1. 特异投射系统 丘脑的感觉接替核发出投射纤维到达大脑皮层的神经通路称为特异投射系统（specific projection system）。丘脑的感觉接替核和大脑皮层的特定区域，具有点对点的投射关系。该投射系统的功能是引起各种特定感觉，并激发大脑皮层发出传出冲动。丘脑的联络核也与大脑皮层有特定的对应投射关系，通常也将其归属于这一系统。

一般认为，经典的感觉传导通路由三级神经元接替完成。第一级神经元位于脊神经节或有关的脑神经节内，第二级神经元位于脊髓后角或与脑干相关的神经核内，第三级神经元就在丘脑特异感觉接替核内。但特殊感觉（视、听、嗅等）的传导通路比较复杂，视觉传导通路包括视锥细胞和视杆细胞在内，由四级神经元接替；听觉传导通路由更多的神经元接替；而嗅觉传导通路与丘脑的特异感觉接替核无关。

2. 非特异投射系统 由丘脑的第三类细胞群即髓板内核群弥散地投射到大脑皮层广泛区域的传导通路称为非特异投射系统（nonspecific projection system）。这种投射不具有点对点的投射关系，因而不产生特异感觉。髓板内核群接受脑干网状结构神经元投射，而脑干网状结构接受特异感觉传导通路中第二级神经元在经过脑干时发出的侧支的兴奋。这些信息在脑干网状结构内反复换元上行，抵达丘脑的第三类核群。所以这一感觉投射系统失去了专一的特异性感觉传导功能，成为各种不同感觉的共同上传途径。非特异投射系统向皮层的投射可维持和改变大脑皮层的兴奋状态。

在动物实验中观察到，刺激动物的中脑网状结构，能唤醒动物，脑电波呈现去同步化快波；而在中脑头端切断网状结构时，则出现类似睡眠的现象，脑电波出现同步化慢波。这个现象说明脑干的网状结构内存在着具有上行唤醒作用的功能系统，称为网状结构上行激动系统（ascending reticular activating system）。目前认为，上行激动系统主要是通过非特异投射系统而发挥作用的。由于该系统经多突触接替，所以易受药物的影响产生传导阻滞，如巴比妥类催眠药、全身麻醉药（如乙醚）都有可能因阻断了该系统的活动而发挥作用。

非特异与特异投射系统虽各自具有形态与功能上的特征，但两者又具有密不可分的关系。特异投射系统传递特异感觉冲动，产生特定感觉，但感觉的产生有赖于非特异投射系统提高皮层的兴奋水平及其所保持的觉醒状态；而非特异性传入冲动又来源于特异投射系统的感觉传入信息。正常情况下，由于这两者之间的相互作用与配合，才能使大脑皮层既能处于觉醒状态，又能产生各种特定感觉。

三、大脑皮层的感觉分析功能

各种传入冲动最后都必须到达大脑皮层，通过大脑皮层的分析和综合才能产生各种意识感觉。因此，大脑皮层是感觉的最高级中枢。皮层的不同区域在感觉功能上具有不同的分工，不同性质、不同部位的感觉投射到大脑皮层的不同区域。

（一）体表感觉

1. 第一感觉区 大脑皮层的中央后回是第一感觉区，该皮层产生的感觉定位明确，性质清晰。其感觉投射有以下规律：①交叉投射：一侧体表感觉传入投射到对侧大脑皮层的相应区域，但头面部的感觉投射是双侧性的。②倒置投射：投射区域在中央后回的空间安排是倒置的，即下肢代表区在顶部（膝以下的代表区在皮层内侧面），上肢代表区在中间，头面部代表区在底部，但在头面部代表区内部是正立的（图 10 – 12）。③投射区的大小与体表感觉的灵敏度有关：感觉灵敏度高的拇指、食指、口唇的代表区大，而躯干部位的感觉灵敏度低，其皮层的代表区也小。这是因为感觉灵敏的部位有大量的感受器，皮层与其联系的神经元数量也必然较多，这种结构特点有利于精细的感觉分析。

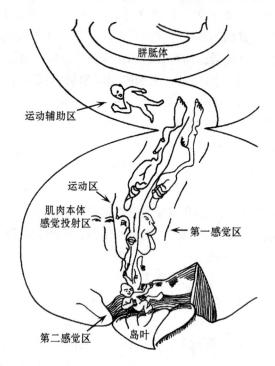

图 10 – 12　大脑皮层体表感觉和躯体运动功能代表区示意图

2. 第二感觉区　位于中央前回和岛叶之间（图 10 – 12），面积较小，体表感觉向此区的投射是双侧性的，空间安排呈正立位，且有很大程度的重叠。从种系发生看，第二感觉区较原始，仅对感觉做粗糙分析，对感觉定位不明确、性质不清晰。人类切除第二感觉区后，并不产生显著的感觉障碍。此外，第二感觉区还接受痛觉投射。

（二）肌肉本体感觉

本体感觉指肌肉、关节等的运动觉与位置觉。中央前回既是运动区，也是肌肉本体感觉代表区。刺激人脑的中央前回，可引起受试者试图发动运动的主观感觉。切除动物的运动区，由本体感受器刺激作为条件刺激建立起来的条件反射就发生障碍。

（三）内脏感觉

接受内脏感觉的皮层代表区混杂在体表感觉代表区之中。第一感觉区的躯干和下肢部位有内脏感觉代表区；第二感觉区和运动辅助区都与内脏感觉有关，边缘系统也接受内脏的感觉投射。

（四）视觉

枕叶皮层内侧面距状裂的上、下缘是视觉的主要投射区。视神经入颅后，来自两眼颞侧视网膜的纤维不交叉，来自鼻侧视网膜的纤维则发生交叉而形成视交叉，所以一侧枕叶皮层受损可造成两眼对侧同向偏盲，双侧枕叶损伤可导致全盲。视网膜上半部投射到距状裂的上缘，下半部投射到下缘；视网膜中央的黄斑区投射到距状裂的后部，周边区投射到距状裂的前部。

（五）听觉

颞横回和颞上回是听觉投射区。听觉投射是双侧性的，一侧听皮层接受双侧耳蜗感觉投射，故一侧听皮层受损不会引起全聋。

（六）嗅觉和味觉

嗅觉皮层代表区随进化而逐渐缩小，在高等动物仅存在于边缘叶的前底部，包括梨状区皮层的前部和杏仁核的一部分。味觉投射区在中央后回头面部感觉区的下侧。

四、痛觉

痛觉是最常见的临床症状。痛觉是机体受到损伤时产生的一种独立的、复杂的感觉，常伴有精神紧张和不愉快的情绪反应，是一种复杂的生理、心理现象。疼痛可引起机体的警觉，对机体起保护作用，但疼痛引起的痛苦不仅使病人深受折磨，还导致机体功能失调，甚至发生疼痛性休克，所以研究疼痛发生的规律和原理，对临床诊断和解除疼痛都有重要意义。

（一）痛觉感受器

痛觉感受器是游离的神经末梢，是一种化学感受器，广泛地分布于皮肤、肌肉、关节、内脏器官等处。在外伤、炎症、缺血、缺氧等伤害性刺激的作用下，损伤组织局部释放或合成一些致痛的化学物质，主要包括 H^+、K^+、5 - 羟色胺、组胺、缓激肽、P 物质、前列腺素、白三烯、血栓素与血小板激活因子等，它们在达到一定浓度时，兴奋痛觉感受器，产生痛觉传入冲动，进入中枢引起痛觉。

（二）皮肤痛觉

伤害性刺激作用于皮肤时，可先后出现快痛与慢痛两种性质的痛觉。快痛又称第一痛或急性痛，是一种尖锐的刺痛，其特点是产生与消失迅速，感觉清楚，定位明确，常引起快速的防卫反射。快痛一般属生理性疼痛。慢痛又称第二痛，一般在刺激作用 $0.5 \sim 1.0s$ 后才能感觉到。特点是定位不太明确，持续时间较长，为一种强烈而难以忍受的烧灼痛，通常伴有情绪反应及心血管与呼吸等方面的反应。慢痛一般属病理性疼痛。有外伤时，上述两种痛觉相继出现，不易明确区分。皮肤有炎症时，常以慢痛为主。此外，深部组织（如骨膜、韧带和肌肉等）和内脏的痛觉，一般也表现为慢痛。

现已明确，快痛由较粗的、传导速度较快的 A_δ 类纤维传导，其兴奋阈较低，慢痛由无髓鞘、传导速度较慢的 C 类纤维传导，其兴奋阈较高。

（三）内脏痛与牵涉痛

1. 内脏痛 是伤害性刺激作用于内脏器官引起的疼痛。内脏痛是临床上常见的症状，常为病理性疼痛。与皮肤痛相比，内脏痛的特征是：①疼痛定位不明确、发生缓慢、持续时间长，对刺激的分辨能力差，有时可非常强烈，常伴有明显的自主神经活动变化（如恶心、呕吐）和不愉快的情绪反应。这是由于内脏痛觉感受器数量少以及内脏痛的传入通路与引起恶心、呕吐及其他自主神经效应的神经传入通路有密切联系。②切割、烧灼等引起皮肤疼痛的刺激一般不引起内脏痛，而机械性牵拉、缺血、痉挛、炎症与化学刺激则易产生内脏疼痛。③常伴有牵涉痛。

还有一种内脏痛，是由于体腔壁层浆膜（胸膜、腹膜、心包膜）受到炎症、压力、摩擦或牵拉等伤害性刺激时产生的疼痛，称为体腔壁痛。

2. 牵涉痛 某些内脏疾病往往引起远隔的体表部位发生疼痛和痛觉过敏，这种现象称为牵涉痛（referred pain）。不同内脏有特定的牵涉痛区（表 10 – 5），如心肌缺血时，可出现左肩、左上臂、心前区疼痛；胆囊炎、胆结石时可出现右肩胛部疼痛；阑尾炎初期常感上腹部或脐区疼痛。牵涉痛并非内脏痛所特有，深部躯体痛、牙痛也可发生牵涉痛。

表 10 – 5　常见内脏疾病牵涉痛的部位

内脏牵涉痛部位	患病内脏
心前区、左臂尺侧	心绞痛、心肌梗死
左上腹	胃病
肩胛间	胰腺炎
转移性右下腹	阑尾炎
右肩胛区	胆囊炎
腹股沟、会阴部放射性阵痛	肾、输尿管结石

产生牵涉痛的机制，有会聚学说与易化学说。会聚学说认为，患病内脏的传入纤维与被牵涉部位的皮肤传入纤维，由同一背根进入脊髓的同一区域，聚合于同一脊髓神经元，并由同一纤维上传入脑，在中枢内分享共同的传导通路。由于大脑皮层习惯于识别来自皮肤的刺激，因而误将内脏痛当作皮肤痛，故产生了牵涉痛。易化学说认为，内脏痛觉的传入冲动，可提高内脏－躯体会聚神经元的兴奋性，易化了相应皮肤区域的传入，可导致牵涉性痛觉过敏。

第四节　神经系统对躯体运动的调节

各种躯体运动都是在神经系统的控制下完成的，复杂的躯体运动需要中枢神经系统各级中枢，特别是高级中枢的精细调节。

一、脊髓对躯体运动的调节

脊髓是调节躯体运动最基本的中枢，通过脊髓能完成一些比较简单的躯体运动反射，包括牵张反射、屈肌反射和对侧伸肌反射等。

（一）脊髓前角运动神经元

脊髓前角存在大量的运动神经元，即 α、β、γ 神经元，它们的轴突经前根离开脊髓后直达所支配的骨骼肌。其末梢释放的递质都是乙酰胆碱。

1. α 运动神经元和运动单位　α 运动神经元的胞体较大，纤维较粗，其轴突分出许多小支，每一小支支配一根骨骼肌纤维（梭外肌纤维）。由一个 α 运动神经元及其所支配的全部肌纤维组成的功能单位，称为运动单位（motor unit）。一般肌肉越粗大，运动单位越大，例如一个四肢肌的运动神经元所支配的肌纤维可达 2 000 根，一个眼外肌运动神经元只支配 6 ~ 12 根肌纤维。由于 α 运动神经元的传出纤维直接支配骨骼肌，因此 α 运动神经元可称为脊髓反射的最后公路。

2. γ 运动神经元　其胞体分散在 α 运动神经元之间，胞体较小，传出纤维也较细。γ 运动神经元传出纤维支配骨骼肌肌梭内的梭内肌，γ 神经元兴奋时，引起梭内肌纤维收缩。γ 运动神经元兴奋性较高，常以较高的频率持续放电。当 γ 运动神经元兴奋时，梭内肌纤维两端收缩，从而增加了肌梭感受器的敏感性。

3. β 运动神经元　其胞体介于 α 和 γ 运动神经元之间，它们发出的纤维对梭外肌和梭内肌都有支配，但功能尚不十分清楚。

（二）脊髓反射

1. 牵张反射　是指有神经支配的骨骼肌，在受到外力牵拉而伸长时，引起受牵拉的同一肌肉收缩，称为牵张反射（stretch reflex）。

（1）**牵张反射的类型**　有腱反射和肌紧张两种。①腱反射（tendon reflex）是指快速牵拉肌腱时发生的牵张反射，表现为被牵拉肌肉迅速而明显地缩短。例如快速叩击股四头肌肌腱，可使股四头肌受到牵拉而发生一次快速收缩，引起膝关节伸直，称膝反射。此外，叩击跟腱使腓肠肌收缩称为跟腱反射；叩击肱二头肌引起肘部屈曲称为肘反射。由于腱反射可引起明显的肢体运动，故称为位相性牵张反射。腱反射的潜伏期很短，只够一次突触接替的时间延搁，因此腱反射是单突触反射。②肌紧张（muscle tonus），是指缓慢持续地牵拉肌腱时发生的牵张反射，表现为受牵拉的肌肉发生紧张性收缩，阻止其被拉长。受牵拉的肌肉处于轻度收缩状态，又称紧张性牵张反射。肌紧张是维持躯体姿势最基本的反射活动，是姿势反射的基础。例如，人体取直立位时，由于重力的作用，头将向前倾，胸、腰将不能挺直，弯曲的关节使伸肌肌腱受到牵拉，从而发生牵张反射，使伸肌的紧张性增强，保持直立的姿势。肌紧张反射弧的中枢为多突触接替，属于多突触反射。

在整体内，牵张反射受高位中枢的调节，腱反射的减弱或消失，常提示反射弧的传入、传出通路或脊髓中枢的损害或中断；腱反射的亢进，则提示高位中枢可能有病变。因此，临床上可通过对腱反射的检查了解神经系统的功能状态。

（2）牵张反射的感受装置与反射途径　牵张反射的感受器主要是肌梭。肌梭是一种感受肌肉长度变化或牵拉刺激的梭形感受装置，属于本体感受器。肌梭呈梭形，两端细小，中间膨大；长约几毫米，外层为一结缔组织囊。囊内含有 6～12 根肌纤维，称为梭内肌纤维。囊外的一般肌纤维称为梭外肌纤维。肌梭附着于梭外肌，二者平行排列，呈并联关系（图10-13）。当梭外肌收缩时，梭内肌被放松，所受牵拉刺激减少；当梭外肌被拉长或梭内肌收缩时，均可使肌梭受到牵拉刺激而兴奋。肌梭的传入神经纤维有两种，一种传入纤维为直径较粗的Ⅰa类纤维；另一种传入纤维为直径较细的Ⅱ类纤维。当肌肉受到外力牵拉时，梭内肌感受装置被拉长，使肌梭受到牵张刺激而发放传入冲动，冲动的频率与肌梭被牵张的程度成正比，肌梭的传入冲动沿Ⅰa类纤维传至脊髓，使支配同一肌肉的 α 运动神经元兴奋，引起梭外肌收缩，从而完成一次牵张反射。

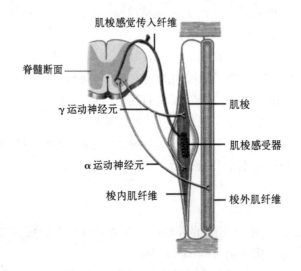

图 10-13　牵张反射示意图

γ 运动神经元兴奋时，并不能直接引起肌肉的收缩，因为梭内肌收缩的强度不足以使整块肌肉收缩。但由 γ 运动神经元传出活动引起的梭内肌收缩，能牵拉肌梭，提高其敏感性，并通过Ⅰa类纤维的传入活动，改变 α 运动神经元的兴奋状态，从而调节肌肉的收缩。由此可见，γ 运动神经元的传出活动对调节肌梭感受装置的敏感性以及调节牵张反射具有十分重要的作用。

2. 屈肌反射与对侧伸肌反射　　肢体皮肤受到伤害刺激时，常引起受刺激侧肢体的屈肌收缩，伸肌舒张，使肢体屈曲，称为屈肌反射（flexor reflex）。如火烫、针刺皮肤时，该侧肢体立即缩回，其目的在于避开有害刺激，对机体有保护意义。屈肌反射是一种多突触反射，其反射弧的传出部分可支配多个关节的肌肉活动。该反射的强弱与刺激强度有关，其反射范围可随刺激强度的增加而扩大。如足趾受到较弱的刺激时，只引起踝关节屈曲，随着刺激的增强，膝关节和髋关节也可以发生屈曲。当刺激加大到一定强度时，对侧肢体的伸肌也开始激活，可在同侧肢体发生屈肌反射的基础上，出现对侧肢体伸直的反射活动，称为对侧伸肌反射。该反射是一种姿势反射，当一侧肢体屈曲造成身体平衡失调时，对侧肢体伸直以支持体重，从而维持身体的姿势平衡。

（三）脊休克

为观察脊髓独立的功能及其与高位中枢的关系，常在动物颈段脊髓第五节以下横断脊髓，此时动物呼吸功能仍可维持，但手术后立即出现断面以下的脊髓暂时丧失一切反射活动的能力，进入一种无反应状态，这一现象称为脊休克（spinal shock）。主要表现为以脊髓为基本反射中枢的牵张反射、屈肌反射、对侧伸肌反射均丧失，外周血管扩张，血压下降，发汗、排便和排尿反射均不能发生。随后，脊髓的反射功能可逐渐恢复。低等动物恢复较快，越是高等动物恢复越慢。如蛙的脊休克只持续数分钟，犬持续几天，人持续数周甚至数月。比较原始、简单的反射，如腱反射、屈肌反射先恢复，而较复杂的反射，如对侧伸肌反射恢复较晚；在脊髓躯体反射恢复后，部分内脏反射活动也随之恢复，如血压逐渐回升到正常，发汗、排尿、排便反射亦有不同程度的恢复。由此可见，脊髓本身可完成一些简单的反射，即存在着低级的躯体反射和内脏反射中枢。但脊髓横断后，由于其上行和下行的传导束均被中断，因此断面以下的各种感觉和随意运动会永远丧失，常称为截瘫。

脊休克的产生不是由于横断脊髓的损伤性刺激引起，因为在动物脊髓反射恢复后，在原断面以下进行第二次脊髓切断并不能使脊休克重新出现。目前认为，脊休克产生的原因是断面以下的脊髓失去了高位中枢的调节，特别是失去了大脑皮层、脑干网状结构、前庭的下行性易化作用。实验证明，切断猫的网状脊髓束、前庭束和猴的皮层脊髓束，均可产生类似脊休克的表现。

高位中枢对脊髓反射既有易化作用，又有抑制作用。例如脊髓反射恢复后，屈肌反射增强，伸肌反射减弱，故屈肌反射常占优势，这不利于瘫痪肢体支持体重，因此对于脊髓横贯性损伤的病人，通过站立的姿势积极锻炼发展伸肌反射很重要。

二、脑干对肌紧张的调节

脑干是脊髓以上对运动的控制中枢，它能完成一系列反射，通过调节肌紧张以保持一定的姿势，并参与躯体运动的协调。

（一）脑干网状结构的易化区和抑制区

1. 脑干网状结构易化区 脑干网状结构中能加强肌紧张和肌肉运动的区域，称为易化区。易化区范围较广，包括延髓网状结构的背外侧部分、脑桥被盖、中脑的中央灰质与被盖等脑干中央区域。电刺激易化区可增强牵张反射，也可增强运动皮层诱发的运动反应，易化区的作用主要由网状脊髓束下行通路兴奋 γ 运动神经元，通过 γ 环路，增强肌紧张与肌肉运动。

易化肌紧张的中枢部位除脑干网状结构易化区外，还有脑干外神经结构，如前庭核、小脑前叶两侧部、下丘脑和丘脑中缝核群等，它们共同组成易化系统。易化系统的功能通过网状结构易化区的活动来完成。脑干网状结构易化区一般具有持续的自发放电活动，这可能是由上行感觉传入冲动的激活引起。

2. 脑干网状结构抑制区 脑干网状结构中能抑制肌紧张和肌肉运动的区域，称为抑制区。该区较小，位于延髓网状结构的腹内侧部分。抑制区通过网状脊髓束抑制 γ 运动神经元，减弱 γ 环路的活动。

抑制肌紧张的中枢部位除网状结构抑制区外，还有大脑皮层运动区、纹状体与小脑前叶中间部，它们构成抑制系统。这些脑干外神经结构既可通过启动网状结构抑制区的活动抑制肌紧张，还能抑制网状结构易化区的活动。

（二）去大脑僵直

在中脑上、下丘之间横断脑干，动物立即出现全身肌紧张明显加强，表现为四肢伸直、脊柱后挺、头尾昂起的角弓反张现象，称为去大脑僵直（decerebrate rigidity）。

去大脑僵直现象是由于切断了大脑皮层和纹状体等部位与网状结构的功能联系，抑制区失去了上位中枢的始动作用，使抑制区的活动水平下降；而易化区虽然也失去了和上位中枢的一些联系，但前庭核对易化区的作用依然存在，易化区本身存在自发活动，所以易化区的活动明显占优势。去大脑僵直主要由抗重力肌的肌紧张加强所致。

人在某些疾病中，也可出现类似去大脑僵直的表现。例如，蝶鞍上囊肿引起皮层与皮层下失去联系，可出现明显的下肢伸肌僵直及上肢的半屈状态，称去皮层僵直。中脑疾患时也易出现去大脑僵直的表现，表现为头后仰，上下肢均僵硬伸直，上臂内旋，手指屈曲（图10-14）。临床上患者如出现去大脑僵直的表现，提示病变已严重侵犯脑干，是预后不良的信号。

三、小脑对躯体运动的调节

小脑是中枢神经系统中最大的运动结构。按小脑与前庭系统、脊髓和大脑皮层的传入、传出纤维的联系可将其分为前庭小脑、脊髓小脑与皮层小脑三个功能部分（图10-15），分别对维持身体平衡、调节肌紧张和协调随意运动、参与随意运动的设计和程序的编制起重要作用。

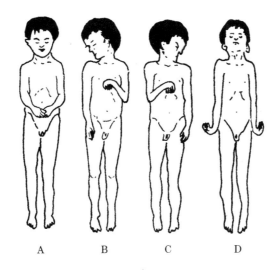

图 10 - 14 人类去皮层僵直及去大脑僵直

A、B、C：去皮层僵直；A：仰卧，头部姿势正常时，上肢半屈；

B、C：转动头部时的上肢姿势；D：去大脑僵直，上下肢均僵直

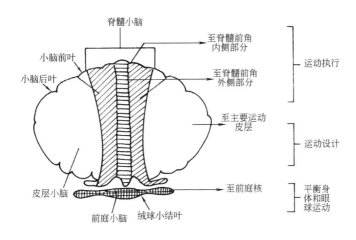

图 10 - 15 小脑功能分区示意图

（一）前庭小脑

前庭小脑主要由绒球小结叶构成，主要功能是维持身体平衡。前庭小脑的平衡功能与前庭器官和前庭核的活动有密切关系。其反射途径为：前庭器官→前庭核→绒球小结叶→前庭核→脊髓运动神经元→肌肉，调节肌肉的收缩活动，以维持躯体运动的平衡。绒球小结叶的病变或损伤，可导致躯体平衡功能的障碍。动物实验表明，绒球小结叶参与协调眼球运动。

（二）脊髓小脑

脊髓小脑由小脑前叶和后叶的中间带组成，其主要功能是调节肌紧张、协调随意

运动。

小脑前叶主要接受来自肌肉、关节等本体感受器的传入冲动，其传出冲动分别通过网状脊髓束、前庭脊髓束以及皮层脊髓束调节脊髓 γ 运动神经元的活动，进而调节肌紧张。小脑前叶对肌紧张具有抑制和易化的双重调节作用。小脑前叶蚓部有抑制肌紧张的功能；前叶两侧部有加强肌紧张的功能。此外，小脑后叶中间带也有易化肌紧张的功能，它对双侧肌紧张均有加强作用。这部分小脑损伤后，可出现肌张力减退或肌无力的现象。

小脑后叶中间带还有协调随意运动的功能，它可通过环路联系对大脑皮层发动的随意运动起重要的调节作用。当小脑后叶中间带受到损伤时，可出现随意运动协调的障碍，称为小脑性共济失调，表现为随意运动的力量、方向及限度等发生很大的紊乱，动作摇摆不定，指物不准，不能进行快速的交替运动，还可出现意向性震颤。

（三）皮层小脑

皮层小脑是指后叶的外侧部，其主要功能是参与随意运动的设计和程序的编制。它与大脑皮层感觉区、运动区、联络区之间形成环路。在学习某种精巧动作活动的过程中，皮层小脑参与运动计划的形成和运动程序的编制。后叶外侧部损伤除引起远端肢体的肌张力下降和共济失调外，还可引起运动起始的延缓。该部分小脑损伤的患者不能完成诸如打字、乐器演奏等精巧运动。

四、基底神经节对躯体运动的调节

（一）基底神经节的组成

大脑皮层下一些主要在运动调节中具有重要作用的神经核群，称为基底神经节。基底神经节包括纹状体（由尾核、壳核和苍白球组成）、丘脑底核、中脑的黑质与红核。基底神经节各个核团之间以及他们与大脑皮层、皮层下有关结构之间存在着广泛而复杂的纤维联系，这些纤维联系构成了基底神经节控制运动的重要环路（图 10 – 16）。

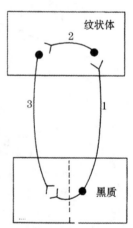

1：多巴胺能神经元　2：胆碱能神经元
3：γ 氨基丁酸能神经元

图 10 – 16　黑质纹状体环路示意图

（二）基底神经节的运动调节功能

基底神经节的功能相当复杂，其主要功能是调节运动，与随意运动的产生和稳定、肌紧张的调节及本体感受器传入信息的处理均有密切关系，但基底神经节如何调节躯体运动的细节还不清楚，目前对基底神经节运动功能的了解，主要来自人类基底神经节损伤引起的运动障碍。临床上基底神经节损害的主要表现分为两大类：一类是运动过少而肌紧张亢进的综合征，如震颤麻痹，又叫帕金森病（parkinson disease）；另一类是运动过多而肌紧张低下的综合征，例如舞蹈病。

1. 震颤麻痹 （paralysis agitans）患者的症状主要表现为全身肌紧张增高、肌肉强直、随意运动减少，面部表情呆板，此外，患者常伴有静止性震颤。研究表明，震颤麻痹由中脑黑质病变引起。黑质是脑内多巴胺能神经元胞体集中处，黑质多巴胺能神经元的轴突，上行抵达纹状体，抑制纹状体中胆碱能神经元的活动，正常时这两个系统保持平衡，从而维持正常的肌紧张和运动的协调性。当黑质病变时，多巴胺能神经元受损，纹状体中多巴胺含量明显减少，多巴胺递质系统功能减退，而乙酰胆碱递质系统功能亢进，从而产生震颤麻痹。临床上用多巴胺的前体物质左旋多巴治疗，可使症状好转。

2. 舞蹈病 （chorea）患者的主要临床表现为不自主的上肢和头部的舞蹈样动作，并伴有肌张力降低等。舞蹈病的产生是由于纹状体神经元病变，纹状体中胆碱能神经元和 γ - 氨基丁酸能神经元功能减退，从而减弱了对黑质多巴胺能神经元的抑制，使多巴胺能神经元的功能相对亢进所致。临床上用利血平耗竭多巴胺可使症状缓解。

五、大脑皮层对躯体运动的调节

大脑皮层是调节躯体运动的最高级中枢，如果人类大脑皮层出现损伤，随意运动将出现严重障碍，肢体肌肉麻痹，并伴有肌紧张增加。

（一）大脑皮层运动区

大脑皮层中与躯体运动密切相关的区域，称为大脑皮层运动区。大脑皮层运动区的功能单位是运动柱，一个运动柱可控制同一关节几块肌肉的活动，而同一关节的每块肌肉又可接受几个运动柱的控制。

1. 主要运动区 灵长类动物的大脑皮层运动区主要位于中央前回和运动前区，相当于 Brodmann 分区的 4 区和 6 区。运动区接受来自关节、肌腱以及骨骼肌等深部的感觉冲动，以感受身体在空间的姿势、位置以及身体各部分在运动中的状态，并根据这些信息来控制全身的运动。4 区主要控制肢体远端运动，6 区主要控制肢体近端运动。主要运动区具有下列功能特征：①交叉支配：一侧皮层主要支配对侧躯体的运动，但在头面部，除下部面肌和舌肌主要受对侧面神经和舌下神经支配外，其余多数部分为双侧性支配，如咀嚼运动、喉运动及上部面肌的运动都受双侧运动神经支配。因此，当一侧内囊损伤或单侧中央前回受损后，对侧肢体完全失去随意运动的能力，手和脚的肌肉常完全麻痹，头面部多数肌肉不完全麻痹，但对侧下部面肌和舌肌完全麻痹。②倒置支配：从运动区的定位可看出，皮层的一定区域支配一定部位的肌肉，定位安排是倒置的，与感觉区类似。下肢代表区在顶部，上肢、躯干部在中间，头面部肌肉代表区在底部，但头部代表区内部的安排仍为正立。③运动区的大小与运动的精细、复杂程度有关，即运动越精细、复杂，皮层运动区就越大。例如手和五指所占的皮层区域与整个下肢所占面积相当。

2. 其他运动区 ①辅助运动区：位于大脑皮层内侧面，即两半球纵裂的内侧壁，扣带回以上，运动区之前。刺激该区可引起肢体运动和发声，反应一般为双侧性。②第二运动区：位于中央前回与岛叶之间，即第二感觉区的位置，用较强的电刺激能引起双侧的运动反应，定位也与第二感觉区类似。

（二）运动传导通路

大脑皮层对躯体运动的调节可通过皮层脊髓束、皮层脑干束及其他下行传导通路的协调活动完成。皮层脊髓束和皮层脑干束是大脑皮层控制躯体运动最重要、最直捷的通路。

1. 皮层脊髓束　指由皮层发出，经内囊、脑干到达脊髓前角的下行运动传导束，其中80%的纤维在延髓锥体下部交叉到对侧，在脊髓外侧索下行纵贯脊髓全长，称为皮层脊髓侧束；其余20%的纤维不交叉，在同侧前索下行，称为皮层脊髓前束。前束一般只下降到胸部，逐节段交叉到对侧。人类的皮层脊髓前束在进化上较古老，在到达对侧前角后，通过中间神经元的接替，再与前角内侧部分的运动神经元形成突触联系，通过内侧运动神经元控制躯干和四肢近端的肌肉，尤其是屈肌，与姿势的维持和肢体粗大运动有关。而皮层脊髓侧束在种系发生上较新，其纤维终止于脊髓前角外侧部分的神经元（其中有10%~20%形成单突触联系），脊髓前角外侧部分的运动神经元控制四肢远端的肌肉，与精细技巧性的运动有关。

2. 皮层脑干束　指由皮层发出，经内囊到达脑干躯体运动神经核的传导束。在下行过程中，大部分纤维陆续终止于双侧脑神经躯体运动核；小部分纤维完全交叉，至对侧支配面神经核下部和舌下神经核。一侧皮层脑干束受损，对侧面下部肌和舌肌瘫痪，其余脑神经躯体运动核支配的骨骼肌则无运动功能障碍。

3. 其他下行传导通路　上述皮层脊髓束、皮层脑干束发出的侧支，以及一些直接起源于运动皮层的纤维，终止在皮层下基底神经节、丘脑、脑桥和延髓的网状结构，通过一次以上的神经元的接替，最后经顶盖脊髓束、网状脊髓束、前庭脊髓束和红核脊髓束下达脊髓，控制脊髓的运动神经元。其作用是主要参与肢体近端肌肉粗大运动和姿势的调节。近来认为红核脊髓束可能和皮层脊髓侧束相似，参与四肢远端肌肉有关精细运动的调节。

第五节　神经系统对内脏活动的调节

调节内脏功能活动的神经系统称为自主神经系统，也称内脏神经系统。一般情况下，这个系统不受意识的控制。按一般惯例，自主神经系统仅指支配内脏器官的传出神经，不包括传入神经，并将其分成交感和副交感神经系统两个部分。

一、自主神经系统的结构特征

与躯体的传出神经不同，交感和副交感神经从中枢发出后，在到达效应器之前，都要在神经节更换一次神经元（支配肾上腺髓质的交感神经例外）。节前神经元的胞体位于中枢，轴突构成节前纤维；节后神经元的轴突组成节后纤维，支配效应器官。

（一）交感神经系统

交感神经的节前纤维起源于脊髓胸腰段（T_1~L_3）的灰质侧角，它们分别在椎旁神经节和椎前神经节内换元，其节后纤维分布广泛，几乎所有的内脏器官、血管、汗腺都受其支配（图 10 – 17）。交感神经的节前纤维较短，节后纤维较长，一根节前纤维可以和许多节后神经元发生突触联系，所以交感神经兴奋时影响的范围比较广泛。

（二）副交感神经系统

副交感神经节前纤维一部分起自脑干的副交感神经核，另一部分起自骶段脊髓（$S_2 \sim S_4$）的灰质侧角。副交感神经的分布比较局限，某些器官没有副交感神经的支配，例如皮肤和肌肉的血管、汗腺、竖毛肌、肾上腺髓质和肾等。迷走神经中副交感神经纤维含量最多，支配胸腔和腹腔内的内脏器官；起源于脊髓骶段的副交感神经纤维分布于盆腔内的器官和血管。副交感神经节前纤维较长而节后纤维较短，节后纤维靠近所支配的器官，一根副交感节前纤维只与几个节后神经元形成突触联系，所以副交感神经兴奋时影响范围较局限。

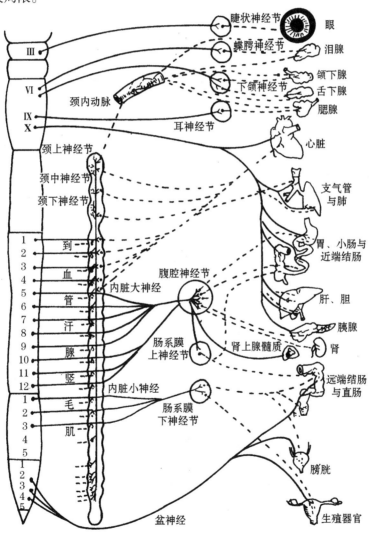

图 10 – 17 自主神经分布示意图

实线：节前纤维；虚线：节后纤维

二、自主神经系统的功能特征

自主神经系统的功能在于调节心肌、平滑肌和腺体（消化腺、汗腺、部分内分泌腺）的活动，这种调节是通过神经纤维末梢释放的递质作用于不同的受体而产生的。从总体上看，交感和副交感神经系统的活动有以下特征。

（一）双重支配

人体多数内脏器官都接受交感和副交感神经的双重支配，在具有双重支配的器官中，交感神经和副交感神经的作用往往是拮抗的（表 10 - 6）。例如，对于心脏，迷走神经具有抑制作用，交感神经却具有兴奋作用。这种拮抗性能使神经系统从正、反两方面灵敏地调节器官活动，以适应机体的需要。在某些外周效应器上，交感和副交感神经也表现为协同作用。例如支配唾液腺的交感和副交感神经均对唾液分泌有促进作用，仅在唾液性质方面有所差异，前者分泌的唾液黏稠，后者分泌的唾液稀薄。

表 10 - 6 自主神经系统的主要功能

器官	交感神经	副交感神经
心脏	心跳加快、加强	心跳减慢，心房肌收缩减弱
血管	腹腔内脏血管、皮肤血管收缩	软脑膜血管、外生殖器血管舒张
支气管	支气管平滑肌舒张	支气管平滑肌收缩
消化腺	分泌黏稠唾液	分泌大量稀薄唾液，胃液、肠液和胆汁分泌增加
消化道	胃肠平滑肌、胆囊平滑肌运动减弱，括约肌收缩	胃肠平滑肌、胆囊平滑肌收缩，括约肌舒张
眼	瞳孔扩大，睫状肌松弛	瞳孔缩小，睫状肌收缩
皮肤	竖毛肌收缩，汗腺分泌	
代谢	脂肪动员，糖原分解，血糖升高，促进肾上腺髓质分泌	胰岛素分泌增加，糖原合成增加，血糖下降

（二）紧张性作用

自主神经对效应器官的支配，一般具有紧张性作用，即在安静时自主神经不断地向效应器发放低频神经冲动。例如，切断心迷走神经，心率即加快；切断心交感神经，心率就减慢，说明两种神经对心脏都具有紧张性作用。再如由于交感神经的紧张性活动，安静时使全身血管的口径收缩至最大口径的一半，当交感神经的紧张性增加时，可使血管进一步收缩；反之，当交感神经紧张性下降时，血管就扩张。一般认为，自主神经的紧张性来源于中枢，而中枢的紧张性受很多因素的影响。例如来自颈动脉窦和主动脉弓的压力感受器的传入冲动，对调节自主神经中枢的紧张性活动具有重要作用；而脑内 CO_2 的浓度，对维持交感缩血管中枢的紧张性活动也有重要作用。

（三）效应器功能状态的影响

自主神经对内脏活动的调节与其功能状态有关。例如刺激交感神经可使动物的未孕子宫运动减弱，使有孕子宫运动增加；胃幽门处于收缩状态时，刺激迷走神经使之舒张，当幽门处于舒张状态时，刺激迷走神经可使之收缩。

（四）自主神经系统对整体生理功能调节的意义

交感神经系统支配比较广泛，在环境急剧变化时，交感神经系统可以动员许多器官的潜在力量，以适应环境的变化。例如，在剧烈运动、失血、窒息、紧张、恐惧、寒冷时，交感神经系统活动明显增强，肾上腺髓质激素分泌也增加，机体出现心率增快、心缩力增强、皮肤与内脏血管收缩、骨骼肌血管扩张、支气管扩张、肝糖原分解增加以及胃肠运动抑制等表现，通过心输出量增加、血液重新分配、呼吸气体更新加快以及血糖浓度升高等帮助机体度过紧急情况。

副交感神经系统的活动相对比较局限，其意义在于促进消化吸收、积蓄能量、加强排泄和生殖功能，有保护机体、促进机体休整恢复的作用。例如，机体在安静时心脏活动受抑制，瞳孔缩小避免强光的进入，消化道功能增强以促进营养物质吸收和能量补给等，以发挥保护机体的作用。

三、各级中枢对内脏活动的调节

（一）脊髓

脊髓是交感神经、部分副交感神经节前纤维的发源地，是自主神经系统最低级的中枢，通过脊髓可完成一些最基本的内脏反射。脊髓高位离断（截瘫）的病人，脊休克过后，可出现血管张力反射、发汗反射、排尿反射、排便反射、勃起反射的恢复。但这种反射调节能力差，不能适应正常生命活动的需要。例如，虽可使截瘫病人维持血压于一定水平，但当患者由卧位变为坐位时即感到头晕，说明这时血管张力反射的调节能力差，外周血管阻力不能及时发生改变；又如患者虽有一定的反射性排尿、排便能力，但往往不能完全排空且不受意识控制，说明在整体内脊髓的自主神经功能是在上位中枢的调节下完成的。

（二）低位脑干

延髓发出的副交感神经传出纤维（包含在Ⅶ、Ⅸ、Ⅹ对脑神经中）支配头面部的腺体、心脏、喉、食管、胃、胰腺、肝和小肠等。延髓网状结构中存在着许多与心血管、呼吸、消化等内脏活动有关的神经细胞群，成为循环、呼吸、消化等重要生命活动的重要整合中枢，一旦延髓受损，生命可立即终结，故延髓有"生命中枢"之称。脑桥有角膜反射中枢、呼吸调整中枢以及管理心血管、消化功能的一些中枢。中脑存在瞳孔对光反射中枢。

（三）下丘脑

下丘脑结构复杂，含有非常丰富的神经核团。下丘脑不仅是较高级的内脏活动调节中枢，也是调节内分泌功能的高级中枢。同时，下丘脑还能将内脏活动、内分泌活动和躯体活动三者联系起来，以实现对机体摄食、水平衡、体温、内分泌及情绪反应等许多重要生理功能的"全方位"调节。下丘脑的主要功能如下。

1. 调节摄食行为 下丘脑调节机体的食欲。用电极刺激清醒动物的下丘脑外侧区，可引起动物多食；若刺激下丘脑腹内侧核，可使动物拒食。由此认为，下丘脑外侧区存在着摄食中枢，腹内侧核则被认为是饱中枢，二者之间存在着相互抑制的关系。

用微电极分别记录下丘脑摄食中枢和饱中枢的神经元放电，发现动物在饥饿时，前者放电频率较高而后者放电频率较低；静注葡萄糖后，前者放电频率减少而后者放电频率增加，说明这些神经元对血糖敏感，血糖浓度的高低可能会调节着摄食中枢和饱中枢的活动。实验还发现，饱中枢的活动还与糖的利用水平有关，血糖水平高而糖的利用也高时，饱中枢即被兴奋而使人停止摄食活动。糖尿病患者血糖水平升高，但由于缺乏胰岛素，对糖的利用率降低，从而使饱中枢不易被兴奋，摄食量增加形成多食。

2. 调节水平衡 下丘脑通过对饮水行为和肾脏排水两方面的调节实现机体的水平衡。下丘脑控制摄水的区域位于外侧区，靠近摄食中枢后方，损毁该区域可使动物拒食、拒饮；相反，刺激该区域则使动物饮水量增多。因此认为下丘脑外侧区存在着饮水中枢。下丘脑控制排水的功能，是通过 ADH 的分泌和释放而实现的。目前认为，下丘脑存在的渗透压感受器兴奋时，既产生渴感和饮水行为，又调节 ADH 的分泌，以控制肾脏排水，从而实现机体的水平衡。

3. 调节体温 动物实验证实，体温调节的基本中枢在下丘脑。下丘脑前部有散热中枢，下丘脑后部有产热中枢，视前区－下丘脑前部是体温调节中枢的重要部位，存在着温度敏感神经元，它们既能感受所在部位的温度变化，也能对传入的温度信息进行整合。若温度低于或超过调定点水平，即可通过调节产热和散热活动，使体温保持稳定（详见第七章）。

4. 调节腺垂体的分泌 下丘脑能够合成多种调节性多肽，这些多肽经垂体门脉系统到达腺垂体，促进或抑制各种腺垂体激素的分泌（详见第十一章）。

5. 对情绪反应的影响 动物实验表明，下丘脑与情绪反应密切相关。在间脑以上水平切除猫的大脑，仅保留下丘脑及以下结构，给予轻微刺激即可引起"假怒"现象，动物表现甩尾、竖毛、扩瞳、张牙舞爪、呼吸加快和血压升高，就像平时猫的搏斗状态；若损毁整个下丘脑，则"假怒"现象不再出现。平时下丘脑的这种作用受到大脑的抑制不易表现，而切除大脑后，这种抑制解除，下丘脑的防御反应功能被释放出来。

6. 控制生物节律 机体的各种生命活动常按一定的时间顺序发生规律性变化，这种变化的节律称为生物节律。这是生物在长期的进化过程中形成的。人和动物的生物节律，按其出现的频率，可分为高频（周期小于 1 天，如心动周期、呼吸周期等）、中频（日周期，如体温）和低频（周期长于 1 天，如月经周期）三种。日周期是最重要的生物节律，人体内许多生物功能都有日周期，如血细胞数波动、体温变动、促肾上腺皮质激素和生长激素等的分泌。研究发现，下丘脑的视交叉上核可能是日周期节律的控制中心。

生物节律最重要的生理意义是使生物对环境变化进行更好的适应，在医疗工作中，可利用生物节律中生理功能特征的变化、血液中激素浓度的变化，以及机体对药物反应性的差异来掌握各种生理数据，确定治疗方案，提高治疗效果。

（四）大脑皮层

大脑皮层是内脏活动最高级的调节中枢，可将机体各系统的功能活动协调统一起来，使机体适应复杂的内、外环境变化。人类的大脑皮层根据进化和分化程度分成新皮层、旧皮层和古皮层。新皮层是指进化较新、分化程度最高的大脑半球外侧面结构。旧皮层和古皮层是指围绕脑干的大脑内侧面部分，进化上比较古老，包括最内侧的海马、穹窿等古皮层和较外圈的环形结构扣带回、海马回等旧皮层。旧皮层和古皮层称为边缘叶，由于它在结构和功能上与大脑皮层的岛叶、颞极、眶回等，以及皮层下的杏仁核、隔区、下丘脑、丘脑前核等密切相关，故将边缘叶连同这些结构称为边缘系统。此外，中脑中央灰质、被盖等也与上述结构存在密切的上、下纤维联系，因而把这些结构也归入边缘系统之中。

1. 新皮层 电刺激动物的新皮层，除能引起躯体运动反应外，还能引起内脏活动的变化，如血压、呼吸、胃肠运动的变化。电刺激人类大脑皮层也能见到类似结果。如果切除新皮层，除有感觉、运动丧失外，很多内脏功能也发生异常，说明新皮层既是感觉和躯体运动的最高级中枢，也是调节内脏功能的高级中枢。

2. 边缘系统 是调节内脏活动的重要中枢，刺激边缘系统的不同部位，可引起复杂的内脏活动变化。例如，电刺激扣带回前部，可引起呼吸抑制、心率减慢、血压上升或下降、瞳孔扩大或缩小；刺激杏仁核可出现心率加快或减慢、血压上升或下降、胃蠕动增强等；刺激隔区引起呼吸暂停或加强、血压升高或下降等。可见边缘系统的调节功能是双向的、复杂的，不像初级中枢的活动那样局限和单纯。边缘系统是许多初级中枢活动的上位中枢，它通过促进或抑制各初级中枢的活动来调节复杂的内脏活动。

第六节 脑的高级功能

人的大脑皮层高度发达，是人体各种生理功能的最高级调节中枢。它除具有产生感觉、调节躯体运动和自主神经活动的功能外，还有更为复杂的整合功能，如觉醒与睡眠、学习与记忆以及语言与思维等。

一、条件反射

俄国生理学家巴甫洛夫（1849～1936）将反射分为非条件反射与条件反射。非条件反射是先天就有的反射，是在物种进化过程中逐渐发展起来的，数目有限。由于人和动物的生存环境是不断变化的，反射形式有新的补充，这种新的补充形式就是条件反射。

（一）条件反射的建立

条件反射的建立是学习的基础。条件反射的建立依赖大脑皮层的存在。按照巴甫洛夫理论，非条件反射是先天就有的，如食物（非条件刺激）进入口腔就能引起唾液分泌。条件反射是在非条件反射的基础上，在个体生活过程中逐渐建立起来的反射，可以在个体生活中自然形成，也可以经人工训练而形成。例如给狗喂食前先给予铃声，铃声之后给予食物，这样结合多次后，每当狗听到铃声就会分泌唾液，此时铃声（条件刺激）就成为进食的信号，由无关刺激变成了条件刺激，这样的反射就称为条件反射。任何无关刺激（例如铃声）和非条件刺激在时间上的多次结合应用，都可以形成条件反射。

（二）条件反射的消退

条件反射形成后，如只给条件刺激，而不用非条件刺激强化（例如只给铃声而不再给食物），那么条件反射就会逐渐减弱，甚至完全不出现，这种现象称为条件反射的消退。条件反射消退后，只要再经强化，条件反射又可恢复。条件反射消退不是原先建立的条件反射丧失，而是新的条件反射替代了原来的条件反射。

（三）条件反射的泛化和分化

在条件反射形成的初期，若给予与条件刺激相似的刺激，也可获得条件刺激的效果，这种现象称为条件反射的泛化。例如用频率为100Hz的音响与食物结合，形成唾液分泌的条件反射后，90Hz和110Hz的音响仍然可以引起唾液分泌。如果以后只在100Hz的音响时才给予食物，则结果是只有100Hz的音响能引起唾液分泌，其他的近似刺激不再引起唾液分泌，这种现象称为条件反射的分化。条件反射建立时从泛化到分化的发展过程是大脑皮层实现复杂分析功能的生理基础。

（四）人类条件反射的特点

条件反射是人和动物共有的，但人类和动物在形成条件反射的质和量上都有根本性的区别。动物只能对具体的信号，如声音、光线、形状、气味等第一信号建立条件反射，而人类的大脑皮层高度发达，除了能对第一信号建立条件反射，还可对语言、文字等抽象信号（第二信号，信号的信号）建立条件反射。巴甫洛夫把由第一信号建立的条件反射的大脑皮层机能系统称为第一信号系统；把第二信号建立的条件反射的大脑皮层机能系统称为第二信号系统。人类同时拥有这两类系统，这是人类和动物的主要区别。人类通过第二信号系统活动，借助语言、文字对事物进行抽象概括，形成推理，总结经验，从而扩大人类认识和改造世界的能力。

二、学习与记忆

学习与记忆是大脑的重要功能，是两个相互联系的神经活动过程。学习是指新行为的获得或发展，即经验的获得；记忆则是指习得行为的保持与再现，即过去经验在大脑中的再现。

（一）学习的形式

1. 非联合型学习 又称简单学习，在接受的刺激与机体的反应之间不需要建立某种明确的联系。习惯化和敏感化都属于这种类型的学习。例如人们对有规律出现的强噪音会逐渐减弱反应，就属于习惯化；相反，在强的伤害性刺激之后，对弱刺激的反应会加强，这属于敏感化。

2. 联合型学习 是两个事件在时间上很靠近地重复发生，需要在神经系统接受刺激与机体产生反应之间建立某种确定的联系。如上述条件反射的建立过程就属于这种类型的学习。从这个意义上说，学习的过程实际上就是建立条件反射的过程。

（二）记忆的过程

外界的大量信息经常通过感觉器官进入大脑，但估计仅有1%左右的信息可被长时间贮存、记忆，而大部分会被遗忘。被贮存的信息都是对机体有用的、反复作用的信息。根据信息贮存时间的长短，记忆可分为短时记忆和长时记忆。人类的记忆过程可分成感觉性记忆、第一级记忆、第二级记忆和第三级记忆四个连续阶段。前两个阶段相当于短时记忆，后两个阶段相当于长时记忆。感觉性记忆是感觉系统获得信息后首先在大脑感觉区贮存的阶段，其性质粗糙，贮存时间不超过1秒钟。若经分析处理，将那些不连续的、先后到达的信息整合成新的连续印象，即可转入第一级记忆。信息在第一级记忆中贮存的时间也只有几秒钟，大多仅有即时应用的意义。如果反复学习运用，信息可在第一级记忆中循环，延长了信息在第一级记忆中停留的时间，从而转入第二级记忆之中，在此记忆持续时间可达数分钟乃至数年不等。第二级记忆的有些记忆痕迹，如自己的姓名和每天都在进行的手艺等，由于长年累月的应用，不会遗忘，这类记忆属于第三级记忆。它是一种牢固的记忆，常可保持终生。显然，上述各类记忆之间是相互联系的。其中，短时记忆是学习与形成长时记忆的基础。

（三）记忆的障碍

临床上将疾病情况下发生的遗忘，即部分或完全丧失回忆和再认识的能力，称为记忆障碍。可分为顺行性与逆行性遗忘症。顺行性遗忘症主要表现为近期记忆障碍，不能保留新近获得的信息，但对发病前的记忆依然存在。本症多见于慢性酒精中毒的患者。其机理可能是第一级记忆发生障碍，不能将信息从第一级记忆转入第二级记忆造成的。逆行性遗忘症主要表现为远期记忆障碍，即正常脑功能发生障碍之前的一段时间内的记忆均被遗忘，不能回忆起发病以前的一切往事。本症多见于脑震荡患者。其发生机制可能是由于第二级记忆发生紊乱，而第三级记忆不受影响所致。有关学习和记忆的机制仍不十分清楚。众多研究表明，学习和记忆是通过神经系统突触部位的一系列生理、生化和组织学的可塑性改变而实现的。

三、大脑皮层的语言功能

（一）大脑皮层的语言中枢

语言是人脑的高级功能，包括与语言、文字有关的全部智力活动。当大脑皮层的一定区域发生损伤时，可导致特有的语言、文字认知障碍，说明大脑皮层存在语言中枢。语言中枢主要分布在皮层四个不同的区域（图 10 - 18），与语言、文字认知功能有关。

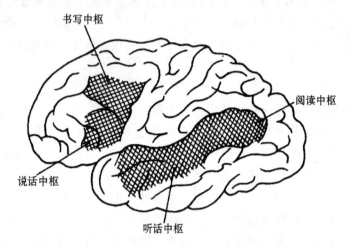

图 10 - 18　大脑皮层的语言中枢

1. **说话中枢**　又称语言运动区，位于中央前回下部的前方，即 44 区处。该区损伤可导致运动失语症，患者可书写和看懂文字，能听懂别人说话，发音器官也正常，却不能讲话，不能用语言进行口头表达。

2. **听话中枢**　又称语言听觉区，位于颞上回后部。该区损伤时患者可讲话、写字、阅读文字，也能听到别人发声，但却听不懂讲话的含义，称为感觉失语症。

3. **书写中枢**　又称语言书写区，位于额中回后部。该区损伤会出现失写症，患者可听懂别人说话，看懂文字，也会讲话，手的功能活动也正常，但丧失了写字、绘画的能力。

4. **阅读中枢**　又称语言视觉区，位于角回部位。该区损伤可引起失读症，患者能听懂别人谈话，能讲话，也能书写，虽然视觉功能良好，却看不懂文字含义。

大脑皮层语言中枢虽有一定的区域性，但各区的活动仍有密切的联系，语言功能的正常有赖于广大皮层区域的共同活动。因此，当大脑皮层受损时，常出现几种失语症合并存在，严重时出现四种语言功能同时障碍。

（二）大脑皮层语言功能的一侧优势

两侧大脑半球的功能并不是均等的。有资料表明，习惯用右手的人，若右侧大脑皮层的 44 区（说话中枢处）损伤不出现上述失语症，而左侧大脑皮层的 44 区损伤则产生失语症，说明左侧大脑皮层在语言功能上占优势。因此，一般称左侧半球为优势半球。

这种优势主要是在后天的生活实践中逐步形成的，与人类习惯使用右手有密切关系。小儿于 10～12 岁，左侧优势逐步建立，此时若左侧大脑半球损伤，尚有可能在右侧大脑皮层再建立语言活动中枢。成年人的左侧优势已经形成，如果发生左侧大脑半球损伤，就很难在右侧大脑半球重新建立语言活动中枢。在主要使用左手的人群中，左右双侧皮层的有关区域都可能成为语言活动中枢。近年来发现，左侧优势半球的功能主要是语言文字的识别、书写、理性的思考和精确的计算，右侧半球则对非词语性的认知功能表现出优势，如空间的辨认、深度知觉、触觉和音乐分辨等。

四、大脑皮层的生物电活动

把大脑皮层作为一个整体来研究时，用电生理方法可以引导出连续不断的节律性电位变化。这种脑电位变化有两种形式，一种是在没有任何特定外加刺激时，皮层经常存在的节律性电位变化，称为自发脑电活动。引导电极置于头皮上记录的称脑电图（electroencephalogram，EEG）；引导电极直接置于皮层表面记录的称皮层电图（electrocorticogram，ECoG），皮层电图的振幅比脑电图大 10 倍，而二者节律、波形的相位基本相同。另一种是在刺激的作用下，在皮层某一局限部位产生的电位变化，称为皮层诱发电位。

（一）正常脑电图的波形

人的脑电图可根据频率和振幅，分为 α、β、θ 和 δ 四种基本波形（图 10－19）。

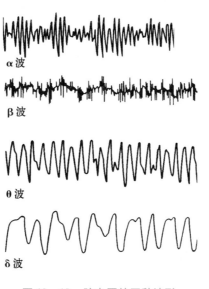

α 波

β 波

θ 波

δ 波

图 10－19　脑电图的四种波形

1. α 波　在清醒、安静并闭眼时出现，在枕叶部位最显著。α 波的波幅常出现自小而大、自大而小的周期性变化，形成所谓 α 节律的梭形波形。当受试者睁开眼睛或接受其他刺激时，α 波立即消失，出现快波，这一现象称为 α 阻断。如果受试者再安静闭目，α 波又会重新出现。通常认为，α 波是大脑皮层在安静时的主要电活动表现。α 波的频率为 8～13Hz，振幅为 20～100μV。

2. β波 在 α 波的基础上，如睁眼视物、思考问题或接受其他刺激时，α 波立即消失，出现频率增快、波幅减小的 β 波。β 波在额叶和顶叶较显著，一般认为，β 波是新皮层处于紧张状态时的电活动表现。β 波的频率为 14～30Hz，振幅为 5～20μV。

3. θ波 在成人困倦时出现，颞叶和顶叶记录较明显。幼儿时期，脑电频率较成人慢，常见 θ 波。θ 波的频率为 4～7Hz，振幅为 100～150μV。

4. δ波 正常成人在清醒时几乎没有 δ 波，只在睡眠时才出现。婴儿的脑电波比幼儿更慢，常可见到 δ 波。极度疲劳、深度麻醉、智力发育不全的人，可出现 δ 波。一般认为，θ 波和 δ 波是大脑皮层处于抑制状态时的主要电位表现。δ 波的频率为 0.5～3Hz，振幅为 20～200μV。

由于脑电图是大脑皮层活动状态直接的和可测量的指标，因此，脑电图描记不仅是研究脑功能的重要手段，而且对临床某些疾病的诊断有重要价值。例如癫痫患者的脑电图可出现棘波、尖波、棘慢综合波等高频高幅脑电波。皮层有占位性病变的患者，即使在清醒状态，也可引导出 θ 波或 δ 波。

（二）脑电波的形成机制

很显然皮层单一神经元的突触后电位变化不足以引起皮层表面电位的改变，只有大量皮层神经元同时产生突触后电位变化，才能同步引起皮层表面出现电位改变。实验表明，脑电波的 α 节律来自丘脑非特异投射系统的一些神经核，β 节律是由于脑干网状结构上行激活系统的上行冲动，打断了安静时丘脑非特异投射系统与皮层间的同步活动，出现去同步化的结果。θ 波与 δ 波出现时，是由于脑干网状结构上行激活系统的活动降低，大脑皮层处于抑制状态，脑电活动节律减慢使电位进一步同步化的结果。

（三）皮层诱发电位

皮层诱发电位是指在刺激的作用下，在皮层自发脑电的基础上叠加产生的电位变化，其波形夹杂在自发脑电波之中，很难分辨。目前用电子计算机信号平均技术，使诱发电位记录纯化清晰。这种方法显示的皮层诱发电位称为平均诱发电位。

皮层诱发电位一般是指感觉传入系统受刺激时，在皮层某一局限区域引导的电位变化。因此该电位的引导在寻找感觉投射部位，研究皮层功能定位方面起重要作用。在皮层相应的感觉区引导的诱发电位可分为两部分，分别称为主反应和后发放。主反应的潜伏期为 5～12 毫秒，潜伏期的长短取决于感觉传导路径的长短和冲动传导速度的快慢。后发放的周期节律一般为 8～12 次/秒，是皮层与丘脑感觉接替核之间环路活动的结果。目前皮层诱发电位已成为研究人类感觉机能、神经系统疾病、行为和心理活动的一种重要手段。

五、觉醒与睡眠

觉醒与睡眠都是人类正常的生理活动，只有在觉醒状态下，人才能从事各种体力、脑力活动；通过睡眠，可以使人的精力和体力得到恢复，以保持良好的觉醒状态。成年人每天需要睡眠 7～9 小时，儿童需要的睡眠时间比成年人长，老年人需要的睡眠时间比较短。如果睡眠发生障碍，将引起中枢神经系统，特别是大脑皮层功能紊乱。

（一）觉醒状态的维持

各种感觉冲动的传入对觉醒状态的维持十分重要。如前所述，脑干网状结构的上行激活系统对大脑皮层的兴奋有激活作用，可维持觉醒状态，觉醒状态的维持与多种递质系统有关。

觉醒状态包括脑电觉醒与行为觉醒两种状态。脑电觉醒指脑电波形由睡眠时的同步化慢波变为觉醒时的去同步化快波，而行为上不一定出现觉醒状态；行为觉醒指觉醒时的各种行为表现。这两种觉醒状态的维持是由不同的中枢递质所介导的。目前认为，脑电觉醒状态可能与网状结构上行激活系统的乙酰胆碱递质系统功能以及蓝斑上部去甲肾上腺素递质系统的功能有关。行为觉醒状态的维持，可能是中脑多巴胺递质系统的功能。

（二）睡眠的时相

根据睡眠时脑电波的变化特点，将睡眠分为以下两种时相。

1. 慢波睡眠　（slow wave sleep，SWS）也称同步化睡眠，脑电图记录显示脑电波呈现同步化慢波。慢波睡眠期间，嗅、视、听、触觉等感觉功能减退，肌紧张下降，骨骼肌反射减弱，同时心率减慢，血压下降，呼吸变缓，瞳孔缩小，体温降低，胃液分泌增多，唾液分泌减少等，表现为交感活动水平下降，副交感活动相对增强，血中生长激素增加，显然慢波睡眠对促进生长、消除疲劳、促进体力恢复有重要意义。

2. 快波睡眠　（fast wave sleep，FWS）也称去同步化睡眠，或异相睡眠。脑电图显示脑电波呈去同步化快波，脑电活动增加，脑电图表现属于觉醒状态。此期内各种感觉功能进一步减退，更不易被唤醒，肌紧张和骨骼肌的反射活动进一步减弱，还可出现快速的眼球转动（50～60 次/分），也有人称此期为快速眼动睡眠。快速眼动时常伴有部分躯体抽动、心率加快、血压上升、呼吸加快且不规则等生理活动的改变，此期可促使某些慢性疾病或潜伏疾病（如心绞痛、脑出血、哮喘等）突然发作或恶化。但在快波睡眠期间脑组织的蛋白质合成率最高且突触形成加快，因此，快波睡眠被认为对于神经系统的发育、成熟、学习、记忆有重要意义。

睡眠过程中两个时相相互交替，成年人睡眠开始后首先进入慢波睡眠，持续 80～120 分钟后转入快波睡眠，再持续 20～30 分钟，又转入慢波睡眠，如此反复进行。越接近睡眠后期，快波睡眠的持续时间越长。成年人的慢波睡眠和快波睡眠均可直接转为觉醒状态，但在觉醒状态下只能进入慢波睡眠，而不能直接进入快波睡眠。在快波睡眠期间，如果将其唤醒，被试者往往报告他正在做梦，一般认为做梦是快波睡眠的特征之一。

（三）睡眠的机制

目前认为，睡眠不是脑活动的简单抑制，而是中枢内特定神经结构和神经递质主动活动的结果。在下丘脑、延髓网状结构和前脑基底部都有一些睡眠区，一定频率的电刺激可引起慢波睡眠。诱导快波睡眠的主要结构位于脑桥网状结构。睡眠的产生与中枢内某些递质有密切关系，实验表明，慢波睡眠主要与脑干 5 - 羟色胺递质系统的活动有关，快波睡眠主要与脑内去甲肾上腺素、5 - 羟色胺及乙酰胆碱递质系统的功能有关。此外，近年来还发现一些肽类物质与睡眠有关。

思考题

1. 简述神经纤维兴奋传导的特征。
2. 试述兴奋性突触和抑制性突触的传递过程。
3. 使用 M 受体阻断剂阿托品，机体可能出现哪些功能变化？
4. 反射中枢的兴奋传递有哪些特征？
5. 简述突触前抑制和突触后抑制的主要区别。
6. 简述特异投射系统和非特异投射系统的功能特点。
7. 试述小脑的功能。
8. 大脑皮层的主要运动区有哪些功能特征？
9. 交感神经系统兴奋时机体各系统的功能活动会出现哪些变化？
10. 试分析切断颈迷走神经后，循环、呼吸、消化系统的功能分别出现哪些变化？
11. 脊休克有哪些临床表现，临床护理时应注意哪些情况？
12. 简述下丘脑的功能。

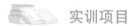 实训项目

人体腱反射观察；破坏动物小脑的观察

一、人体腱反射观察

【实验目的】

熟悉人体腱反射的检查方法，以加深对牵张反射作用机制的理解。

【实验对象和用品】

人、叩诊槌。

【实验步骤】

1. 受试者的准备　受试者应充分地合作，避免精神紧张和意识性控制，四肢保持对称、放松。如果受试者精神或注意力集中于检查部位，可使反射受到抑制。此时，可用加强法予以消除。最简单的加强法是叫受试者主动收缩所要检查反射以外的肌肉。

2. 肱二头肌反射　受试者端坐位，检查者用左手托住受试者的右肘部，左前臂托住受试者的前臂，并以左手拇指按于受试者右肘部的肱二头肌肌腱上，然后用叩诊槌叩击检查者自己的左拇指。正常反应为肱二头肌收缩，表现为前臂呈快速的屈曲动作。

3. 肱三头肌反射　受试者上臂稍外展，前臂及上臂半屈成90°。检查者以左手托住

其右肘部内侧，然后用叩诊槌轻叩尺骨鹰嘴上方 1～2cm 处的肱三头肌肌腱。正常反应为肱三头肌收缩，表现为前臂呈伸展运动。

4. 膝跳反射　受试者取坐位，双小腿自然下垂悬空。检查者以右手持叩诊槌，轻叩膝盖下股四头肌肌腱。正常反应为小腿出现伸直动作。

5. 跟腱反射　受试者跪在椅子上，下肢于膝关节部位呈直角屈曲，踝关节以下悬空。检查者以叩诊槌轻叩跟腱。正常反应为腓肠肌收缩，足向跖面屈曲。

【实验提示】

1. 检查者动作要轻缓，以消除受检者的紧张情绪。

2. 受检者不要紧张，四肢肌肉放松。

3. 每次叩击的部位要准确，叩击的力度要适中。

二、破坏动物小脑的观察

【实验目的】

观察小白鼠一侧小脑毁坏后肌紧张失调和平衡功能失调的现象，了解小脑对躯体运动的调节功能。

【实验对象和用品】

小白鼠，哺乳类动物手术器械，鼠手术台，探针，干棉球，纱布，200mL 烧杯，乙醚。

【实验步骤】

1. 观察　手术前正常小白鼠的运动情况。

2. 麻醉　将小白鼠罩于烧杯内，然后放入一团浸透乙醚的棉球，待其呼吸变为深而慢且不再有随意运动时，将其取出。

3. 手术　将小白鼠俯卧于鼠台上，用镊子提起头部皮肤，用剪刀在两耳之间头正中处横剪一小口，再沿正中线向前方剪开长约1cm，向后剪至枕部耳后缘水平，用左手拇指和食指捏住头部两侧，用手术刀背剥离颈肌，暴露顶间骨，通过透明的颅骨可看到顶间骨下方的小脑，再从顶间骨一侧的正中，用探针垂直刺入深 2～3mm，再用探针稍做搅动，以破坏该侧小脑。探针拔出后用棉球压迫止血（图10-20）。

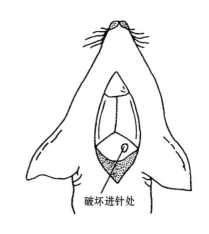

图 10-20　破坏小白鼠小脑位置示意图

4. 观察项目　待小白鼠清醒后，观察其姿势的改变；观察小白鼠身体是否向一侧旋转或翻滚，两侧肢体的肌张力是否一样。

【实验提示】

1. 注意麻醉不可过深，也不要完全密闭烧杯，以免使小白鼠窒息死亡。

2. 捣毁小脑时不可刺入过深，以免伤及中脑、延髓或对侧小脑。

第十一章 内 分 泌

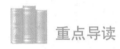
重点导读

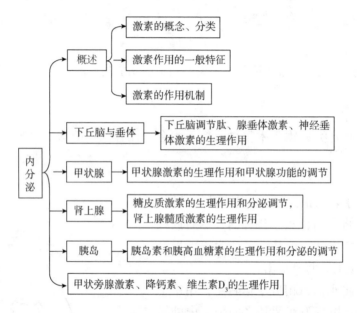

第一节 概 述

一、内分泌系统和激素的基本概念

人的腺体包括外分泌腺和内分泌腺。外分泌腺是指有导管的腺体，其分泌物从腺体经导管运送至身体表面或进入某些体腔，如汗腺和各种消化腺等。内分泌腺是指没有导管的腺体，其腺细胞的分泌物进入血液或淋巴液，随血液循环运送到身体其他器官、组织或细胞，以调节其功能。人体主要的内分泌腺包括垂体、甲状腺、甲状旁腺、肾上腺、胰岛、松果体、胸腺和性腺等。有的内分泌组织无典型的腺体结构，内分泌细胞分散于不同的组织器官如胃肠道黏膜、下丘脑、心血管、肺、肾、胎盘、皮肤等中。由内分泌腺和分散存在于各器官组织中的内分泌细胞共同组成人体的内分泌系统。

激素（hormone）是由内分泌腺或散在的内分泌细胞分泌的在细胞之间传递信息的

高效能生物活性物质。激素作用的细胞、组织和器官，分别称为靶细胞、靶组织、靶器官。常见激素的传递方式有以下几种：①远距分泌：大多数激素进入血液后，经血液循环运输至体内各部位的靶组织而发挥作用，因激素需运送到距离分泌部位较远的靶细胞产生效应，故称为远距分泌，如腺垂体分泌的各种激素。②旁分泌：某些激素不经血液运输，仅由组织液的扩散运动作用于邻近的靶细胞发挥作用，这种方式称为旁分泌，如胃肠道激素对消化道运动和消化腺分泌的调节。③自分泌：内分泌细胞所分泌的激素可以在原位作用于产生该激素的细胞，或者通过局部扩散又返回作用于该内分泌细胞而发挥作用，这种方式称为自分泌。如胰岛素可抑制胰岛 B 细胞分泌胰岛素。④神经分泌：下丘脑有许多具有内分泌功能的神经细胞，这类细胞既能产生和传导神经冲动，又能合成和释放激素，故称为神经内分泌细胞，它们产生的激素称为神经激素。神经激素可沿神经细胞的轴突借轴浆的流动运送至末梢而释放入体液，这种方式称为神经分泌。如下丘脑神经元分泌的很多肽类激素通过垂体门脉系统作用于腺垂体。通过以上作用方式，使体内的细胞活动处于有多种激素信息构成的复杂网络调节中，这些激素相互作用、相互制约，使细胞的活动协调统一，维持机体的正常活动。

二、激素的分类

激素按化学性质的不同，主要可分为两大类。

（一）含氮类激素

含氮类激素（nitrogenous hormone）又分为以下几类：

1. 蛋白质激素　如胰岛素、甲状旁腺激素和腺垂体分泌的多种激素等。
2. 肽类激素　如下丘脑调节性多肽、神经垂体释放的激素、降钙素和胃肠道激素等。
3. 胺类激素　如肾上腺素、去甲肾上腺素和甲状腺激素等。

含氮类激素因其含有氮元素而得名，这类激素作为药物，易被胃肠道消化液分解而破坏，所以用药时不宜口服，一般需注射给药。

（二）类固醇（甾体）激素

类固醇激素（steroid hormone）主要有肾上腺皮质激素和性激素，如皮质醇、醛固酮、雌激素、孕激素以及雄激素等。这类激素由于具有甾体环结构，因此也被称为甾体激素，这类激素不易被胃肠道消化液破坏，可以口服。另外，还有固醇类激素，如1,25 - 二羟维生素 D_3。

三、激素作用的一般特征

（一）特异性

激素随体液分布至全身各处，虽与组织细胞有广泛接触，但它们只是选择性地作用于某些特定器官、组织或细胞，以调节其功能活动，称为激素作用的特异性。各种靶细胞之所以能识别特异的激素与信息，是因为靶细胞的细胞膜表面或细胞内存在着能与该激素发生特异性结合的受体。肽类和蛋白质激素的受体存在于靶细胞膜上，类固醇激素与甲状腺激素的受体则位于细胞质或细胞核内。激素与受体相互识别，发生特异性结合后引起一定的生理效应。

（二）高效能作用

生理状态下，血液中激素的浓度很低，多为纳摩尔每升（nmol/L），甚至皮摩尔每升（pmol/L）的水平，但可起显著作用，这是由于激素与受体结合后，在细胞内发生一系列的酶促反应，使激素信息被逐级放大，形成一个高效能的生物放大系统。如 0.1μg 促肾上腺皮质激素释放激素可促使腺垂体释放 1μg 促肾上腺皮质激素，后者再引起肾上腺皮质分泌 40μg 的糖皮质激素，最终可产生约 6000μg 糖原储备的细胞效应。

（三）信息传递作用

激素以自身携带的信息触发靶细胞内一系列的信号转换，从而调节靶细胞的代谢过程和功能活动，使之加强或减弱。它本身并不直接参与细胞的物质和能量代谢反应，只是作为细胞间的信息传递者，起着"信使"的作用。

（四）激素的相互作用

1. **竞争作用**　化学结构相似的激素可竞争同一受体的结合位点，这取决于激素与受体的亲和性以及激素的浓度。如孕酮与醛固酮受体的亲和性很小，但当浓度升高时则可与醛固酮竞争同一受体而减弱醛固酮的生理作用。

2. **协同作用**　指不同的激素对某一生理活动的调节结果类似。例如，生长激素、肾上腺素、糖皮质激素等，虽然作用于代谢的不同环节，但都可使血糖升高，在升高血糖上起协同作用。

3. **拮抗作用**　指不同激素对某一生理效应发挥相反的作用。例如胰岛素能降低血糖，与肾上腺素等激素升高血糖的作用相拮抗。

4. **允许作用**　有些激素本身并不能对某个靶器官、靶组织或靶细胞直接产生作用，但它们的存在却是其他激素发挥效应的必要条件，可使另一种激素的作用增强，即对另一种激素起支持作用，这种现象称为允许作用。如皮质醇本身并没有缩血管效应，但缺乏皮质醇时，去甲肾上腺素就难以发挥其缩血管效应。某些低血压患者单独使用去甲肾上腺素升压，效果欠佳，但同时给予少量的皮质醇，升压效果明显增强。

（五）激素作用的时间因素

血液中各种激素活性消失一半所需的时间称为半衰期。各种激素半衰期的长短差别很大。肾上腺素的半衰期仅以秒计，而甲状腺素的半衰期长达数日，大多数激素的半衰期在 10～30 分钟。此外，各种激素发生作用的时间也长短不同，例如肾上腺素静脉给药，可即刻起作用，但维持数分钟就被分解；而甲状腺素要经过几天才起作用。了解激素作用的时间特征，以便于指导临床用药。

四、激素的作用机制

激素作用的机制涉及的环节主要有：①激素识别靶细胞，并同其受体结合；②激素与受体的复合物启动细胞内的信息转导系统；③产生细胞代谢和其他功能活动的变化；④信息物质被消除，细胞反应停止，从而保证细胞内环境的相对稳定和机体对外环境变化的精确适应。

（一）含氮类激素的作用机理——第二信使学说

含氮类激素与靶细胞膜上的特异性受体结合后，使位于细胞膜内侧面的腺苷酸环化酶被激活，在 Mg^{2+} 的参与下，促使 ATP 转变为环磷酸腺苷（cAMP），cAMP 可激活细胞内的蛋白质激酶系统，进而再激活磷酸化酶，引起细胞生理功能的改变（图 11-1）。近年来发现，受体与腺苷酸环化酶之间存在一种有耦联作用的调节蛋白——鸟苷酸结合蛋白（G 蛋白）。该蛋白主要分为兴奋型 G 蛋白（Gs）和抑制型 G 蛋白（Gi）两种。当激素与受体结合后，若激活的是 Gs，则使腺苷酸环化酶活化，cAMP 生成增多，产生兴奋效应；若激活的是 Gi，则腺苷酸环化酶受抑制，cAMP 生成减少，产生抑制效应。由此可见，从激素与特异性受体结合，到靶细胞发生生物效应，是一系列的连锁反应。实验证明，从生物作用的效果来看，其每一步的作用都被逐级放大，构成一个效能极高的生物放大系统。cAMP 不容易透出细胞膜，在细胞内被磷酸二酯酶水解为 5′-AMP 而失去活性。

上述作用有两次信息传递过程。激素作为第一信使，将调节信息从内分泌细胞传递到靶细胞膜；cAMP 为第二信使，由它再将信息传递到细胞内引起生理效应。现在认为 cAMP 并不是唯一的信使，Ca^{2+}、磷酸肌醇等也都可作为第二信使。

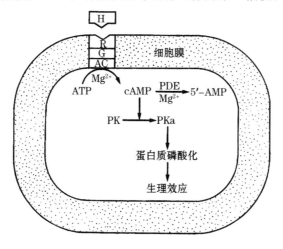

图 11-1　含氮类激素的作用机制
H：激素；R：受体；AC：腺苷酸环化酶；PDE：磷酸二酯酶；
PKa：活化蛋白激酶；cAMP：环磷酸腺苷；G：鸟苷酸调节蛋白

（二）类固醇激素的作用机理——基因表达学说

类固醇激素分子量小，脂溶性高，到达靶细胞后，可以扩散形式透过细胞膜进入到细胞内，与胞浆内的特异受体结合，形成激素－胞浆受体复合物。复合物发生构型的改变，从而获得透过核膜的能力，进入到细胞核内与核内受体结合，形成激素－核受体复合物，进而启动或抑制基因 DNA 的转录过程，从而促进或抑制 mRNA 的形成，并诱导或减少新蛋白质的生成，通过诱导蛋白质加强或减弱细胞原有的生理效应（图 11 – 2）。这类激素由于靠启动基因发挥作用，故称为基因表达学说。

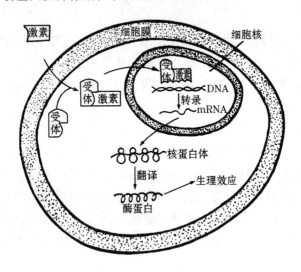

图 11 – 2　类固醇激素的作用机制

应该指出，两类激素的作用机制并不是绝对的，有些含氮类激素可作用于转录和翻译阶段而影响蛋白质的合成；相反，有些类固醇激素也可作用于细胞膜引起非基因效应。如胰岛素并不通过 cAMP 发挥作用；甲状腺素虽是含氮类激素，但可与细胞内的特异受体结合，发挥生理效应；糖皮质激素进入靶细胞后，可不通过基因而直接稳定溶酶体膜，使溶酶体不易破裂，蛋白水解酶也不易释放，减少组织破坏。大剂量的糖皮质激素具有抗炎作用，其原理可能在于此。综上所述，说明某些激素还有其他的作用方式，有待进一步研究。

第二节　下丘脑与垂体的内分泌

下丘脑的一些神经元能分泌激素，具有内分泌功能。垂体分为腺垂体和神经垂体两部分，在形态与功能上，下丘脑与垂体的联系非常密切，可将它们看作一个功能单位。

一、下丘脑与垂体的功能联系

下丘脑有两组神经内分泌细胞。一组在下丘脑前部，由大细胞神经元（视上核和室旁核）组成，这些部位的神经元胞体大，轴突长，其延伸形成下丘脑－垂体束，终止于神经垂体，构成下丘脑－神经垂体系统。另一组集中在下丘脑内侧基底部，主要包括正中隆起、弓状核、视交叉上核、室周核和腹内侧核等结构，构成下丘脑"促垂体区"，由小细胞神经元组成。这些部位的神经元胞体较小，轴突短，其分泌的下丘脑促垂体激素，经下丘脑与腺垂体之间的垂体门脉系统运送至腺垂体，调节腺垂体功能，构成了下丘脑－腺垂体系统（图 11－3）。

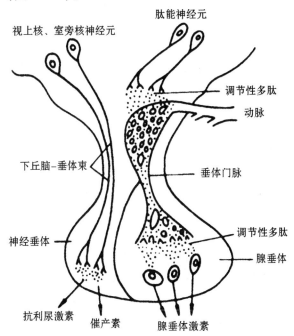

图 11－3　下丘脑与垂体功能联系示意图

（一）下丘脑－腺垂体系统

下丘脑基底部"促垂体区"神经元的纤维末梢与垂体门脉的初级毛细血管密切接触，构成神经－血管接触。"促垂体区"的神经元兴奋时，末梢释放促进或抑制腺垂体分泌的激素进入初级毛细血管丛，经垂体门脉至腺垂体，从而调节腺垂体激素的合成与分泌。下丘脑"促垂体区"分泌的调节性多肽，目前已明确的有 9 种（表 11－1）。

表 11－1　下丘脑调节肽的种类和主要作用

种类	英文缩写	主要作用
促甲状腺激素释放激素	TRH	促进促甲状腺激素的分泌
促性腺激素释放激素	GnRH	促进黄体生成素与卵泡刺激素的分泌
生长抑素	GHIH	抑制生长激素的分泌
生长激素释放激素	GHRH	促进生长激素的分泌
促肾上腺皮质激素释放激素	CRH	促进促肾上腺皮质激素的分泌
促黑激素释放因子	MRF	促进促黑激素的分泌
促黑激素释放抑制因子	MIF	抑制促黑激素的分泌
催乳素释放因子	PRF	促进催乳素的分泌
催乳素释放抑制因子	PIF	抑制催乳素的分泌

（二）下丘脑－神经垂体系统

下丘脑与神经垂体之间有着直接的神经联系。下丘脑的视上核和室旁核神经元发出的轴突组成下丘脑－垂体束，通过漏斗的腹侧进入神经垂体，构成下丘脑－神经垂体系统。

下丘脑视上核主要合成抗利尿激素，室旁核则主要合成催产素，通过轴浆运输至神经垂体贮存，在适宜的刺激下，这两种激素由神经垂体释放入血。

二、腺垂体激素

腺垂体是体内最重要的内分泌腺，已知由腺垂体分泌的激素有七种，它们分别作用于靶腺或靶细胞产生不同的生理作用。

（一）生长激素

生长激素（growth hormone，GH）是腺垂体中分泌量最多的一种激素，可促进机体的生长发育和物质代谢。此外，生长激素还参与机体的应激反应，是机体重要的应激激素之一。它在腺垂体的含量无明显的年龄差异，肝和肾是生长激素降解的主要部位。

1. 主要生理作用

（1）促进生长发育　机体生长发育受多种因素的影响，而生长激素是起关键作用的因素。生长激素对几乎所有组织和器官的生长都有促进作用，尤其对骨骼、肌肉和内脏器官的作用更显著。实验研究表明，生长激素的促生长作用并非直接作用，而是在营养充足的条件下，生长激素通过刺激肝、肾等组织产生一种具有促进生长作用的肽类物质而起作用，这种肽类物质称为生长激素介质。该物质具有促进蛋白质合成、增加胶原组织、促进软骨细胞分裂和使软骨生长的作用，它对肌肉、成纤维细胞也有类似的作用，但对脑组织的生长发育无影响。在饥饿或缺乏蛋白质时，生长激素不能刺激生长激素介质的生成，因此，营养不良的儿童常会出现生长停滞。

人幼年时期若生长激素分泌过多，机体各部分将普遍过度生长，称为巨人症；相反，若在幼年时期缺乏生长激素，其躯体发育生长停滞，致身材矮小，但智力正常，称为侏儒症；若成年后生长激素分泌过多，由于长骨不能生长，故身材不再长高，只能促进扁骨及短骨生长，以至于形成肢体末端部位粗大，病人表现为手大、指粗、鼻宽、下颌突出等，称为肢端肥大症。

（2）调节物质代谢　①促进蛋白质的合成。促进氨基酸，特别是甘氨酸、亮氨酸进入细胞，加速 DNA 的合成，刺激 RNA 的形成，从而促进蛋白质的合成。②促进脂肪分解。使组织中的脂肪减少，特别是肢体中的脂肪减少，游离脂肪酸增加，脂肪酸经肝氧化提供能量。③生理水平的生长激素可刺激胰岛 B 细胞，引起胰岛素的分泌，加强葡萄糖的利用，从而降低血糖。生长激素分泌过量则抑制葡萄糖的利用，减少葡萄糖的消耗，从而升高血糖。因此，生长激素分泌过多时，可引起糖尿，称为垂体性糖尿病，所以巨人症一般伴有高血糖症，有的可发展为糖尿病。④增强 Na、K、Ca、P、S 等重要元素的摄取和利用。生长激素对上述元素代谢的调节作用有利于机体生长发育与组织修复。

2. 分泌的调节　生长激素的合成与分泌受下丘脑所分泌的 GHRH 和 GHIH 的双重

控制。前者促进生长激素分泌，后者抑制其分泌。在正常情况下，GHRH 的作用占优势。生长激素分泌增多可通过负反馈抑制下丘脑 GHRH 的分泌，使生长激素分泌减少。有些因素如饥饿、低血糖、能量供应缺乏及应激性刺激等均可引起生长激素分泌，以低血糖的刺激最强。蛋白质饮食或静脉注射氨基酸，亦可引起生长激素分泌，加速蛋白质合成。甲状腺激素、雌激素及睾酮能促进生长激素分泌，在青春期，血中雌激素或睾酮浓度增高，可使生长激素分泌明显增加而引起青春期突长。生长激素的分泌还受睡眠时相的影响。熟睡后 1 小时左右生长激素可出现分泌高峰，与慢波睡眠的时相一致，此时葡萄糖消耗减少，蛋白质合成增加，有利于机体的生长发育。

（二）催乳素

催乳素（prolactin，PRL）的作用十分广泛，除对乳腺、性腺的发育和分泌有重要作用，还参与应激反应和免疫的调节。

1. 主要生理作用

（1）对乳腺的作用 催乳素能促进乳腺发育，并引起和维持泌乳。女性乳腺发育的时期分别在青春期、妊娠期和哺乳期。女性在青春期，乳腺发育主要受雌激素的刺激，生长激素、孕激素、糖皮质激素及甲状腺激素也起协同作用。在妊娠期，催乳素、雌激素和孕激素等促进乳腺组织进一步发育，使乳腺具有分泌乳汁的能力，但并不泌乳，因妊娠期血液中的雌激素和孕激素浓度过高，与催乳素竞争乳腺细胞受体，故催乳素不能发挥泌乳作用。在分娩后，雌激素与孕激素水平大大降低，催乳素才能发挥作用，启动和维持泌乳。

（2）对性腺的作用 对女性，小剂量催乳素可促进排卵和黄体的生成，促进雌激素和孕激素的合成和分泌，大剂量催乳素则抑制其合成。对男性，催乳素可促进前列腺和精囊腺的生长，促进睾酮的合成，对生精过程起调节作用。

（3）参与应激反应 机体在应激情况下，血中除促肾上腺皮质激素和生长激素浓度升高外，催乳素的浓度也有不同程度的升高，直至刺激停止数小时后才逐渐恢复到正常水平。因此，催乳素是机体在应激反应中腺垂体分泌的三大激素之一。

2. 分泌调节 催乳素的分泌受下丘脑催乳素释放因子和催乳素释放抑制因子的双重调节。前者促进其分泌，后者抑制其分泌。平时以催乳素释放抑制因子的抑制作用为主。在分娩后，授乳时婴儿吸吮乳头的刺激经传入神经传至下丘脑，使分泌催乳素释放因子的神经元兴奋，催乳素释放因子的分泌增加，使腺垂体分泌的催乳素增加。这是一个典型的神经内分泌反射活动。

（三）促黑激素

1. 主要生理作用 促黑激素（melanophore stimulating hormone，MSH）作用的靶细胞为黑色素细胞。人类的黑色素细胞主要分布于皮肤与毛发、眼虹膜和视网膜的色素层等部位。促黑激素可促进黑色素细胞中酪氨酸酶的合成和激活，从而促进酪氨酸转变为黑色素，使皮肤与毛发等颜色加深，但与正常人的皮肤色素沉着关系不大。

2. 分泌调节　促黑激素的分泌受下丘脑促黑激素释放因子和释放抑制因子的双重调节。前者促进其分泌，后者抑制其分泌。平时以促黑激素释放抑制因子的作用占优势。

（四）促激素

1. 主要生理作用　各种促激素分别作用于各自的靶腺，刺激靶组织增生、发育，并促进其激素的合成与分泌（表 11 -2）。

表 11 -2　腺垂体促激素的主要作用

促激素的名称	主要作用
促甲状腺激素（TSH）	增加甲状腺激素的合成和分泌，刺激甲状腺增生
促肾上腺皮质激素（ACTH）	刺激肾上腺糖皮质激素的分泌，促进皮质细胞的增生，维持肾上腺皮质的正常活动和反应性
卵泡刺激素（FSH）	刺激卵巢的卵泡发育和卵子成熟，使卵泡分泌雌激素；在男性，促进睾丸的生精过程
黄体生成素（LH）	促进卵泡排卵、黄体的形成与孕激素的分泌；在男性，刺激睾丸间质细胞分泌雄激素

2. 分泌调节　促甲状腺激素、促肾上腺皮质激素、促性腺激素（卵泡刺激素、黄体生成素）这些促激素都有各自的靶腺。因此，在下丘脑、腺垂体与靶腺之间形成三个功能轴：下丘脑 - 腺垂体 - 甲状腺轴、下丘脑 - 腺垂体 - 肾上腺轴、下丘脑 - 腺垂体 - 性腺轴，构成激素活动的三级水平调节（图 11 -4），从而使血中有关激素的浓度保持相对稳定。这三个功能轴对分泌功能的调节有相似的规律，内、外环境的变化可通过高级中枢影响功能轴的活动。

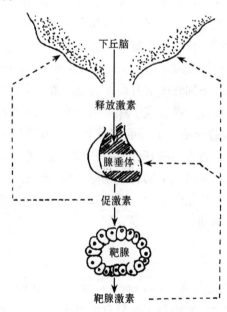

图 11 -4　腺垂体促激素分泌的调节
———▶ 促进；　- - - ▶ 抑制

三、神经垂体激素

神经垂体本身不能合成激素，只能储存和释放下丘脑视上核和室旁核分泌的抗利尿激素和催产素。

（一）抗利尿激素

抗利尿激素（antidiuretic hormone，ADH）主要能增加肾远曲小管和集合管对水的通透性，促进水分重吸收，使尿量减少，发挥抗利尿的作用（详见第八章）。还可引起皮肤、肌肉和内脏的血管收缩，使血压升高，故又称血管升压素。在生理浓度下，ADH的抗利尿作用十分明显，几乎没有收缩血管而致血压升高的作用。应激状态下，ADH分泌释放增加，可引起小动脉收缩，导致血压升高，对维持动脉血压起一定的作用。

（二）催产素

1. 主要生理作用

（1）对乳腺的作用　催产素（oxytocin，OXT）是分娩后刺激乳腺排乳的关键激素，可使乳腺周围肌上皮细胞收缩，使具备泌乳功能的乳腺排乳。如静脉注射 $1\mu g$ 的催产素，在 $20\sim30$ 分钟内就可以引起乳汁排放。此外，催产素还有营养乳腺的作用，使哺乳期的乳腺保持丰满。

（2）对子宫的作用　催产素有促进子宫平滑肌收缩的作用。催产素对非孕子宫作用较弱，对妊娠子宫作用较强，可使之强烈收缩。雌激素增加子宫对催产素的敏感性，而孕激素的作用则相反。

2. 分泌调节　哺乳期的乳腺可不断分泌乳汁，储存在腺泡中。当婴儿吸吮乳头时，反射性地引起下丘脑－神经垂体系统释放催产素入血，催产素使乳腺中的肌上皮细胞收缩，腺泡内压力增高，促使乳汁排出，称为射乳反射。射乳反射是一种典型的神经内分泌反射。焦虑、烦恼、恐惧、不安等都可抑制排乳。

在临产或分娩时，子宫和阴道受到压迫和牵拉，可反射性地引起催产素的分泌与释放，以正反馈的方式使子宫收缩增强，起催产的作用。临床上应用催产素主要是诱导分娩或防止产后出血。

第三节　甲状腺的内分泌

甲状腺是人体内最大的内分泌腺。其重量为 $20\sim25g$。甲状腺主要是由几百万个甲状腺腺泡所组成，腺泡壁由单层立方上皮细胞构成，能合成和释放甲状腺激素；腺泡腔内贮有胶体物质，主要成分是甲状腺球蛋白，是激素的贮存库。在甲状腺腺泡之间和腺泡上皮细胞之间，还存在滤泡旁细胞，其分泌产物为降钙素。

一、甲状腺激素的合成和代谢

甲状腺主要分泌甲状腺激素，甲状腺激素是酪氨酸的碘化物，可分为两种：①四碘甲腺原氨酸（3，5，3′，5′- tetraiodothyronine，T_4），又称甲状腺素；②三碘甲腺原氨酸（3，5，3′- triiodothyronine，T_3）。T_3分泌量较小，但生物活性却比T_4大5倍。

（一）甲状腺激素的合成

合成甲状腺激素的原料为碘和酪氨酸。碘是人体必需的微量元素，在自然界中分布广泛，特别是海水和海产品中较多，人体所需的碘有80%～90%来源于食物，其余来自饮用水和空气。甲状腺激素的合成是在甲状腺球蛋白分子上进行的，1分子的甲状腺球蛋白大约含有140个酪氨酸残基，其中约有20个酪氨酸残基可作为被碘化的位点，用于合成甲状腺激素。

甲状腺激素的合成过程分为：甲状腺腺泡聚碘、碘的活化、酪氨酸的碘化与碘化酪氨酸的耦联。

1. 甲状腺腺泡聚碘 食物中的碘以无机碘化物的形式迅速由肠道吸收入血，人体每天从食物中摄取的碘有1/3被甲状腺摄取，甲状腺对碘的摄取是通过上皮细胞膜上的碘泵活动完成的，为主动转运过程。甲状腺摄取碘的能力极强，临床上常采用测定甲状腺摄取放射性碘的能力来判断甲状腺的功能。

2. 碘的活化 由腺泡上皮细胞摄取的碘并不能直接与酪氨酸结合，首先需要在过氧化酶的作用下氧化成具有活性的碘，这一过程称为碘的活化。

3. 酪氨酸的碘化与碘化酪氨酸的耦联 活化后的碘取代酪氨酸残基上氢原子的过程称为酪氨酸的碘化。碘化后的酪氨酸先形成单碘酪氨酸残基和双碘酪氨酸残基，然后再两两耦联合成T_4和T_3。

（二）甲状腺激素的贮存、释放、运输与代谢

1. 贮存 甲状腺球蛋白上形成的甲状腺激素，在腺泡腔内以胶质的形式贮存。它的贮存有两大特点：一是贮存在分泌细胞外（腺泡腔内），甲状腺是唯一能将其生成的激素大量储存在细胞外的内分泌腺；二是贮存的量很大，可供机体利用50～120天之久。因此，应用抗甲状腺药物时，用药时间较长方能奏效。

2. 释放 甲状腺在TSH的刺激下，其腺泡上皮细胞通过吞饮作用将腺泡腔内的甲状腺球蛋白吞入细胞内，与溶酶体融合形成吞噬体。在溶酶体蛋白水解酶的作用下，T_3、T_4从甲状腺球蛋白分子中水解下来释放入血。

3. 运输 T_3、T_4释放入血后，绝大部分与血浆蛋白结合，游离的甚少。结合型与游离型之间可以互相转换，维持动态平衡。结合型的T_3、T_4没有生物活性，只有游离型的T_3、T_4才能进入细胞内发挥生物效应。当机体需要时，结合型可迅速转变为游离型，以满足机体的需求。由于T_3结合的少，游离的多，因此，T_3的生理作用较T_4强而且迅速。

4. 代谢 血中T_4的半衰期为7天，T_3的半衰期为1.5天。20%的T_3、T_4在肝与葡萄糖醛酸或硫酸盐结合后，经胆汁排入小肠，进一步分解后随粪便排出；另外80%首先在外周组织脱碘，所脱下的碘可由甲状腺再摄取或由肾排出。

二、甲状腺激素的生理作用

甲状腺激素作用广泛，缓慢而持久，主要发挥调节新陈代谢（物质和能量代谢）、促进生长发育的功能。

（一）调节新陈代谢

1. 对能量代谢的作用 甲状腺激素能促进体内绝大多数组织细胞内的物质氧化，提高耗氧率，增加产热量，使基础代谢率增高。据估计，1mg 甲状腺激素可增加产热量 4.24kJ。正因为甲状腺激素具有产热效应，故临床上甲状腺功能亢进的患者，会出现怕热多汗、食欲增加、体温偏高等表现；甲状腺功能低下的患者则相反，会出现基础代谢率降低，皮肤冷而苍白，体温偏低等表现。

2. 对物质代谢的作用 甲状腺激素对物质代谢的调节作用较复杂，生理剂量的甲状腺激素对三大营养物质的合成和分解代谢均有促进作用，而超量的甲状腺激素对分解代谢的促进作用更为明显。

（1）糖代谢 甲状腺激素对糖代谢的作用呈双向性。它促进小肠对糖的快速吸收，增强肝糖原分解，使血糖升高；同时又加速外周组织对糖的利用，从而降低血糖。但是前一作用大于后者，故甲亢患者可出现血糖升高，甚至糖尿。

（2）脂肪代谢 甲状腺激素可促进脂肪的合成，又能加速脂肪的分解，促进胆固醇的降解，但分解速度大于合成速度。甲状腺功能亢进者的血浆胆固醇低于正常值，而甲状腺功能减退者的胆固醇明显升高，易使动脉粥样硬化。

（3）蛋白质代谢 生理剂量的甲状腺激素可促进蛋白质的合成。肌肉、肝、肾等器官的蛋白质合成尤其明显，有利于机体的生长发育。但若 T_3、T_4 分泌过多，对蛋白质的分解就大大加强，所以甲状腺功能亢进者骨骼肌蛋白质分解增强，引起肌肉组织消耗过多，表现为疲乏无力。甲状腺功能减退者皮下组织细胞空隙的黏液蛋白质增加，结合大量水分子而引起黏液性水肿。

（二）促进生长发育

甲状腺激素是促进生长发育不可缺少的激素，特别是对脑、骨骼及生殖器官的生长与发育影响最大。神经细胞树突与轴突的形成、髓鞘与胶质细胞的生长、神经系统功能的发生发育、脑的血液供应以及骨骼的生长发育均有赖于适量的甲状腺激素。若婴幼儿时期缺乏甲状腺激素，则生长明显受影响，使脑的发育出现障碍、长骨生长迟缓，表现为智力低下，身材矮小，称为呆小症。在缺碘地区要预防呆小症的发生，应在妊娠期补碘，治疗呆小症应在出生后 3 个月内补给甲状腺激素。

（三）对神经系统的作用

甲状腺激素能提高中枢神经系统的兴奋性。成人甲状腺激素分泌过多时，常有烦躁不安、易激动、失眠以及注意力不集中等兴奋性增高的现象。相反，甲状腺功能低下时，中枢神经系统兴奋性降低，出现记忆力衰退、言语与行动迟缓、表情淡漠，甚至嗜睡。

（四）对心血管系统的作用

甲状腺激素可直接作用于心肌，使心跳加快加强，心输出量增加，致动脉收缩压增高，脉压增大。甲亢患者常感心悸，是由于心肌收缩力增强，心输出量增加，故常引起心肌肥厚，甚至充血性心力衰竭。

（五）对消化系统的作用

甲状腺激素通过促进代谢使消耗过盛，从而间接促进消化。故甲亢患者食欲亢进，食量明显超过正常人，但仍感饥饿，且明显消瘦。

（六）与其他激素的相互作用

甲状腺激素有加强或调节其他内分泌激素的作用。甲状旁腺激素对骨细胞的影响必须有甲状腺激素的存在才能发挥作用。去甲肾上腺素的溶解脂肪效应，在甲状腺激素存在的条件下可增加 2 倍。有足够的甲状腺激素存在，腺垂体才能合成和分泌生长激素，并充分发挥作用。甲状腺激素对月经周期、排卵、受精以及维持妊娠均有一定的影响。

三、甲状腺功能的调节

甲状腺功能主要受下丘脑、腺垂体的调节，也受血浆中甲状腺激素水平的负反馈调节。

（一）下丘脑－腺垂体－甲状腺轴

1. 下丘脑对腺垂体 TSH 分泌的调节　下丘脑的某些神经元生成促甲状腺激素释放激素（TRH），通过下丘脑－垂体门脉系统运送到腺垂体，促进腺垂体合成和分泌 TSH。下丘脑还可分泌生长抑素抑制 TSH 的分泌。

TRH 神经元接受中枢神经系统其他部分的控制，所以环境因素可通过中枢神经系统作用于 TRH 神经元以调整其功能。如寒冷刺激可明显促进 TRH 的分泌，从而促进 TSH 及甲状腺激素的分泌。情绪反应也可影响 TRH 及 TSH 的分泌。

2. 腺垂体 TSH 对甲状腺分泌的调节　TSH 是调节甲状腺功能的主要激素，其具体作用为：①加强碘泵活动，促进甲状腺细胞合成甲状腺激素的各个环节，如聚碘、酪氨酸碘化，促进 T_3、T_4 的释放等；②刺激甲状腺细胞内核酸和蛋白质的合成，使腺细胞增生、腺体增大。

3. 负反馈调节　负反馈调节在维持血中 T_3、T_4 浓度的相对稳定中起重要作用。

当血中 T_3、T_4 浓度升高时，T_3、T_4 与促甲状腺细胞核内特异受体结合，一方面诱导产生一种抑制蛋白而使 TSH 的合成与释放减少；另一方面降低腺垂体对 TRH 的反应性，使 TRH 的作用减弱，TSH 的合成分泌减少，从而使血中 T_3 和 T_4 的浓度降至正常水平，反之，TSH 的合成与释放增加，血中 T_3 和 T_4 的浓度升至正常水平（图 11 – 5）。地方性甲状腺肿主要是由于食物及饮水中缺碘，使甲状腺激素的合成和分泌减少，以致对腺垂体的负反馈作用减弱，因而 TRH 对腺垂体发挥更大的作用，引起 TSH 分泌增多，使甲状腺代偿性肿大。青春期、妊娠期及哺乳期的妇女，有时甲状腺会生理性肿大，其机制与此相似，但此时血中甲状腺激素水平稍低是由于机体甲状腺激素消耗增加所致。

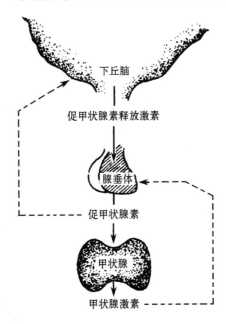

图 11 – 5 甲状腺激素的负反馈调节
⟶ 促进； - - -⟶ 抑制

（二）自身调节

甲状腺在 TSH 浓度不变或缺乏的情况下，其本身对碘供应变化的内在调节能力，称为自身调节。当食物碘的供应减少时，腺泡的碘泵活动增强；碘供应过多时，碘泵活动受抑制。腺泡上皮细胞内碘含量增多时可减弱甲状腺对 TSH 的反应，从而使甲状腺激素分泌减少；若碘含量减少，则反应增强，分泌增多。通过这种自身调节，甲状腺的分泌活动不会因碘供应量的变化而呈现大的波动。

（三）自主神经系统的调节

交感神经兴奋时，甲状腺激素的合成和分泌增加，血浆蛋白质结合碘的浓度显著上升；副交感神经可抑制甲状腺激素的分泌。

此外，雌激素、生长激素和糖皮质激素均可通过反馈作用于下丘脑、腺垂体而影响 T_3、T_4 的分泌。

第四节　肾上腺的内分泌

肾上腺左右各一，位于两侧肾的内上方，外覆致密的结缔组织被膜，内为实质，实质又分为周围的皮质和中央的髓质两部分，两者的形态、发生、结构功能等均不相同，它们合成和分泌不同种类的激素，因此，从功能上看，可视为两个独立的内分泌腺体，其中皮质是腺垂体的靶腺。

一、肾上腺皮质激素

肾上腺皮质较厚，占肾上腺的 80% ~ 90%，由三层不同的细胞组成，由外向内依次为球状带、束状带和网状带。球状带合成和分泌盐皮质激素，以醛固酮为代表，主要调节水盐代谢；束状带合成和分泌糖皮质激素，以皮质醇为代表，主要调节机体的糖代谢；网状带合成和分泌性激素，以雄激素为主，也有少量雌激素，如脱氢异雄酮和雌二醇。实验证明切除动物的双侧肾上腺后，动物很快死亡，但如果仅切除肾上腺髓质，动物可以存活较长时间，说明肾上腺皮质是维持生命所必需的。

（一）主要生理作用

1. 糖皮质激素的作用　对糖代谢作用较强，故以此命名，实际上它的作用非常广泛，在调节三大营养物质的代谢、参与人体应激反应、免疫反应等方面具有重要作用。

（1）对物质代谢的作用　①糖代谢：糖皮质激素促进糖异生，升高血糖。这是因为一方面它能促进蛋白质分解，释放氨基酸入血，并抑制外周组织对氨基酸的利用，使糖异生的原料增多；第二方面，诱导肝中糖异生酶的合成，增强其活性；第三方面，糖皮质激素可降低外周组织对胰岛素的降糖作用，故糖尿病患者应慎用此类药物。②蛋白质代谢：糖皮质激素抑制肝外组织蛋白质的合成并加速其分解。若糖皮质激素分泌过多或长时间使用糖皮质激素，可出现肌肉萎缩、骨质疏松、皮肤变薄、伤口不易愈合等表现。③脂肪代谢：糖皮质激素能促进脂肪分解，但全身不同部位的脂肪组织对糖皮质激素的敏感性不同，四肢敏感性较高，面部、肩、颈、躯干部位敏感性较低。因此，肾上腺皮质功能亢进或过量使用糖皮质激素可使患者体内的脂肪重新分布，面部和肩颈部脂肪增多，呈现"满月脸""水牛背"，四肢脂肪相对减少，消瘦，形成特殊的体型，称为"向心性肥胖"。④水盐代谢：糖皮质激素有类似醛固酮的保钠排钾的作用，但较弱，只有长期大剂量使用时才会出现。此外，糖皮质激素能增加肾小球滤过率，抑制抗利尿激素的释放，减少肾小管对水的重吸收，有利于水的排出，有一定的利尿作用。肾上腺皮质功能低下的病人，排水能力明显降低，甚至出现"水中毒"。

（2）在应激反应中的作用　机体所处环境中的各种伤害刺激，如感染、中毒、创伤、缺氧、疼痛、饥饿、寒冷、手术以及强烈的情绪变化等常引起机体发生一种非特异性的全身反应，称为应激反应（stress）。应激反应时，血中 ACTH 的浓度增加，糖皮质激素也相应地增加，以增强机体对这些伤害刺激的耐受力，对于维持生命和生命活动具有十分重要的意义。

肾上腺皮质功能不全的患者，应激能力减弱，抗伤害、抗感染的能力大为降低，严重时可危及生命。动物实验表明：切除肾上腺皮质后，虽给予正常维持量的糖皮质激素，但在相同的伤害刺激下，往往比正常动物更易死亡。糖皮质激素增强机体应激能力的机制可能与下列几个环节有关：①各种伤害刺激会使机体产生一些物质如缓激肽、蛋白水解酶、前列腺素等，这些物质可使机体的反应增强，起不良作用；糖皮质激素能减少这些物质的产生量，降低其不良作用，起保护机体、提高对刺激耐受能力的作用。②糖代谢增加，使血糖升高，使能量代谢转为以糖代谢为中心，保证葡萄糖对重要器官的供应。③在维持血压方面起允许作用。糖皮质激素对血管无直接作用，但能提高平滑肌对儿茶酚胺的敏感性，起允许作用，从而维持血压，增强对心血管功能的调节。因此，糖皮质激素除了可提高机体的抗伤害能力外，还可防止机体对不良刺激做出过度反应，从而提高了机体的耐受性，对机体起积极的保护作用。

（3）对各器官组织的作用　目前在多种组织细胞中发现了糖皮质激素受体，表明许多组织细胞的功能可受糖皮质激素的调节和影响。①对血细胞的作用：糖皮质激素能增强骨髓的造血功能，使红细胞、血小板的数量增多；能促进附着在血管壁边缘的中性粒细胞进入血液循环，故中性粒细胞数量增多；能使淋巴细胞 DNA 的合成过程减弱，破坏加速，大量糖皮质激素还可使胸腺及淋巴组织溶解，使淋巴细胞数量减少。此外，糖皮质激素能加强网状内皮细胞吞噬和分解嗜酸性粒细胞，使血中嗜酸性粒细胞数减少，临床上可用来治疗淋巴性白血病或淋巴肉瘤。②对心血管系统的作用：糖皮质激素对血管没有直接的收缩效应，但它能提高血管平滑肌对去甲肾上腺素、肾上腺素的敏感性。这种作用称为糖皮质激素的允许作用，其原因可能是皮质醇能增加血管平滑肌细胞膜上儿茶酚胺受体的数量，并能抑制具有舒血管作用的前列腺素的合成。另外，糖皮质激素能降低血管内皮的通透性，有助于维持血容量。③对消化系统的作用：糖皮质激素能增加胃酸分泌和胃蛋白酶的生成，提高胃腺细胞对迷走神经和促胃液素的反应，因而大剂量使用糖皮质激素有加剧或诱发溃疡病的可能。因此，胃溃疡病人应慎用糖皮质激素。

糖皮质激素还有提高大脑皮层兴奋性、维持中枢神经系统正常功能的作用。因此，肾上腺皮质功能低下的患者会出现性情抑郁、表情淡漠等现象。肾上腺皮质功能亢进的患者会出现烦躁不安、失眠、注意力不集中等症状。大剂量的糖皮质激素具有抗炎、抗过敏、抗中毒、抗休克等药理作用。

2. 盐皮质激素的作用　盐皮质激素中以醛固酮的作用最强，能促进肾远曲小管和集合管上皮细胞对 Na^+ 的重吸收、水的被动重吸收，同时增加 K^+ 的排泄，故有保钠保水排钾的作用。因此，醛固酮对维持体内 Na^+ 含量的相对稳定及维持细胞外液和循环血量的相对稳定具有十分重要的作用。

3. 性激素的作用　肾上腺皮质分泌的性激素在正常情况下分泌的量很少，活性也不高，所以对机体的作用不明显。当分泌的性激素过多时，则表现为女性男性化和男性副性征过早出现。

（二）分泌调节

1. 糖皮质激素的分泌调节　　主要受下丘脑－腺垂体－肾上腺皮质轴的调节，与前述甲状腺的调节相似（图 11－6）。①下丘脑的 CRH 的作用：下丘脑分泌的促肾上腺皮质激素释放激素（CRH）经垂体门脉作用于腺垂体，促进促肾上腺皮质激素（ACTH）的合成和分泌。创伤、寒冷、剧痛、缺氧及精神紧张等应激刺激传入中枢神经系统，最后将信息汇集于下丘脑，使 CRH 的分泌增加，通过下丘脑－腺垂体－肾上腺皮质轴的活动加强，使血中 ACTH 和糖皮质激素的水平明显升高。②腺垂体的作用和分泌：腺垂体合成和分泌的 ACTH 能刺激肾上腺皮质束状带和网状带的发育和生长，促进糖皮质激素的分泌。当腺垂体功能低下时，ACTH 的分泌减少，肾上腺皮质束状带和网状带萎缩。ACTH 的分泌具有昼夜周期性的变化，一般早晨 6~8 时达最高峰，以后逐渐下降，到下午 6~11 时最低。③糖皮质激素的反馈调节：当血中糖皮质激素的浓度升高时，可经负反馈机制抑制下丘脑和腺垂体的活动，使 CRH、ACTH 水平下降。反之，血中糖皮质激素水平降低时，这种负反馈抑制减弱，CRH、ACTH 的分泌增加，以保持血液中糖皮质激素水平的相对稳定。

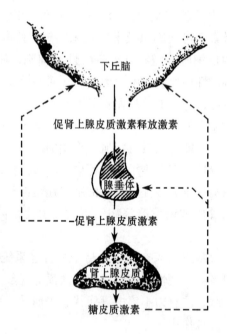

图 11－6　糖皮质激素分泌调节示意图
——→ 促进；　- - -→ 抑制

应该指出的是，当机体受到各种伤害性刺激时，下丘脑和腺垂体对反馈刺激的敏感性降低，使血中糖皮质激素浓度升高所产生的负反馈作用暂时失效，此时促肾上腺皮质激素与糖皮质激素继续分泌，从而增强了机体对有害刺激的适应能力。此外，由于 ACTH 和糖皮质激素的分泌存在上述的负反馈抑制，因此，长期大量使用糖皮质激素的患者，会引起肾上腺皮质萎缩，导致分泌功能降低或停止，如突然停药，会出现糖皮质激素分泌不足的症状，甚至会危及生命，所以应逐渐减量停药。

2. 盐皮质激素的分泌调节　肾素 – 血管紧张素系统是调节醛固酮分泌的主要途径，血管紧张素能促进肾上腺皮质球状带合成与分泌醛固酮。另外，Na⁺、K⁺可直接作用于球状带，改变醛固酮的分泌水平。当血钾浓度增高，血钠浓度降低时，醛固酮分泌增加，促进远曲小管与集合管摄钠排钾；而血钾浓度减少，血钠浓度增高时则相反。

3. 性激素的分泌调节　网状带性激素的分泌受促肾上腺皮质激素的影响。

二、肾上腺髓质激素

肾上腺髓质分泌的激素主要有肾上腺素（E）和去甲肾上腺素（NE）。它们都属于儿茶酚胺类化合物，都是以酪氨酸为原料，由肾上腺髓质的嗜铬细胞分泌和贮存。正常情况下，E 和 NE 的比例约为 4∶1，但不同情况下分泌的比例会发生变化。

肾上腺素和去甲肾上腺素对代谢、心血管系统、内脏平滑肌及神经系统都有作用。这两种激素的生理作用有相似之处，但又不完全相同（表 11 – 3）。其差异的关键在于各种靶组织细胞膜上存在的受体不同和这两种激素与不同的肾上腺素能受体的结合能力不同。

表 11 – 3　肾上腺素与去甲肾上腺素的主要作用及比较

	肾上腺素	去甲肾上腺素
心率	加快	减慢
心输出量	增加	不定
冠状动脉血流量	增加	增加
皮肤小动脉	收缩	收缩
肌肉小动脉	舒张	收缩
血压	升高（心输出量增加）	明显升高（外周阻力增大）
支气管平滑肌	舒张	稍舒张
妊娠子宫平滑肌	舒张	收缩
代谢	增强	稍增强

（一）主要生理作用

1. 对心血管的作用　肾上腺素和去甲肾上腺素对于心血管的作用相似却又有所不同。肾上腺素主要是加快心率，增强心肌收缩力，明显提高心输出量，收缩皮肤、内脏血管，但使冠状血管和肌肉血管舒张，使全身动脉血压有所升高。临床上肾上腺素常作为"强心剂"，被用于抢救心脏骤停的病人。去甲肾上腺素则通过体内的减压反射减慢心率，稍增强心肌收缩力，强烈收缩除冠状动脉外的全身血管，因此具有显著的升高血压的作用。当低血压病人在补足血容量后血压仍不见升高时，可使用去甲肾上腺素作为"升压药"。

2. 在应急反应中的作用　肾上腺髓质接受交感神经的支配和控制，两者关系密切，交感神经系统和肾上腺髓质组成交感－肾上腺髓质系统。当机体内外环境急剧变化，如有剧烈运动、低血压、创伤、寒冷、恐惧等紧急情况时，这一系统会立即被调动起来，肾上腺素与去甲肾上腺素的分泌量大大增加。这些激素作用于中枢神经系统，提高其兴奋性，使机体反应灵敏；同时心率加快，心肌收缩力加强，心输出量增加；呼吸频率增加，每分肺通气量增加；促进肝糖原与脂肪分解，使糖与脂肪酸增加，为骨骼肌、心肌等活动提供更多的能源。这些变化都是在紧急情况下，通过交感－肾上腺髓质系统活动的加强所产生的适应性反应，称为应急反应（emergency reaction）。应急反应有利于机体随时调整各种功能，以应付环境的急变。

"应急"与"应激"是两个不同的概念，两者既有区别又有联系。大多数引起应急反应的刺激实际上也是引起应激反应的刺激。但应急反应时交感－肾上腺髓质系统活动增强，使血液中肾上腺髓质激素的浓度明显升高，从而充分调动人体的贮备能力，克服环境变化对人体造成的影响；应激反应时下丘脑－腺垂体－肾上腺皮质系统活动增强，使血液中 ACTH 和糖皮质激素的浓度明显升高，以增加人体对有害刺激的耐受能力。两者相辅相成，共同提高人体抵抗病害的能力。

（二）分泌调节

1. 交感神经的作用　肾上腺髓质直接受交感神经节前纤维的支配，交感神经兴奋时，节前纤维末梢释放乙酰胆碱，作用于髓质嗜铬细胞上的 N 型胆碱受体，使肾上腺素和去甲肾上腺素的分泌增加。

2. ACTH 的作用　有间接和直接两种作用方式，ACTH 主要通过糖皮质激素促进髓质激素的合成，也可直接促进髓质激素的合成。

3. 反馈抑制　当细胞内合成的去甲肾上腺素达到一定量时，可抑制酪氨酸羟化酶，使去甲肾上腺素的合成减少；相反，当肾上腺素和去甲肾上腺素从细胞内释放入血后，胞浆内的含量减少，解除了上述的负反馈机制，髓质激素的合成增加。

第五节　胰岛的内分泌

胰岛是散在于胰腺腺泡之间的一些如同岛屿状的内分泌细胞群，人胰腺中含 100 万 ~200 万个胰岛。根据组织学特征，人胰岛细胞至少可分成五种功能不同的细胞：A 细胞（20%）分泌胰高血糖素；B 细胞（60% ~70%）位于胰岛中心部，分泌胰岛素；D 细胞（10%）分泌生长抑素；PP 细胞（也称 F 细胞）分泌胰多肽；D1 细胞可能分泌血管活性肠肽。

一、胰岛素

胰岛素（insulin）是由 51 个氨基酸组成的小分子蛋白质，B 细胞首先合成一个大分子前胰岛素原，以后加工成胰岛素原，再经水解成为胰岛素与连接肽，后释放入血。1965 年，我国科学家首先人工合成了具有高度生物活性的胰岛素，完成了人类历史上第一次人工合成蛋白质的创举。

正常人空腹状态下血清胰岛素的浓度为 35 ~ 145pmol/L。血液中的胰岛素以游离型和结合型存在，游离型具有生物活性，半衰期只有 5 分钟，主要在肝脏灭活。

（一）主要生理作用

胰岛素对糖、脂肪、蛋白质代谢都有重要的调节作用，是维持血糖正常水平的重要激素之一，对机体能源物质的贮存和人体生长有重要作用。

1. 对糖代谢的作用　胰岛素是生理状态下唯一能降低血糖的激素，也是调节血糖浓度的关键激素。胰岛素一方面能促进全身各种组织对葡萄糖的摄取和利用，加速葡萄糖进入肌细胞和脂肪细胞，促进葡萄糖在肌细胞中转变为肌糖原，在肝细胞中转变为肝糖原以及在脂肪细胞中转变为脂肪；另一方面能抑制氨基酸、甘油等非糖物质转化为葡萄糖，抑制糖原分解，使血糖浓度降低。通过上述各环节，使血糖去路增加而来路减少，从而降低血糖水平。

若胰岛素分泌过多时，血糖下降迅速，脑组织受影响最大，可出现惊厥、昏迷，引起胰岛素休克。相反，胰岛素缺乏时，血糖过高，若超过肾糖阈，则糖从尿中排出，出现糖尿，引起糖尿病。

2. 对脂肪代谢的作用　胰岛素可促进脂肪的合成与贮存，又能抑制脂肪分解。胰岛素缺乏时，可出现脂肪代谢紊乱，分解增加，大量的脂肪酸在肝内氧化，生成大量的酮体，引起酮血症与酸中毒。由于大量脂肪酸氧化，产生乙酰辅酶 A，为胆固醇合成提供了原料，加之肝脏利用胆固醇的能力降低，故糖尿病患者常伴有胆固醇血症，易发生动脉硬化及心血管系统的疾病。

3. 对蛋白质代谢的作用　胰岛素能促进蛋白质的合成与贮存，从而有利于机体生长。生长激素只有在胰岛素的共同作用下，才能发挥其合成蛋白质、促进生长发育的作用。

综上所述，说明胰岛素是促进合成代谢的激素，有时被称为贮存营养物质的激素。此外，胰岛素还能促进 K^+ 进入细胞内，使血钾浓度降低。临床使用胰岛素时，应注意给病人补钾。

（二）分泌调节

1. 血糖浓度　是调节胰岛素分泌最主要的因素。血糖浓度升高时，胰岛素分泌增加，使血糖浓度降低；当血糖浓度降低时，胰岛素分泌减少，使血糖回升。血糖浓度对胰岛素分泌的负反馈作用是维持血中胰岛素以及血糖正常水平的重要机制。

2. 激素作用　①胃肠道激素可促进胰岛素的分泌；②胰高血糖素、生长激素、皮质醇等可通过升高血糖浓度，间接刺激胰岛素的分泌；③肾上腺素和去甲肾上腺素抑制胰岛素的分泌。

3. 神经调节　迷走神经兴奋时促进胰岛素分泌，交感神经兴奋时抑制其分泌。

二、胰高血糖素

(一)主要生理作用

胰高血糖素（glucagon）是促进分解代谢的激素，胰高血糖素的靶器官主要是肝。它对肝糖原分解和糖异生有强烈的促进作用，使血糖明显升高；还能促进脂肪分解，使酮体生成增多；使氨基酸加速进入肝细胞，为糖异生作用提供原料。

大剂量的胰高血糖素能使心率加快，心肌收缩力加强，冠脉血流量增多，临床已试用于治疗某些心脏疾病。

(二)分泌调节

血糖浓度是调节胰高血糖素分泌最主要的因素。血糖降低，胰高血糖素分泌增加；血糖升高，胰高血糖素分泌减少。此外，胰岛素还可通过降低血糖而间接刺激胰高血糖素的分泌，也可通过旁分泌，直接作用于 A 细胞抑制其分泌。交感神经促进胰高血糖素的分泌，迷走神经则抑制其分泌。

第六节　甲状旁腺的内分泌和调节钙、磷代谢的激素

甲状旁腺分泌甲状旁腺激素，甲状腺 C 细胞分泌降钙素，皮肤合成维生素 D_3。甲状旁腺激素、降钙素、维生素 D_3 均通过对骨、肾和肠三种靶组织的作用，共同调节体内的钙、磷代谢，维持血钙浓度的相对恒定。

一、甲状旁腺激素

甲状旁腺激素（parathyroid hormone，PTH）是由甲状旁腺主细胞合成、分泌的，是体内调节血钙浓度的最重要激素。

(一)主要生理作用

PTH 的生理作用主要是升高血钙和降低血磷。动物的甲状旁腺摘除后，其血钙水平逐渐下降，出现低钙抽搐、死亡；血磷水平则往往呈相反的变化，会逐渐升高。

1. 对骨的作用　体内 99% 以上的钙主要以磷酸钙的形式贮存于骨组织中。骨组织中贮存的钙和血浆中的钙经常相互转换，处于动态平衡中。PTH 动员骨钙入血，使血钙升高。其作用分为两个时相：

(1) 快速效应　PTH 作用几分钟即可出现。这是通过骨细胞上的钙泵，将骨液中的钙转运至细胞外液中，当钙泵活动增强时，骨中的钙浓度下降，骨盐溶解增加。PTH 可提高这些细胞的细胞膜对钙的通透性，促进钙泵活动，将钙转运至细胞外液，使血钙升高。

(2) 延续效应　在 PTH 作用 12 ~ 24 小时后才能表现出来，经数天甚至数周才达高峰。这一效应是通过激活破骨细胞的活动而实现的。PTH 使骨钙溶解加速，钙大量入

血，血浆钙长时间升高。

PTH 的上述两种效应相互配合，既能对急需血钙的情况做出迅速反应，又能保证有较长时间的持续效应。

2. 对肾的作用 PTH 抑制近端小管对磷酸盐的重吸收，增加尿磷的排出，使血磷下降。同时，PTH 促进远曲小管对钙的重吸收，减少尿钙的排出，使血钙升高。

3. 对肠道的作用 PTH 能促进肠道吸收钙，升高血钙。由于 PTH 能增加肾内 1，25 - 羟化酶的活性，从而促进 1，25 - 二羟维生素 D_3 的生成，后者促使细胞合成一种与钙有高度亲和力的钙结合蛋白参与钙的转运，促进肠道吸收。因此，PTH 促进肠道吸收钙的作用是间接的。

通过上述三方面的作用，PTH 使血钙升高，血磷降低，从而控制血浆的钙磷水平。

（二）分泌调节

血浆的钙浓度是调节 PTH 分泌最重要的因素，它是以负反馈的形式调节 PTH 的分泌。当血钙升高时，甲状旁腺活动减弱，PTH 分泌减少；当血钙浓度降低时，PTH 分泌增多。此外，血磷升高也可引起 PTH 的分泌，这是由于血磷升高可使血钙降低，间接地引起 PTH 的释放。降钙素也能促进 PTH 的分泌。

二、降钙素

降钙素（calcitonin，CT）主要由甲状腺滤泡旁细胞（C 细胞）合成和分泌，胸腺也能分泌少量的降钙素。

（一）主要生理作用

主要作用是降低血钙浓度，主要靶器官是骨，对肾也有一定的作用。

1. 对骨的作用 CT 能抑制破骨细胞活动，增强成骨细胞活动。由于溶骨过程减弱和成骨过程加速，骨盐沉积，使血钙浓度下降。

2. 对肾的作用 抑制肾小管对钙、磷、钠、氯等的重吸收，使这些离子从尿中的排出量增多，导致血钙、血磷浓度降低。

（二）分泌调节

降钙素的分泌主要受血钙浓度的调节，当血钙浓度增加时，降钙素的分泌增加；反之，分泌减少。此外，进食会引起某些胃肠道激素的分泌，具有促进降钙素分泌的作用。

三、维生素 D_3

维生素 D_3 可通过食物摄取，肝、乳制品、鱼肝油中维生素 D_3 的含量最为丰富。在体内，维生素 D_3 主要由皮肤合成，经肝、肾羟化后成为活性较高的 1，25 - 二羟维生素 D_3，调节钙磷的代谢。

维生素 D_3 的生理作用：①促进小肠黏膜上皮细胞对钙的吸收。②动员骨钙和骨盐沉积。第一方面，维生素 D_3 促进钙、磷的吸收，增加血浆钙、磷的含量，增加成骨细胞的活动，促进骨盐沉积；第二方面，当血钙下降时，提高破骨细胞的活性，动员骨钙入血，升高血钙；第三方面，促进近曲小管对钙、磷的重吸收，升高血钙。

如果维生素 D_3 缺乏，将影响钙的吸收，会导致成人骨质疏松症和儿童佝偻病。维生素 D_3 的生成受 PTH 和 CT 的调节。PTH 可促进 1，25 – 二羟维生素 D_3 的生成，CT 则抑制其生成。

思 考 题

1. 激素作用的一般特征有哪些？
2. 试述下丘脑与腺垂体在功能上的联系。
3. 从生理学角度分析侏儒症和呆小症的主要区别。
4. 试述甲状腺激素的生理作用。
5. 试述糖皮质激素的生理作用。
6. 试述在应激情况下，肾上腺皮质和髓质的作用及生理意义。
7. 试述胰岛素的生理作用。

第十二章　生　殖

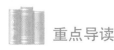

重点导读

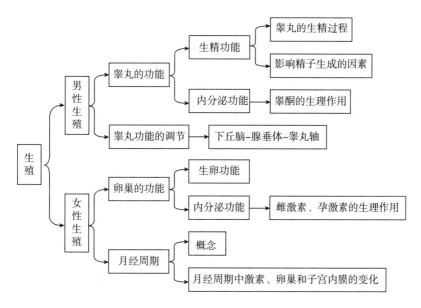

生殖（reproduction）是指生物体生长发育成熟后，能够产生与自己相似的子代个体的功能。生物个体由产生、生长发育到最后衰老、死亡是生命现象发展的自然规律。因此，产生新个体的生殖活动是维持生物延续和种系繁殖的重要生命活动。人的生殖是通过两性生殖系统的共同活动而实现的。生殖过程包括生殖细胞（精子和卵子）的形成、交配与受精、受精卵着床与胚胎发育以及胎儿分娩等几个重要环节，其整个生殖过程是在以下丘脑-腺垂体-性腺轴为主的神经和内分泌系统的调控下完成的。

第一节　男　性　生　殖

男性的主性器官为睾丸，附属性器官有附睾、输精管、精囊、射精管、前列腺和阴茎等。男性的生殖功能主要包括睾丸的生精作用和内分泌功能以及性反应等。

一、睾丸的生精功能

睾丸主要由曲细精管和间质细胞组成。曲细精管内有生精细胞与支持细胞，生精细胞生成精子，支持细胞有支持、营养生精细胞的作用，为生精细胞提供合适的环境。

（一）精子的生成过程

曲细精管是生成精子的部位。原始的生精细胞为精原细胞，紧贴于曲细精管的基膜上。青春期开始后，在腺垂体分泌的卵泡刺激素（FSH）和黄体生成素（LH）的作用下，精原细胞分阶段发育成精子。精子的生成是一个连续的过程，需经历三个阶段：①精原细胞增殖期，经过有丝分裂，形成初级精母细胞；②精母细胞减数分裂期，经两次减数分裂，先后形成次级精母细胞与精子细胞；③精子分化期，经过复杂的形态变化，精子细胞变为精子。在精子发生的过程中，从精原细胞到分化中的精子，细胞质并未完全分开，留有细胞质桥相连，胞浆中许多成分可通过细胞质桥互相交流，沟通信息，使精原细胞增殖而形成的子代细胞群处于同步发育阶段。人的精原细胞发育成精子约需两个半月。在曲细精管的管壁中，各种不同发育阶段的生精细胞排列有序，由基膜至管腔，分别为精原细胞、初级精母细胞、次级精母细胞、精子细胞、精子。成熟的精子脱离支持细胞进入管腔（图 12 - 1）。人的精子形如蝌蚪，长约 $60\mu m$，分头、尾两部分，头部主要由核、顶体及后顶体鞘组成，尾部又称鞭毛。成人每克睾丸组织能生成约 10^7 个精子，每天双侧睾丸可产生上亿个精子。

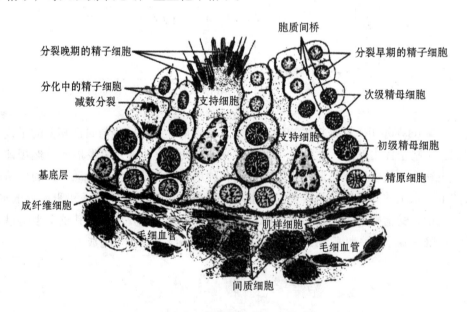

图 12 - 1 睾丸曲细精管的结构、生精过程示意图

新生成的精子自身没有运动能力，释放入曲细精管腔后，靠睾丸输出小管的收缩和管腔液的移动被运送至附睾进一步发育成熟，需停留 18 ~ 24 小时后，才获得运动能力。附睾内可贮存少量的精子，大量的精子则贮存于输精管及其壶腹部。精子与附睾、精

囊、前列腺和尿道球腺的分泌物混合，形成精液。正常男子每次射出精液 3～6mL，每毫升精液含（0.2～4）×10⁸个精子，如果每毫升精液的精子数少于 0.2×10⁸个则不易使卵子受精。此外，精液中至少要有 60% 以上的精子形态和运动能力正常才能使卵子受精。

支持细胞为各级生精细胞提供营养并起保护与支持的作用，维持生精细胞分化和发育需要微环境的相对稳定。

（二）影响精子生成的因素

1. 年龄　从青年到老年，睾丸都有生精能力。但 45 岁以后，随着曲细精管逐渐萎缩，生精细胞发育变慢，生精能力逐渐减弱。

2. 温度　对生精过程影响很大。正常情况下，精子生成和存活的适宜温度应低于体温 1℃～2℃。阴囊内的温度比腹腔内低 2℃左右，这样较适合精子的生成和存活。研究表明，睾丸温度升高可导致曲细精管的生精上皮变性。隐睾患者，由于腹腔或腹股沟管内的温度比阴囊高，所以无精子生成。阴囊的舒缩活动能调节其内部温度，以适应精子的生成。

3. 射线　照射过度也能破坏睾丸的生精过程，但对间质细胞的分泌功能无明显影响。

另外，微波、内分泌失调、某些药物、长期吸烟、过量饮酒等也可直接或间接导致精子活力降低、畸形率增加，甚至少精或无精。

二、睾丸的内分泌功能

睾丸的内分泌功能是由睾丸间质细胞和曲细精管上皮的支持细胞完成的，睾丸间质细胞分泌雄激素，主要是睾酮（testosterone，T）；支持细胞分泌抑制素（inhibin），还可将少量睾酮转变为雌激素（雌二醇）。

（一）睾酮的生理作用

1. 对胚胎性分化的影响　雄激素可诱导含有 Y 染色体的胚胎向男性分化，促进生殖器的发育。

2. 维持生精作用　睾丸间质细胞分泌的睾酮，经支持细胞进入曲细精管，可直接或先转变为活性更强的双氢睾酮，与生精细胞的雄激素受体结合，促进精子的生成。支持细胞在 FSH 的作用下产生雄激素结合蛋白（ABP）。ABP 与睾酮或双氢睾酮结合后，转运至曲细精管，提高雄激素在曲细精管的局部浓度，有利于生精过程。

3. 对附属性器官和第二性征的影响　睾酮能刺激附属性器官的生长发育，也能促进男性第二性征的出现并维持其正常状态。

4. 对性行为和性欲的影响　睾酮与男性的性行为以及正常性欲的维持有关。睾丸功能低下的患者，血中雄激素的水平较低，常出现阳痿和性欲降低，用雄激素治疗效果较好。

5. 对代谢的影响　睾酮能促进蛋白质合成，特别是肌肉和生殖器官的蛋白质合成，同时还能促进骨骼生长与钙磷沉积，促进红细胞的生成。

（二）抑制素的生理作用

抑制素是一种糖蛋白激素，主要作用是选择性地抑制腺垂体 FSH 的合成和分泌。

三、睾丸功能的调节

（一）下丘脑－腺垂体对睾丸活动的调节

下丘脑促垂体区的神经细胞释放促性腺激素释放激素（GnRH），经垂体门脉运送到腺垂体，促进腺垂体分泌 FSH 和 LH。FSH 与 LH 入血，随循环到达睾丸。前者作用于曲细精管，促进精子的生成，并促进支持细胞合成雄激素结合蛋白。后者作用于间质细胞，刺激间质细胞发育并分泌睾酮。

（二）睾丸对下丘脑－腺垂体的反馈抑制作用

血中睾酮浓度升高或降低时，可反馈性地抑制或促进下丘脑对 GnRH 的释放，进而抑制或促进腺垂体对 LH 的分泌，从而维持血中睾酮水平的稳定（图 12－2）。

此外，抑制素对 FSH 的分泌具有抑制作用。

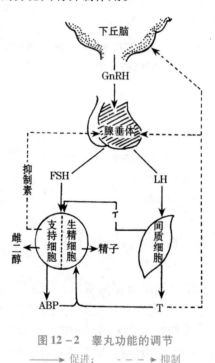

图 12－2　睾丸功能的调节

——→ 促进；　- - - → 抑制

（三）睾丸内的局部调节

实验研究表明，在睾丸局部，尤其在生精细胞、间质细胞与支持细胞之间，存在着错综复杂的局部调节机制。如支持细胞中有芳香化酶，能将睾酮转变为雌二醇，对下丘脑－腺垂体进行反馈调节，并能直接抑制间质细胞睾酮的合成。另外，睾丸可产生多种肽类激素，以旁分泌或自分泌的方式在局部调节睾丸的功能。

第二节　女 性 生 殖

　　女性生殖系统的主性器官是卵巢。附属性器官包括输卵管、子宫、阴道及外阴等。女性生殖系统的功能主要包括卵巢的生卵作用和内分泌功能、妊娠与分娩等。在中枢神经系统及下丘脑－腺垂体系统的调控下，成熟女性卵巢的活动呈周期性变化；而卵巢分泌的激素除可使子宫内膜发生周期性变化而产生月经周期外，还能对下丘脑、腺垂体激素的分泌进行反馈性调节。

一、卵巢的功能

（一）生卵功能

　　卵巢的生卵功能是在下丘脑、腺垂体以及卵巢自身分泌的激素作用下进行的。卵子由卵巢内的原始卵泡逐渐发育而成。卵泡的发育始于胚胎时期，5 个月胎儿的双侧卵巢有原始卵泡近 700 万个，以后逐渐减少，出生时约含有 100 万～200 万个原始卵泡，到青春期减少到 30 万～40 万个。卵泡发育是一个连续的变化过程，其次序为：原始卵泡→发育卵泡→次级卵泡→成熟卵泡（图 12 － 3）。女性自青春期开始，一般除妊娠外，每个月经周期中可有 15～20 个原始卵泡同时开始生长发育，但通常只有一个发育成熟，其余的卵泡即在各自的不同发育阶段中退化成闭锁卵泡。正常女性在整个生命周期中，平均只有 400～500 个卵泡可发育成熟并排卵（ovulation）。成熟卵泡破裂，卵细胞及卵泡液脱离卵巢进入腹腔的过程，称为排卵。排卵大多发生在两次月经中间，若以 28 天为一个月经周期计算，排卵一般发生在下次月经来潮前的 14 天左右。卵子可由两侧卵巢轮流排出，也可由一侧连续排出。

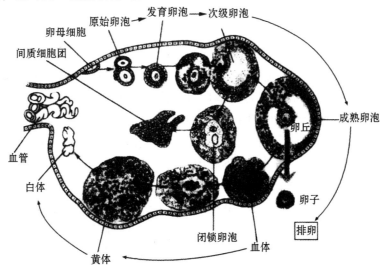

图 12 － 3　卵巢的生卵过程示意图

排卵后，残存的卵泡壁塌陷，其腔内由卵泡破裂时流出的血液所填充。残存卵泡内的颗粒细胞增生变大，胞质中含有黄色颗粒，这种细胞称为黄体细胞。黄体细胞聚集成团，形成黄体，此为月经黄体。在 FSH 和 LH 的作用下，黄体细胞分泌大量的孕激素，同时也分泌雌激素。排卵后 7～8 天，黄体体积发育达到高峰。若排出的卵子未受精，黄体在排卵后第 9～10 天开始变性。一般黄体寿命为 12～16 天，平均 14 天。退化的黄体逐渐被吸收并纤维化，转变成白体（图 12－3）。排卵后若受精，胚胎分泌的人绒毛膜促性腺激素（human chorionic gonadotropin，hCG）会作用于黄体细胞，使黄体继续发育并维持 6 个月左右，以适应妊娠的需要，称为妊娠黄体。

（二）内分泌功能

卵巢主要合成分泌雌激素和孕激素，雌激素以雌二醇（E_2）为主，孕激素主要是孕酮（P）。此外，卵巢还分泌少量的雄激素。

1. 雌激素的生理作用　雌激素对女性生殖系统有着重要的调节作用，对全身的许多器官组织也有影响。

（1）对生殖器官的作用　①雌激素可协同 FSH 促进卵泡发育，诱导和促进排卵。②促进子宫发育，使子宫内膜发生增生期变化，促进子宫颈分泌大量稀薄的黏液，有利于精子的穿行。③促进输卵管上皮增生、分泌及增强输卵管的运动，有利于精子与卵子的运行。④促进阴道上皮细胞增生、角化，并使阴道上皮细胞内糖原的含量增加，糖原分解使阴道呈酸性环境，可增强抵抗细菌的能力。绝经期妇女由于雌激素分泌减少，阴道抵抗力降低而易患老年性阴道炎。

（2）对乳房和第二性征的影响　雌激素可刺激乳腺导管和结缔组织增生，促进乳腺发育，使乳头、乳晕着色；也可促使全身脂肪和毛发的分布呈现女性特征，骨盆宽大、声调变高、臀部肥厚等。

（3）对代谢的影响　①促进蛋白质的合成，促进生长发育。②降低血浆胆固醇的浓度，减少主动脉的弹性硬蛋白，所以雌激素是抗动脉硬化的重要因素之一。这可能是生育年龄妇女心血管系统发病率较男子低的原因。③影响钙和磷的代谢，刺激成骨细胞的活动，加速骨骼的生长，促进骨骺愈合。因此，在青春期早期，女孩的生长一般较男孩快。④促使醛固酮分泌增加，促进肾对水和钠的重吸收，增加细胞外液量，有利于水和钠在体内保留。这可能是某些妇女在月经前期水肿的原因。

2. 孕激素的生理作用　孕激素通常要在雌激素作用的基础上发挥作用，主要作用于子宫内膜和子宫平滑肌，为受精卵的着床做好准备，并维持妊娠。

（1）对子宫的作用　①促使在雌激素作用下处于增生的子宫内膜进一步增厚，并转化为分泌期内膜，为受精卵着床及胚胎的营养提供适宜的环境。②使子宫肌细胞的兴奋性降低，降低妊娠子宫平滑肌对催产素的敏感性；可抑制母体对胎儿的免疫排斥反应，有利于胚胎在子宫腔内生长发育，故有安宫保胎的作用。③使子宫颈黏液分泌量减少、变稠，使精子难以通过。

（2）对乳腺的作用　促进乳腺腺泡的发育和成熟，并在妊娠后为泌乳做好准备。

（3）产热作用 孕激素能促进产热，使基础体温升高。女子基础体温在排卵前较低，排卵日最低，排卵后基础体温可升高 0.5℃ 左右，并在黄体期一直维持此水平。临床上常将基础体温的这一双相变化作为判定排卵的标志之一。

3. 雄激素的生理作用 女性体内有少量雄激素，主要来自卵泡内膜细胞和肾上腺皮质网状带细胞等处，适量的雄激素配合雌激素可刺激女性阴毛与腋毛的生长。女性体内雄激素分泌过多时，可引起男性化与多毛症。

二、月经周期

女性自青春期起，整个生育期中除妊娠外，在卵巢激素周期性分泌的影响下，子宫内膜发生周期性剥落和出血并经阴道流出的现象，称为月经（menstruation）。月经形成的周期性过程，称为月经周期（menstrual cycle）。成年女性月经周期的长短因人而异，一般变动在 20～40 天，平均为 28 天，每次月经持续 3～5 天。一般 12～14 岁开始第一次月经，称为初潮。初潮后的一段时间内，月经周期可能不规律，一般 1～2 年后逐渐规律起来。45～50 岁的女性月经周期停止以后的时期，称为绝经期。

（一）月经周期中子宫内膜的变化

根据子宫内膜的变化，可将月经周期分为三期：

1. 月经期 此期从阴道流血开始到流血停止。相当于月经周期的第 1～4 天。由于排出的卵细胞未受精，黄体萎缩，血中雌激素和孕激素浓度骤然下降，子宫内膜缺乏性激素的支持，引起子宫内膜中螺旋小动脉收缩、痉挛、断裂，子宫内膜缺血、缺氧，子宫内膜的功能层失去营养而剥离、出血，经阴道流出。此期出血总量为 50～100mL，月经呈暗红色，除血液外，还有子宫内膜的碎片、宫颈黏液及脱落的阴道上皮细胞。由于月经血含纤溶酶原激活物和纤溶酶，故不凝固而有利于排出。在月经期，因子宫内膜脱落形成创面容易感染，所以应注意经期外阴清洁，并避免激烈运动。

2. 增生期 此期从月经停止日开始至卵巢排卵日止，也称排卵前期，相当于月经周期的第 5～14 天，历时约 10 天。此期内卵泡生长、发育和成熟，并分泌雌激素。在雌激素的作用下，子宫内膜迅速增生变厚，血管增生，腺体增多、变长和弯曲，但不分泌黏液。此期末卵巢排卵。

3. 分泌期 此期从排卵日起至下次月经前止，故也称排卵后期，相当于月经周期的第 15～28 天。排卵后卵泡颗粒细胞形成黄体细胞，分泌雌激素和大量孕激素，在这两种激素的作用下，子宫内膜进一步增生变厚，血管扩张、充血，腺体迂曲并分泌黏液。此期子宫活动减少，子宫内膜松软并含有丰富的营养物质，为受精卵的着床和发育做好准备。若排出的卵未受精，则黄体退化，孕激素和雌激素的分泌急剧减少，又进入下一个月经周期。

（二）月经周期形成的机制

月经周期的形成主要是下丘脑－腺垂体－卵巢轴活动的结果。

1. 增生期的形成 女性自青春期开始,下丘脑分泌的 GnRH 使腺垂体分泌 FSH 和 LH。在这两种促性腺激素的作用下,卵泡开始生长、发育、成熟并分泌雌激素入血,使子宫内膜呈排卵前期变化。排卵前期末,雌激素在血中的浓度达高水平,通过正反馈使 GnRH 的分泌增加,进而使 FSH,特别是 LH 的分泌增加。这时已发育成熟的卵泡,在高浓度的 LH 和 FSH 作用下,导致排卵。

2. 分泌期和月经期的形成 排卵后生成的黄体在 LH 的作用下发育并分泌大量的孕激素和雌激素,在这两种激素特别是孕激素的作用下,子宫内膜呈分泌期变化。随着黄体长大,这两种激素的分泌不断增加,至排卵后 8~10 天达高峰。高浓度的孕激素、雌激素共同对下丘脑－腺垂体起负反馈作用,抑制 GnRH、FSH、LH 的分泌。此期若未受孕,黄体将由于 LH 分泌的减少而退化萎缩,致使血中孕激素、雌激素的浓度迅速下降,子宫内膜失去支持而剥脱出血,形成月经。

随着血中雌激素、孕激素浓度的降低,对下丘脑、腺垂体的抑制作用解除,卵泡又在卵泡刺激素的作用下生长发育,新的月经周期又开始了(图 12－4)。

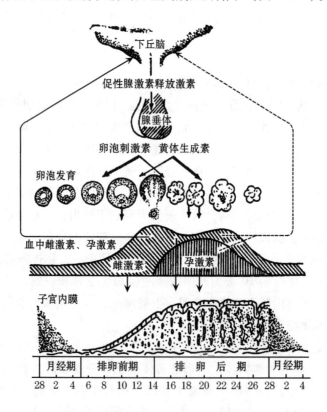

图 12－4　月经周期的形成机制示意图

月经周期形成的过程充分显示,每个月经周期皆由卵巢提供成熟的卵子,子宫内膜不失时机地创造适应于胚泡着床的环境。因此可以认为,月经周期是为受精、着床、妊娠做准备的生理过程。青春期前,下丘脑、腺垂体的发育未成熟,GnRH、FSH、LH 分泌极少,不能引起卵巢和子宫内膜周期性的变化。随着青春期的到来,下丘脑、腺垂体发育成熟，月经周期便表现出来。妇女 45～50 岁以后，卵巢功能退化，对 FSH、LH 的反应性降低，卵泡停止发育，雌激素、孕激素的分泌减少，子宫内膜不再呈现周期性的变化，月经停止，进入绝经期。

由于中枢神经系统受内、外环境的刺激，能通过下丘脑－腺垂体－卵巢轴影响月经周期，因此，强烈的情绪波动、生活环境的改变以及体内其他系统的疾病，都可引起月经失调。所以，在防治月经疾病中，应做全面的分析。

第三节　妊娠与避孕

一、妊娠

妊娠（pregnancy）是子代新个体的产生和孕育的过程，包括受精、着床、妊娠的维持、胎儿的成长发育及分娩。卵子受精是妊娠的开始，胎儿及其附属物从母体排出是妊娠的终止。妊娠全过程平均约 40 周，是一个非常复杂、变化极为协调的生理过程。

（一）受精

受精（fertilization）是指精子与卵子结合的过程，精子与卵子结合后称为受精卵。每个精子和卵子各带 23 条染色体，受精卵则含有 23 对染色体，因此具有父母双方的遗传特性。正常情况下，受精部位大多在输卵管的壶腹部，一般发生在卵子排出后的 24 小时之内。因此，只有精子和卵子都适时地到达该部位，受精过程才有可能顺利实现。受精时，精子顶体中的顶体酶释放出来，协助精子穿过放射冠和透明带与卵子接触，两者的细胞膜迅速融合，精子的细胞质、细胞核进入卵细胞内，其细胞核膨大变圆，形成雄性原核。当一个精子进入后，卵子立即产生抑制顶体酶的物质，封锁透明带，使其他精子不能再进入；同时，卵细胞由于受精子的激发，立即完成第二次成熟分裂，其核为雌性原核。两性原核随即融合，形成受精卵。

受精卵在输卵管的蠕动和纤毛运动的作用下，逐渐向子宫腔移动。一般在受精后的 72 小时，形成桑葚胚并进入子宫腔。在子宫腔内，桑葚胚继续发育成胚泡。

（二）着床

胚泡进入子宫内膜的过程，称为着床（implantation），也称为植入。胚泡约在排卵后第 8 天左右，被子宫内膜吸附。胚泡能分泌一种蛋白酶，使接触胚泡的子宫内膜溶解，形成一个缺口。于是胚泡逐渐进入子宫内膜，同时缺口周围的子宫内膜迅速增殖，修复缺口。大约于排卵后 10～13 天，胚泡被完全埋入子宫内膜中（图 12－5）。胚泡发育与子宫内膜增殖一般一致，称为同步。同步是着床的必要条件。能影响子宫内膜和胚泡的同步，便能达到避孕的目的。有些避孕药即在此环节起作用。

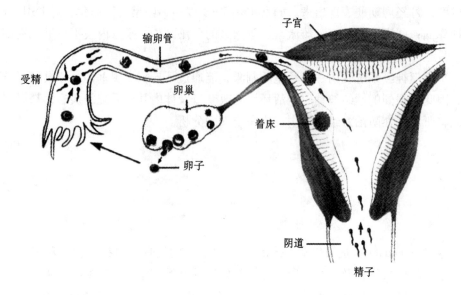

图 12 – 5 排卵、受精与着床示意图

（三）妊娠的维持与激素调节

正常妊娠的维持有赖于垂体、卵巢及胎盘分泌的各种激素的相互配合。胎盘是由胚胎组织和母体共同构成的。胎盘形成后，不仅可在母体和胎儿之间有效地进行选择性的物质交换，而且，胎盘是妊娠期间重要的内分泌器官。

1. 胎盘的物质交换功能 母体与胎儿的血液隔着一层半透膜而不直接相通。半透膜由毛细血管内皮细胞、绒毛膜滋养层以及其间的基底膜所构成。除大分子蛋白质外，其他小分子物质均可通过此半透膜。母体与胎儿之间经此半透膜进行物质交换。

2. 胎盘的内分泌功能 人类胎盘可以产生多种激素，主要有人绒毛膜促性腺激素（hCG）、人绒毛膜生长素（human chorionic somatomammotropin，hCS）、雌激素、孕激素等。这样就能不失时机地保持妊娠期血中雌激素、孕激素处于高浓度状态，否则子宫内膜将脱落，引起流产。因此，胎盘的内分泌功能对妊娠的维持起了关键性的作用。

（1）人绒毛膜促性腺激素 人绒毛膜促性腺激素（hCG）是一种糖蛋白激素。它的作用有两方面：①与黄体生成素作用相似，能代替黄体生成素刺激黄体转变成妊娠黄体，并使其分泌大量的雌激素和孕激素，以维持妊娠过程的顺利进行。②能使淋巴细胞的活力降低，防止母体产生对胎儿的排斥反应，具有"安胎"的效应。

如果受孕，在受精后第 6 天左右，胚泡滋养层细胞便开始分泌 hCG，随后浓度迅速升高，至妊娠第 8 ~ 10 周血清浓度达顶峰，接着又迅速下降，至妊娠 3 个月左右达低水平，以后维持此水平至妊娠末期。

由于 hCG 在妊娠早期即可出现在母体的血中，并从尿液中排出，因此，测定尿中或血中 hCG 的浓度，可作为早期妊娠诊断的一个重要指标。测定方法有生物测定和免疫测定等。

（2）人绒毛膜生长素 人绒毛膜生长素（hCS）也是一种糖蛋白激素，作用与生长素相似，因此具有生长素样的作用。hCS 的主要作用是调节母体与胎儿的物质代谢过程，包括糖、蛋白质和脂肪的代谢；降低母体对胰岛素的敏感性，抑制葡萄糖的利用，为胎儿提供大量的葡萄糖，促进胎儿的生长。妊娠第 6 周母体血中可测出 hCS，以后稳步增多，到第 3 个月开始维持在高水平，直至分娩。它的分泌量与胎盘的重量成正比，可作为监测胎盘功能的指标。

（3）*雌激素和孕激素*　胎盘分泌的雌激素和孕激素不仅及时接替妊娠黄体的功能，也进一步促进子宫和乳腺明显地发育增长。胎盘分泌的雌激素主要是雌三醇，经孕妇尿中排出，孕妇尿中雌三醇突然减少可作为判断胎儿死亡的依据之一。

在整个妊娠期内，母体血液中雌激素和孕激素都保持在高水平，对下丘脑－腺垂体系统起着负反馈的作用，因此，卵巢内没有卵泡的发育、成熟和排卵，故妊娠期不来月经。

（四）分娩

胎儿自子宫娩出母体的过程称为分娩（parturition）。人类妊娠的持续时间（从末次月经开始的第 1 天算起）大约为 280 天。分娩的动力主要来源于子宫平滑肌的收缩，腹壁肌肉与膈肌也参与。在分娩时，子宫肌肉产生节律性的收缩，其强度、持续时间和频率随着生产过程逐渐增加，子宫腔的容积逐渐减少，宫腔内的压力逐步增大，最终压迫胎儿通过开大的宫颈。在胎儿头部到达阴道时，腹壁肌肉和膈肌收缩，胎儿便被娩出体外。

二、避孕

避孕节育是计划生育工作中的一个重要组成部分，与生殖关系密切。对人类来说，并非每次妊娠都是意愿性妊娠。因此，适宜的避孕节育措施对于育龄夫妇来说是非常重要的，有利于妇女的身心健康。

避孕（contraception）是指采用一定的方法使妇女暂时不受孕。避孕主要通过控制生殖过程中以下几个环节来达到不受孕的目的：①抑制精子与卵子的产生。如服用避孕药物，但目前还没有可供广泛使用的男性避孕药，因此主要用于女性。②阻止精子与卵子结合。如男用避孕套，女用阴道隔膜，还可实施输精管或输卵管结扎术等。③改变女性生殖道内环境以不利于精子的生存和获能，如外用避孕药。④使子宫内膜不利于受精卵着床和发育。如安放节育环、服用某些避孕药等。

如果避孕失败，造成妊娠，可以实施人工流产，若早期可采用吸宫术和钳刮术，中期采用引产。

思考题

1. 简述睾丸、卵巢的生理功能。
2. 简述睾酮的作用。
3. 简述雌激素、孕激素的生理作用及区别。
4. 试述月经周期的形成机制。